AÇÚCAR
o perigo doce

Este livro é uma obra de consulta e esclarecimento. As informações aqui contidas são baseadas em pesquisas e experiências e têm o objetivo de complementar, e não substituir, o tratamento e os cuidados médicos. Portanto, não devem ser usadas para tratar uma doença grave sem prévia consulta médica e profissional especializada e competente.

Fernando Carvalho

AÇÚCAR
o perigo doce

São Paulo
2010

EDITORA
ALAÚDE

1º edição em abril de 2010 - Impresso no Brasil

Diretor-geral: Antonio Cestaro
Gerente editorial: Alessandra J. Gelman Ruiz
Editora executiva: Ibraíma Dafonte Tavares
Editor de arte: Walter Cesar Godoy
Editor-assistente de arte: Rodrigo Azevedo Frazão

Revisão: Beatriz Chaves
Impressão e acabamento: Ipsis Gráfica e Editora S/A

Dados Internacionais de Catalogação na Publicação (CIP)
(Câmara Brasileira do Livro, SP, Brasil)

Carvalho, Fernando
Açúcar : o perigo doce / Fernando Carvalho. -- São Paulo : Alaúde Editorial, 2010.

1. Açúcar como alimento 2. Carboidratos - Metabolismo - Distúrbios 3. Carboidratos refinados - Efeito fisiológico 4. Doenças causadas pela nutrição I. Título.

10-00436 CDD-616.399

Índices para catálogo sistemático:
1. Carboidratos refinados : Distúrbios metabólicos : Medicina 616.399
2. Doenças nutricionais : Carboidratos nutricionais : Medicina 616.399
3. Metabolismo dos carboidratos : Distúrbios : Medicina 616.399

ISBN 978-85-7881-027-6

Alaúde Editorial Ltda.
Rua Hildebrando Thomaz de Carvalho, 60
CEP 04012-120 - São Paulo - SP – Brasil
Tel.:(11) 5572-9474 / 5579-6757
www.alaude.com.br
alaude@alaude.com.br

Dedicado in memoriam *a William Dufty e a Robert Atkins.*
Um comia basicamente arroz integral; o outro, carnes e gorduras.
Ambos sabiam o nome do verdadeiro veneno da dieta
do homem contemporâneo.

"– Açúcar?
Polidoro recusou. Balinho, indiferente,
encheu-lhe a xícara de açúcar, fazendo mossa da recomendação.
– Vai fazer bem. É indicado para emoções fortes."

Nélida Piñon, A Doce Canção de Caetana

"O maior consumo mundial do açúcar não parece vir resultando de uma pura pressão econômica de consumo sobre produção. E sim, também, de facilidades tecnológicas para a transformação do simples açúcar em regalos industrializados. O papel desempenhado pelo anúncio nesse aumento de consumo é considerável. As técnicas de comunicação, de persuasão, de propaganda não se apresentam como simples servas de interesses econômicos, mas também como expressões de outros afãs no sentido da dominação de massas por grupos que se vêm constituindo em novas formas de poder."

Gilberto Freyre

"Em 1984, George Orwell revela-nos o retrato de um mundo tétrico, no qual todos são vigiados sem o pedido cínico de um sorriso, pelo fato de estarem sendo filmados. Quem vigiava e controlava até mesmo o pensamento era o Big Brother. O cenário sinistro da distopia orwelliana pouco fica a dever ao mundo de hoje. No tempo do Big Brother, os lemas do Partido eram: guerra é paz, liberdade é escravidão, ignorância é força.
Inspirado no mundo em que vivemos, eu acrescentaria: dulçor é morte."

Fernando Carvalho

Agradeço aos meus pais, aos meus irmãos e aos meus amigos. À Conceição Trucom, à Alessandra J. Gelman Ruiz e ao pessoal da Editora Alaúde.

Sumário

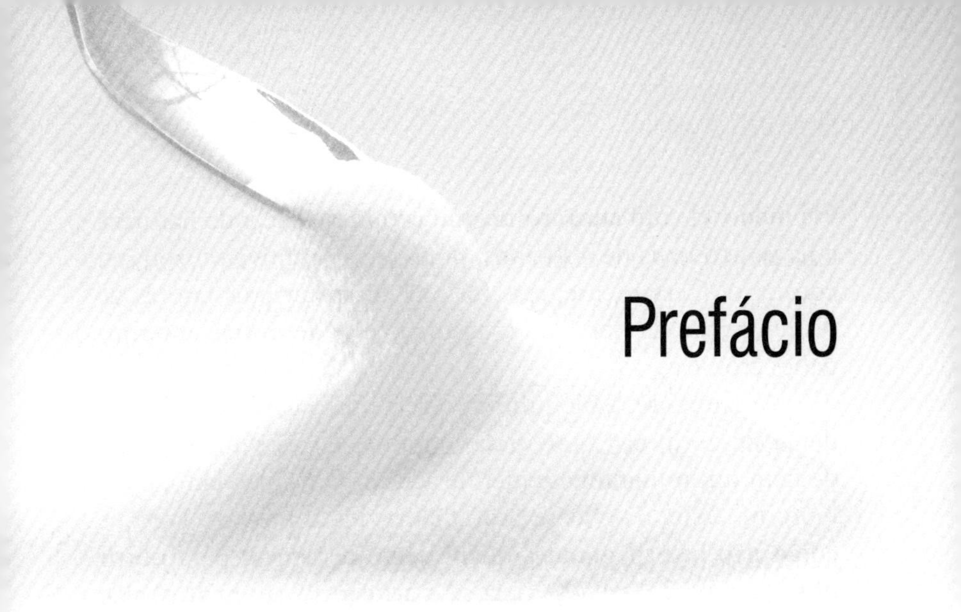

Prefácio

Açúcar, o doce amargo

A humanidade evoluiu durante milhares de anos nutrindo-se dos alimentos que a natureza lhe oferecia. E quais foram os alimentos responsáveis por nossa evolução ao longo dos tempos? Simplesmente aqueles que estavam ao alcance das mãos: frutas, raízes, frutos do mar, aves, ovos, carnes em geral, gordura e leite. O homem, depois de descobrir que alimentos lavados na água do mar ganhavam um sabor especial, incorporou o sal à sua dieta. Em contrapartida, verificou que o mel conferia um sabor doce aos alimentos, e esse passou a ser o seu adoçante. E assim, como temperos e condimentos, o homem foi selecionando gradualmente o que hoje se tornou requinte nas melhores cozinhas do mundo.

Apesar de na Antiguidade a vida média das pessoas ser menor, por causa das duras condições de existência, muitas das doenças que atualmente são quase epidêmicas naquele tempo eram menos frequentes, como as doenças cardiovasculares e o próprio câncer. Há menos de 10 mil anos, o homem dominou o cultivo das sementes, dando início à agricultura moderna.

Há menos de mil anos, conseguiu extrair o açúcar da natureza e há pouco mais de 400 anos, praticamente universalizou seu consumo. Certamente, esse foi um dos principais fatores de disseminação da obesidade, do diabetes e de outras enfermidades crônicas.

Atualmente, a bioquímica revela que o coração é dependente de gorduras, proteínas, vitaminas e sais minerais, mas de nem um miligrama sequer de açúcar. Por outro lado, o cérebro necessita da glicose proveniente dos alimentos. Por que então não ingerir grandes quantidades de açúcar para nutrir nosso cérebro? A glicose (leia-se o açúcar dos alimentos) não faz mal à saúde. O problema está no açúcar refinado. Durante o refino, inúmeros produtos químicos são utilizados para que o veneno doce fique branco, bem solto e bonito. Nessa hora, as fibras, os sais minerais, as proteínas e os demais nutrientes são eliminados, e o que sobra é um produto químico que é apenas *caloria vazia*. Além disso, o consumo de açúcar produz um estado de superacidez que desmineraliza o organismo. O corpo então passa a ter falta de cálcio, magnésio, zinco, cobre e selênio, dentre outros nutrientes.

A sacarose é constituída de duas moléculas, uma de glicose e outra de frutose. A glicose que o açúcar refinado fornece à dieta é supérflua e nociva; a frutose, por sua vez, é a matéria-prima para formar colesterol. Assim, o açúcar refinado contribui duplamente para elevar o colesterol, já que a glicose estimula a produção de insulina e esta sinaliza ao fígado que produza mais colesterol. Para aqueles que consideram o colesterol um verdadeiro assassino, culpado pelas doenças cardiovasculares, lembro que tanto a hiperinsulinemia quanto a hiperglicemia, fenômenos exacerbados pelo consumo de açúcar, são fatores maléficos mais importantes que o colesterol. Por isso há uma tendência entre os médicos de recomendar taxas de glicose abaixo de 100 mg/dl e de insulina inferiores a 8 moUI/ml.

O "culto" do açúcar se inicia ainda nos primeiros dias de vida, quando as mamães mergulham as chupetas no açucareiro para "acalmar" os bebês e evitar que chorem. E continua ao longo da infância, sendo estimulado pelos pais que oferecem doces e balas aos seus filhos como presentes e prêmios. Sem contar com a televisão, que nos bombardeia com anúncios sedutores para induzir-nos a consumir esse doce que nos mata. Tornar-se escravo dele é muito fácil, pois sua absorção é extremamente rápida: logo ele alcança o cérebro, onde, juntamente com a insulina, libera triptofano, que se converte em serotonina, a qual tem ação tranquilizante. Por isso é que quando uma pessoa está nervosa logo se oferece a ela um copo de água com açúcar, que acalma.

Este livro dá continuidade à luta iniciada com a obra *Sugar blues*, de William Dufty. Fernando Carvalho, porém, atualiza e confere mais consistência e dureza à crítica do açúcar feita pelo autor americano. Escrita em um estilo franco e corajoso, esta obra é um verdadeiro desafio aos homens e às instituições responsáveis pela saúde pública em nosso país. De forma didática, às vezes um tanto "menos doce", mas com um toque de humor, o autor expõe a saga do açúcar desde seu advento na história, e sua evolução ao longo dos tempos; mostra como o açúcar hoje impregna e encontra-se "oculto" nos mais diversos produtos, sobretudo nos alimentos industrializados. Seu livro é um verdadeiro "Eu acuso!", um alerta para as consequências desastrosas dessa situação.

Fernando Carvalho defende a tese de que o açúcar, apenas ele, é o aditivo químico responsável pelo caráter patogênico da dieta humana, e propõe, nada menos, que ele seja abolido da mesa "com açucareiro e tudo". Parte da comunidade médico-científica e dos profissionais de saúde será tomada de surpresa. Fruto de um trabalho de pesquisa bem documentado, o alvo deste livro é o público em geral, mas tenho a certeza de que sua leitura proporcionará mesmo aos médicos e nutricionistas importantes esclarecimentos. Uma obra que efetivamente contribuirá para *salvar muitas vidas!*

Sérgio Puppin

Cardiologista e nutrólogo, é professor do curso de geriatria e gerontologia da Universidade Estácio de Sá, no Rio de Janeiro, membro da Academia de Ciências de Nova York e autor dos livros *Doenças cardiovasculares, verdades e mitos* e *Ovo, o mito do colesterol.*

Apresentação

Onde foi que eu errei?

Eu até não incluiria esta apresentação, pelo que contém de pessoal, mas como este livro é consequência de algo que aconteceu comigo, ela se faz necessária. Prometo que vou direto ao assunto.

Desde meus 17 anos, quando estive envolvido com esoterismo, passei a me preocupar vagamente com alimentação. Pedia-se nos círculos esotéricos que evitássemos o consumo de carne, especialmente a vermelha, e, se fosse possível, que adotássemos o vegetarianismo. Mas como nunca fui homem de um livro só, eu sabia que os médicos recomendavam a carne como fonte de proteínas "de alto valor biológico". Também levei em consideração o fato de que a maioria da humanidade sempre comeu carne. Fiquei no meio-termo: reduzi o consumo de carne vermelha, preferindo peito de frango sem pele e peixe. Dei preferência aos grãos integrais e sempre gostei de leite, aveia e frutas. Nunca fumei; aprendi a tragar e cheguei a desfilar com um maço de cigarros no bolso da camisa quando era menino, mas chupar fumaça, sabendo que isso faz mal, não era comigo. Ingeria bebida alcoólica, preferencialmente cerveja ou chope, com moderação.

Sedentário nunca fui; servi ao exército brasileiro na Bateria de Canhões (Bia Can) da Fortaleza de São João, na Urca, no Rio de Janeiro. O forte fica em uma encosta e, para chegar à Bia Can, tinha-se de subir ladeira, o que eu fazia várias vezes ao dia, e muitas delas carregando um fuzil de quase 5 quilos. Antes do serviço militar, já havia frequentado uma instituição esotérica na qual praticava ioga e lutas marciais. Depois do serviço militar, pratiquei *cooper*. Minha profissão? Sou formado em história, sou professor, cartunista, e durante muitos anos fui dono de sebo (Livraria João do Rio), ou seja, um trabalhador braçal: livro pesa muito. Em resumo, eu achava que tinha um estilo de vida saudável e bons hábitos alimentares, e que estaria destinado a uma vida longa e com saúde.

O fato é que, depois dos 40 anos, fui surpreendido pelo diabetes. Fiquei estarrecido, atônito e fulo da vida: eu me cuidava e não era para ter ficado doente! Ignorava absolutamente esse "distúrbio metabólico". Para mim, se o diabo fosse animador de um programa de televisão, as dançarinas seriam as diabetes. Passei a ler sobre o assunto e cheguei, como veremos, a conclusões diferentes sobre a diabetologia.

Volto a fazer uma retrospectiva levando em consideração o açúcar. Eu não sabia o que era açúcar. Para mim, era um alimento como outro qualquer, fazia parte da mesa de um modo inteiramente natural. O saleiro tinha um pó branco usado para salgar os alimentos, e o açucareiro, um para adoçar. Algo de estranho? Não. Diziam que o açúcar provocava cárie, "mas só para quem não escova os dentes". Nunca estranhei o fato de uma *substância* exigir escovação, fio dental, flúor, selante, etc., pelo simples motivo de ter entrado em contato com os dentes, o tecido mais duro do organismo. Uma ideia-clichê dizia que o açúcar "em excesso" faz mal e engorda, mas isso só deveria valer para quem tem "tendência a engordar". "Quem não é sedentário e queima calorias não precisa se preocupar com isso."

Minha mãe sempre gostou muito de açúcar; em geral, ela põe tanto açúcar no que faz que a coisa vira um melado. Quando eu era criança, ela conta, tive problemas com absorção de leite de vaca, e um conceituado médico lá de Pernambuco receitou para mim leite condensado, que minha mãe transformava em "leite líquido" adicionando água quente. Ela diz, ainda hoje, com uma ponta de orgulho: "O Nandinho consumia uma lata de Leite Moça todo dia". Coitado do meu pâncreas.

Uma vez eu reclamei que ela havia estragado uma vitamina de abacate de tanto açúcar. Mas o máximo que eu conseguia era ofendê-la: imagine uma vitamina bem docinha feita com amor por sua mãe! Não havia clima para reclamações...

Quando pedia um suco de laranja em uma lanchonete, eu mesmo colocava açúcar e tinha a impressão de que, de alguma forma, o suco de laranja ficava "enriquecido". Além de doce, talvez enriquecido de "energia". Influenciado pelos naturalistas, sempre evitei Coca-Cola, mais por ser um líquido artificial. Jamais deixei de preferir um suco de frutas (com açúcar) a uma Coca, embora estivesse cansado de ler em revistas que um copo de suco de laranja tem mais calorias que um copo de refrigerante. Eu não bebia refrigerantes, mas *guaraná natural, acerola com laranja* e *mate natural* tinham de ser todos devidamente açucarados; no verão, especialmente, bebia muito mais.

Só depois de me tornar diabético é que vim a ler o livro *Sugar blues*, para ficar sabendo que eu consumira muito açúcar ao longo da vida e que o açúcar se encontra até em alimentos salgados. Vim a descobrir que minha bebida preferida, a cerveja, é uma água suja de açúcar, e que até o vinho *soi disant* seco também leva açúcar. Hoje sou tomado pela sensação de que *fui enganado a vida inteira*. Tivesse sido informado sobre o que era o açúcar, eu o teria evitado, riscado de minha dieta, e não teria perdido dentes nem ficado doente.

Escrevi este livro com o objetivo de alertar as pessoas quanto a esse problema.

Hoje, quem fuma sabe o mal que o cigarro faz; fuma tendo consciência disso. Conheço gente que fuma e alega que o cigarro não é nada diante do espetáculo da violência urbana. Penso diferente: não é porque a vida está ruim que vou fazer mal a mim mesmo.

Com este livro, pretendo somar forças ao movimento liderado pela Organização Mundial da Saúde (OMS) que tem como objetivo impor limites à indústria de alimentos da mesma maneira que faz com a indústria de cigarros. Deixo claro, porém, que o movimento Açúcar Zero é contra apenas a presença do açúcar na mesa. É ele que, adicionado à dieta, a transforma em uma ração patogênica. Aos fabricantes de açúcar, resta o consolo de que com o açúcar é possível se fazer muitas outras coisas: borracha, combustível e até explosivos.

Acredito que, como um primeiro passo, deve haver, como acontece com o cigarro e com o álcool, advertência do Ministério da Saúde nos rótulos dos produtos açucarados, alertando quanto aos perigos do consumo "excessivo" de açúcar e informando o teor de sacarose refinada. É o mínimo que se pode fazer. Algum filósofo libertário pode achar que isso é algo condenável, que envolve controle e repressão por parte do Estado. Acho, porém, uma sacanagem muito maior permitir que um inocente desavisado consuma um *veneno* pensando que se trata de alimento.

Prólogo

Este trabalho pretende dar continuidade, em novo patamar, à luta simbolizada pelo livro *Sugar blues,* de William Dufty, falecido em 28 de junho de 2002, aos 86 anos, em Birmingham, estado de Michigan, Estados Unidos. Eu tinha esperança de que ele chegasse a conhecer o desdobramento que seu livro inspirou em condições tropicais. Já havia um rebento primogênito, o *Sem açúcar, com afeto*, de Sônia Hirsch.

O livro de Dufty, por sua vez, foi publicado na esteira de outros tantos, como o pioneiro *Body, Mind and Sugar*, de Pezet & Abrahamson; *The Sweet Malefactor*, de W. Aykroyd; *Saccharine Disease,* de T. L. Cleaver; *Low Bloody Sugar and you*, de Frederick & Godman; e *Sweet and Dangerous*, de John Yudkin. Nenhum deles foi traduzido para o português.

Sugar blues, no entanto, se destacou como o mais famoso libelo contra o açúcar. Apareceu nos Estados Unidos em 1975; a edição brasileira é de 1978. Hoje, o livro anda meio esquecido, além de marcado pela passagem do tempo. Conheço gente bem informada que o ignora; portanto, creio oportuna a edição deste. Aqui há informações que são, eu diria, surpreendentes, mesmo para quem leu *Sugar blues,* como as toxicológicas ou aquelas sobre as propriedades explosivas do habitante do açucareiro.

O tratamento que dou ao tema e a maneira de expô-lo são diferentes da utilizada por Dufty. Amarrando o assunto, há uma hipótese, ou teoria geral explicativa, ausente no *Sugar blues*, dando conta da revolução que o açúcar representou na história do gênero humano, desde seu advento, como uma estranha droga doce consumida pelas elites, até seu atual estatuto de novo ópio do povo, que impregna quase tudo o que entra pela boca do ser humano.

Partindo desse quadro geral, procuro em seguida mostrar, tomando como exemplos produtos básicos para a humanidade, como o pão, o vinho, a pizza e o molho *shoyu* foram, um a um, sendo adulterados pela adição de açúcar e as consequências patológicas dessa brincadeira que inaugurou uma nova era na história da humanidade: a era das doenças crônicas, metabólicas e degenerativas.

Desnudo aqui o grande esquema prático e teórico montado em torno do açúcar, que constitui a indústria da doença, a relação comensalista estabelecida entre fabricantes de açúcar, indústrias de alimentos e bebidas e indústria farmacêutica, e a cortina de açúcar, o aparato ideológico usado por todo o pessoal direta e indiretamente envolvido na propaganda e na institucionalização da dieta açucarada moderna. Rasgando essa cortina, coloco em pratos limpos, por exemplo, a "teoria dos açúcares" e desmistifico alguns conceitos muito usados pelos profissionais da área de saúde.

A identificação do caráter patogênico da dieta contemporânea aponta naturalmente para a solução: se a humanidade quiser erradicar, como já erradicou, tantas doenças infecciosas, esse mar de doenças "de etiologia desconhecida", terá de deter o avanço da ditadura do açúcar e, no limite, expulsar da mesa esse corpo estranho doce e nocivo. Minha contribuição para essa luta começa com este livro, que pretende ser um instrumento dessa causa. Tenho certeza de que ele ajudará o povo brasileiro a envidar-se no movimento Açúcar Zero, que é apoiado na constatação, por parte da banda boa da comunidade científica, de que o açúcar não é, como parece, um componente natural da mesa, mas um corpo estranho nocivo que invadiu a casa há apenas alguns séculos, conferindo à alimentação da humanidade um caráter patogênico. É um movimento de tolerância zero em relação a esse agente causador das mais vergonhosas epidemias que assolam o homem: a cárie dentária, a obesidade mórbida (sim, porque há uma obesidade saudável, veremos isso mais adiante), as doenças cardiovasculares e o diabetes, uma doença cada vez mais popular.

Minha maior preocupação é a reação das pessoas diante de revelações tão escabrosas sobre algo tão familiar. A tendência é não levar a sério. Essa reação é motivada pelo fenômeno psicológico que faz com que as pessoas só vejam aquilo que querem ver, pois o que faço aqui é desempenhar o papel daquele menino da fábula: estou dizendo que o "rei açúcar está nu". Preocupa-me também a cultura da morte. Já ouvi de um adolescente que não vai deixar de curtir seu refrigerante hoje por causa de um diabetes que só viria daqui a 40 anos.

A leitura deste texto certamente suscitará algumas dúvidas e críticas, que desde já respondo:

- **O livro faz a demonização do açúcar:** se o açúcar fosse um alimento inocente, uma demonização dele seria factível, mas trata-se, como veremos, de um veneno infiltrado na mesa, ou seja, um demônio travestido de anjo. Logo, o que faço ao arrancar-lhe as asinhas postiças e a peruca está mais para uma "desanjificação".
- **O livro é panfletário:** até que, em alguns momentos, assumo que usei da veemência típica do estilo

panfletário. Como dizer que estão colocando veneno na merenda das crianças sem um mínimo de indignação? Caberia o tom fleumático de um professor britânico?

- **A obra é conspirativa:** acho que deve ficar para o leitor julgar se existe ou não a ditadura da dieta açucarada.

Procurei dar ao texto uma lógica de começo, meio e fim. Tratei nos capítulos iniciais de esclarecer conceitos, do advento e da expansão do açúcar na vida moderna, e por fim do que seria o movimento de resistência a essa ditadura. Mas o livro tem um quê da estrutura de uma coletânea de tópicos e pode ser lido como uma enciclopédia. Como menciono conceitos novos e algum vocabulário técnico, há no final do volume o "Doce glossário".

Finalmente, reconheço que o tempo todo alfinetei os médicos, os nutricionistas e os químicos com base no princípio *"a quem mais é dado mais lhe será cobrado"*. Em verdade, é com eles que eu conto para a tarefa de denunciar e combater o açúcar. Quanto ao fato de eu ter escrito este livro sem ser médico, nutricionista ou químico, gostaria de impetrar um *habeas corpus* preventivo: para alguém receitar uma droga a outra pessoa é preciso que tenha estudado medicina. Estou aqui apenas lutando para que as pessoas parem de consumir uma droga. Para isso, não é preciso ser médico.

Capítulo 1

Um veneno infiltrado na alimentação

"Ver é uma ousadia. Fazer falar o que se viu ou desmistificar a cegueira alheia é ousadia dupla."

Affonso Romano de Sant'Anna

A dieta patogênica

Por tudo o que será exposto neste livro, cheguei à conclusão (e espero que o leitor também chegue) de que a dieta do homem moderno é uma dieta patogênica. Segundo esse conceito, as pessoas adoecem por causa do que comem, sendo verdadeiras *vítimas* dessa alimentação e não *culpadas* de maus hábitos alimentares ou de um estilo de vida sedentário como querem fazer-nos crer. Isso me levou a investigar o que tornava essa dieta patogênica. O que será que fez com que a alimentação da humanidade de hoje se transformasse em uma ração doentia, que a conduziu a uma era de doenças crônicas, metabólicas e degenerativas?

Todo mundo sabe que, com o avanço da civilização, entraram elementos na mesa do ser humano com os quais os autores da Bíblia nem sequer sonhavam: cereais refinados, adoçantes artificiais, refrigerantes, aditivos químicos, transgênicos, alimentos processados, leite em pó e açúcar. Então, só pode ser isso: são essas coisas modernas que tornam a alimentação do homem contemporâneo uma alimentação doentia.

Mas o que exatamente dá o caráter patogênico à dieta? Será o conjunto dos produtos químicos? Será que dá para dizer que a dieta do homem moderno é mesmo doentia, já que consiste em um coquetel de produtos químicos? Em minha opinião, essa ideia é simpática e verossímil.

A lista dos aditivos químicos já alcança a casa dos milhares. Dos mais de 6 mil aditivos químicos existentes, a maioria deles destina-se a alterar a cor e o sabor dos alimentos. O consumo do corante caramelo corresponde a 90 por cento de todos os corantes utilizados, com um consumo mundial aproximado de 200 mil toneladas por ano. Quase 40 por cento do corante caramelo é feito de açúcares residuais. Acontece que todos os aditivos alimentares, um por um, são rigorosamente controlados pelo governo por intermédio de suas agências, que verificam os níveis de toxicidade, ingestão diária aconselhável, graus de segurança, etc.

O que quero dizer é que não me parece que essa seja de fato a causa. Nenhum dos chamados aditivos químicos, reconhecidos como tal, chega a marcar ou a condicionar a dieta humana. Se eu disser que a dieta moderna é doentia porque é *salgada,* isso não soa como verdade *de per si.* E olhe que o sal não é para ser comparado a um produto químico moderno, como o acessulfame k. Ou que a dieta é patogênica por ser *colorida.* O urucum, um corante natural, não faz mal a ninguém. Já os corantes artificiais são suspeitos de provocar câncer. Em todo o mundo, há um movimento que visa à retirada desses aditivos da lista das substâncias permitidas. O país que foi mais longe nessa direção, a Noruega, aboliu totalmente o uso de corantes artificiais em alimentos no ano de 1975.

Porém, se esses corantes em conjunto respondessem pelo caráter patogênico da dieta do homem civilizado, a Noruega seria um exemplo para o mundo de país dotado de uma dieta normal, não patogênica. Mas não é o caso. A Dinamarca, há alguns anos, proibiu as gorduras trans, mas a dieta dos dinamarqueses não deixou de ser patogênica por causa disso. Outra falácia muito comum é colocar a culpa em uma categoria de alimentos: uns acusam a gordura como o vilão da dieta, outros acusam os carboidratos. Todos estão errados. Carboidratos e gorduras são alimentos, e o veneno da dieta, claro, não é nenhum alimento.

O verdadeiro vilão

O veneno da alimentação da humanidade contemporânea é um produto barato e abundante, presente não só nos alimentos, mas em tudo o que entra pela boca do ser humano: comida, bebida, remédio, fumaça de cigarro e até pasta de dente. Refiro-me ao açúcar, que, ao contrário do que todos pensam, inclusive os médicos, os nutricionistas e até os químicos, não se trata de um alimento, mas de um composto químico puro, isolado de uma gramínea, que, travestido de alimento, vem impregnando a alimentação humana e transformando-a numa ração patogênica. O açúcar engana médicos e nutricionistas, que o consideram um "carboidrato" como outro qualquer, quando na verdade é o aditivo químico que mudou o caráter da alimentação do ser humano, conferindo-lhe patogenicidade. Não é considerado como tal nem pelas agências do governo que controlam os aditivos alimentares.

O açúcar, hoje, está presente de tal forma na alimentação humana que a denominação que melhor a define é dieta açucarada moderna. Essa substância agressora do organismo, além de ser a grande responsável pela epidemia de cárie dentária, é isenta de nutrientes, adiciona calorias vazias, desidrata, rouba vitaminas e minerais do corpo, vem acompanhada de lixo químico fino, promove o fenômeno da glicação não enzimática de proteínas e gorduras e contribui para a inflamação crônica generalizada. Por tudo isso o açúcar agride diuturnamente os vários sistemas do corpo – o endócrino, o imunológico, o nervoso, o vascular – e em especial o metabolismo, do qual dependem todas as funções do organismo. A dieta açucarada moderna empurrou a humanidade para a era das doenças não transmissíveis. Se quisermos nos livrar das epidemias de cárie dentária, obesidade, diabetes, doenças cardiovasculares, etc., teremos que expulsar da mesa esse corpo estranho, doce e nocivo. Com os resultados de pesquisas científicas que "associam" o açúcar a uma infinidade de doenças, dá para preencher um catálogo telefônico. Este livro é apenas um bosquejo.

As evidências epidemiológicas já começam a assustar a banda honesta da comunidade científica. A *Nutrire*, mesmo sendo uma revista apoiada por pesos-pesados da civilização do açúcar (importantes indústrias fabricantes de alimentos açucarados), publicou um artigo a respeito do índice glicêmico (IG) dos carboidratos. Segundo esse artigo, o índice glicêmico dos diferentes carboidratos varia muito. Uma mesma quantidade de carboidrato pode provocar respostas glicêmicas (nível de açúcar no sangue) diferentes, dependendo de alguns fatores. Uma porção de carboidrato refinado, por exemplo, eleva o açúcar do sangue a níveis mais altos que uma porção equivalente de carboidrato integral. Na tabela de índice glicêmico de alguns alimentos que ilustra o artigo da *Nutrire*, consta que o IG do feijão-fava é 42 e o IG do mesmo feijão conservado em água com açúcar é 74; o IG do iogurte sem açúcar é 27 e o do iogurte com açúcar é 48; o da lentilha é 42 e o da lentilha conservada em açúcar é 74.

A adição de açúcar eleva o índice glicêmico dos alimentos. Segundo explicações propostas por estudiosos citados pela revista, dietas com alto índice glicêmico produzem picos de insulina após as refeições que podem resultar em diminuição de açúcar no sangue para níveis muito baixos, o que desencadearia uma reação que aumenta os níveis de ácidos graxos livres e diminui a sensibilidade à ação da insulina.[1] Outros autores citados sustentam que uma dieta com alto índice glicêmico induz a alterações hormonais (de insulina e glucagon) e metabólicas (redução da produção hepática de glicose e de ácidos graxos provocada pela alta incorporação de açúcar pelas células musculares e hepáticas). Isso pode limitar a disponibilidade dos combustíveis metabólicos, prejudicando a homeostase energética e provocando fome.

Pesquisas científicas recentes demonstraram pela primeira vez que a frutose (as pesquisas, realizadas nos Estados Unidos, focalizaram o xarope de frutose, mas a fábula é a nosso respeito na medida em que metade do açúcar do açucareiro é constituído de frutose) pode causar dano ao metabolismo humano. Através do aumento de células de gordura em torno de órgãos vitais, ela ajuda a desencadear os estágios iniciais do diabetes e das doenças cardiovasculares. A frutose sob qualquer forma é a grande responsável pela resistência à insulina, pela obesidade, pelo aumento da pressão arterial, pelo aumento do nível de triglicerídeos e LDL (mau colesterol), pela depleção (roubo) de vitaminas e minerais, pelas doenças cardiovasculares, pelas doenças do fígado, pelo câncer, pela artrite e pela gota.[2]

O açúcar não é denunciado como agente responsável pelo caráter patogênico da dieta humana por várias razões, entre as quais:

- a existência de uma indústria da doença, aquela "cultura industrial" que se sustenta mutuamente de alimentos e medicamentos;
- o *green card* conferido ao açúcar pela Food and Drug Administration (FDA);

1 CARUSO, L.; MENEZES, E. W. "Índice glicêmico dos alimentos". In: *Nutrire*. São Paulo, v. 19/20, 2000, pp. 49-64.

2 Fonte: www.mercola.com.

- o fato de o açúcar em geral fazer mal à maioria das pessoas de maneira lenta e gradual;
- o fato de o açúcar ser atualmente o mais dissimulado ópio do povo e até de médicos e intelectuais, e de estar envolto em uma cortina ideológica que o apresenta como alimento natural, que faz parte da mesa tanto quanto a carne, o sal e o feijão, e não como aditivo químico patogênico;
- e, por fim, o fato de ninguém querer encarar o ônus de uma denúncia dessa natureza.

Outros problemas da alimentação

O segundo problema da alimentação da humanidade contemporânea é o uso de cereais refinados. Destituídos de fibras, vitaminas e minerais, eles contribuem para a subnutrição e para a obesidade. Outros problemas são os agrotóxicos e um ou outro aditivo químico potencialmente cancerígeno. Talvez os alimentos transgênicos sejam um problema, mas isso ainda não se sabe. Se retirarem da mesa da humanidade os cereais refinados (adotando-se os integrais), os aditivos perigosos, os agrotóxicos e até os transgênicos, mas deixarem o açúcar, tenho certeza de que a dieta continuará com seu caráter patogênico.

Capítulo 2

A expansão do império do açúcar

"Nenhuma barrica de açúcar chega à Europa isenta de sangue."

Helvétius

O açúcar já era produzido desde a Antiguidade por indianos e persas, extraído da cana. Foram os árabes que o apresentaram aos europeus, por volta do século X, como especiaria exótica e caríssima. No século XIV, 1 quilo de açúcar equivalia a dez cabeças de gado. Poucos séculos depois, os europeus já estavam fabricando açúcar na bacia do Mediterrâneo. O açúcar, portanto, entrou na civilização ocidental como uma estranha droga doce vinda do Oriente para consumo de reis e nobres europeus. Evoluiu para a condição de fármaco que dava corpo e sabor doce a xaropes, avançou para a condição de especiaria apreciada pelas elites burguesas e finalmente saltou para a mesa de todos. Tal trajetória só foi possível graças a uma produção que ganhou escala cada vez maior depois que espanhóis e portugueses trouxeram para o Novo Mundo a cultura da cana-de-açúcar.

Quando o Brasil foi descoberto, os portugueses já eram os principais produtores de açúcar da época, que era cultivado na ilha da Madeira. Com a entrada em cena do açúcar produzido em larga escala no Novo Mundo, especialmente no Brasil e nas Antilhas, teve início o processo de açucaramento da mesa do europeu. Por ocasião do Bloqueio Continental imposto aos ingleses, Napoleão Bonaparte incentivou o desenvolvimento da tecnologia de extração do açúcar de beterraba: em decorrência disso, já em 1850, 14 por cento da produção mundial era de açúcar de beterraba, e, na virada do século, esse percentual já tinha saltado para 62 por cento. Ao longo do século XX, esse quadro se inverteu, pois o açúcar de cana passou a ser hegemônico.

A escalada do açúcar

O açúcar começou a deixar de ser uma droga rara vinda de longe depois que espanhóis e portugueses começaram a produzir açúcar nas ilhas Canárias e na ilha da Madeira. A partir de 1450, à medida que aumentava a oferta de açúcar, seu preço começou a baixar. Com o advento do açúcar colonial, segundo Edmund Lippmann, menos de um século bastou para que ele se tornasse um produto mundial. O açúcar, que começou a ser usado em pequeníssimas quantidades pela classe dominante como droga exótica, empreendeu uma escalada que o transformou no novo ópio das grandes massas. Esse processo expansionista que teve início no século XV vem até os dias de hoje em um crescimento inexorável.

O primeiro passo na escalada do açúcar rumo ao domínio mundial ocorreu com a transição do seu estatuto de remédio para o de sobremesa e tempero, ou seja, quando saiu das mãos de boticários e alquimistas para as mãos de cozinheiros e confeiteiros. Quando o açúcar apareceu na vida da humanidade, consideravam-no um "sal doce", espécie de mel de abelha em pó. É claro que foi bem recebido. Cristóvão Colombo assim se referiu ao açúcar ao pedir aos reis de Espanha, em 1494, que enviassem para São Domingos dez caixas de açúcar e 50 pipas de melaço: "O alimento melhor e mais saudável do mundo".

Inicialmente objeto de desejo das classes dominantes, porque era caro e raro, virou remédio prescrito para tudo que era tipo de doença. Quando chegou à mesa, foi uma festa. Durante o século XVI, a Europa caiu de boca no açúcar. Os doces finos de Veneza, os pastéis e o maçapão português, a douração do próprio açúcar ocasionaram uma mania doce na Europa. O açúcar era colocado em todos os tipos de prato: sopa, lentilha, peixe, carnes vermelhas. Colocava-se açúcar no vinho e bebia-se até água com açúcar.

A extensão do consumo de açúcar às massas ocorreu a partir de meados do século XVII, com a introdução na vida cotidiana dos europeus de três bebidas de origem tropical: o chá da Índia, o café e o chocolate. Essas três bebidas, antes amargas, revelaram-se grandes transportadores de açúcar para a barriga da humanidade e ajudaram a popularizar e expandir os domínios dessa substância. O passo seguinte rumo à situação quase totalitária do açúcar dos dias de hoje ocorreu após a Revolução Industrial, que permitiu o refinamento, o processamento e o adoçamento dos alimentos já nas fábricas. O século XIX assistiu ao nascimento da indústria de refrigerantes, que deu origem à família das bebidas que hoje são as principais transportadoras de açúcar para o ventre dos seres humanos.

O Brasil na indústria açucareira

A civilização do açúcar não foi apenas um hiato na história do Brasil, datado e circunscrito ao Ciclo do Açúcar, com a sociedade, a cultura, a ecologia e a paisagem que emolduravam o engenho de açúcar, tendo como núcleo duro o senhor de engenho, com seu chicote, seus capitães do mato e seus escravos. O que aconteceu no Brasil a partir do século XVI foi apenas o capítulo inicial da revolução do açúcar, um processo de vocação histórico-universal de caráter permanente e expansivo. A humanidade conheceu outras revoluções tecnológicas, como a que instituiu a agricultura, superando o nomadismo, ou a que introduziu a eletricidade, deixando para trás o vapor. Mas a revolução do açúcar, pouco destacada na historiografia, ainda vai dar o que falar, especialmente por causa de suas implicações patológicas.

"Na revolução que o uso generalizado do açúcar causou na Europa do século XVI, o Brasil, principalmente o Nordeste, desempenhou papel importante", diz Gilberto Freyre. "Sabe-se que, antes de 1500, o europeu adoçava seus alimentos e suas bebidas com um pouco de mel: desconhecia o açúcar."[1] A comilança de açúcar na Europa foi lentamente aumentando ao longo do século XVI. O século XVII marca um grande aumento do consumo de açúcar, sobretudo depois que a população começou a consumir bebidas também tropicais, como chocolate, café e chá da Índia. O historiador alemão Edmund von Lippmann descreve em detalhes a evolução do que ele chama de "consumo generalizado de açúcar na Europa", e cita um professor da época:

> Hoje em dia, não há banquete em que não se gastem muitos artigos de açúcar [...], quase nada se come sem açúcar, usa-se nos temperos, no vinho, em vez de água se bebe água com açúcar, carne, peixes e ovos são servidos com açúcar, finalmente não se usa mais sal que açúcar.

Lippmann cita também um livro de culinária de 1570:

> Açúcar com canela, amêndoa, uva, açafrão e água de rosa é usado em tortas, bolos, pastelões, etc., como também em pratos de carne, aves, peixe, manjar branco, etc., sempre segundo o princípio: antes mais que menos.[2]

1 FREYRE, Gilberto. "Civilização do açúcar". In: Enciclopédia Barsa. Rio de Janeiro: Enciclopédia Britânica, 1967, p. 65.
2 LIPPMANN, Edmund von. *História do açúcar.* Rio de Janeiro: IAA, 1942, t. II, p. 40.

É dessa época a advertência do médico naturalista britânico James Hurt que, em 1633, disse em livro:

> O açúcar, ao ser usado em grandes proporções, provoca efeitos nocivos ao corpo, ou seja, o uso desmesurado dele, e igualmente de outros produtos adocicados, aquece o corpo, engendra caquexias, consunções, apodrece os dentes tornando-os negros, provocando, às vezes, um hálito terrivelmente desagradável, sendo, portanto, aconselhável que os jovens estejam atentos para não se envolver demasiadamente com ele.[3]

O enorme aumento do consumo de açúcar, que causou logo de saída uma epidemia de cárie dentária, é o que deve ter motivado o doutor Hurt a fazer o alerta. Ele provavelmente foi um dos pioneiros a diagnosticar as manifestações iniciais do que seria uma nova era na história da humanidade, a era das doenças do açúcar ou das doenças crônicas, metabólicas e degenerativas. Voltando a Gilberto Freyre:

> A fartura de açúcar acirrou a tendência ao açucaramento da dieta dos portugueses e dos brasileiros. A expansão da indústria de cana estimulou a mesma tendência na Louisiana, nos Estados Unidos. [...] Na Europa, o açúcar, tendo começado a aparecer quase exclusivamente como remédio, nos boticários, passando de artigo de farmácia a especiaria, invadiu cozinhas de gentes aristocráticas, de burgueses e de quase toda a população, tornando-se ingrediente importante não só de pudins, doces, sobremesas, como de molhos e acompanhamentos adocicados, de carnes de carneiro e de pato.[4]

O advento e a expansão do açúcar de um ponto de vista geo-histórico foram assim resumidos pelo autor de *Casa-grande e senzala*:

---

3 Apud DUFTY, William. *Sugar blues*. Rio de Janeiro: Ground, 1978, p. 56.

4 FREYRE, Gilberto. *Açúcar*, Coleção canavieira. vol-2. Rio de Janeiro: IAA, 1969, p. 17.

> Com a manufatura do açúcar de cana, o açúcar tornou-se presente e, depois de presente, importante na alimentação do homem civilizado. No da Europa, principalmente, e nas subEuropas que, do século XVI ao começo do século XX, tornaram-se grandes extensões coloniais no Oriente, na América e na África.[5]

Eça de Queirós, o famoso escritor, cioso da industrialização de Portugal, estava alerta para as consequências patológicas do consumo do novo produto industrial, o açúcar, e escreveu isso no longínquo (em termos de consumo de açúcar, especialmente) século XIX em sua obra *Uma campanha alegre*:

> É raro ver uma menina alimentar-se racionalmente de peixe, carne e vinho. Comem doce e alface, jantam as sobremesas. A gulodice do açúcar, dos bolos, das natas, é uma perpétua desnutrição. Lisboa é uma cidade doceira, como Paris é uma cidade intelectual. Paris cria a ideia, e Lisboa, o pastel. Daí a grande quantidade de doenças de estômago e de maus dentes. A deterioração pelo doce começa aos quatro anos.

A revolução do açúcar

O açúcar causou uma verdadeira revolução na civilização. Seu aspecto mais imediato foi a substituição do mel de abelha como adoçante. Mas, longe de limitar-se à simples substituição do mel na mesa da humanidade, a revolução do açúcar desencadeou, a partir do século XVII, um processo de açucaramento de tudo o que entra pela boca do ser humano: alimentos, bebidas, medicamentos e até pasta de dente e fumaça de cigarro. Empenhada nesse processo de açucaramento da vida moderna, a sucroquímica vive a descobrir novas aplicações para o açúcar, o produto químico

5 FREYRE, Gilberto. Op. cit., p. 27.

puro mais abundante e barato do mundo. A sacarose e seus polímeros estão hoje espalhados pelos mais diversos setores da economia. Produto químico polivalente, o açúcar pode ser aproveitado nas indústrias de plásticos, cosméticos, fertilizantes, inseticidas, cimentos, de adoçantes artificiais e até de explosivos.

Durante os séculos XVI e XVII, quando a produção mundial de açúcar ainda se contava em milhares de sacos de 50 quilos, aquela "fartura" de açúcar, segundo Gilberto Freyre, originou uma "tendência" ao açucaramento da dieta de brasileiros, norte-americanos e europeus. Hoje, a fartura de açúcar produzida anualmente, incluindo os açúcares de cana e de beterraba, se aproxima dos 160 milhões de toneladas, para cerca de 7 bilhões de bocas. Ensacada e enfileirada, essa quantidade de açúcar ocupa um espaço equivalente à distância, ida e volta, até a Lua.

Na mesa da humanidade, aquela tendência ao açucaramento da dieta aumentou e, inexoravelmente, com a lógica de uma ditadura, vem em um crescendo até os dias de hoje. Assim, o médico americano Robert Atkins viu esse processo:

> De 2 quilos de açúcar consumidos por pessoa por ano passou-se a 80 quilos por pessoa por ano, em apenas 11 gerações. Essa pode ser, talvez, a mais drástica mudança dietética na evolução do homem em seus 50 milhões de anos de existência.[6]

O custo humano e ecológico do açúcar

Durante o século XVI, a Europa comprava especiarias da Índia, mercadorias da China, e roubava ouro e marfim da

6 ATKINS, Robert. *A dieta revolucionária do doutor Atkins*. Rio de Janeiro: Artenova, 1977, p. 61.

África. O açúcar já era conhecido havia séculos, mas era uma especiaria raríssima e caríssima. Depois que os portugueses aprenderam a fabricá-lo, e especialmente depois de descoberto o Brasil e da brilhante ideia de produzir açúcar aqui, essa mercadoria começou a deixar de ser um luxo de poderosos para ser consumida por massas cada vez maiores de europeus. E como ainda era cara, tratava-se de um bom negócio, certamente um excelente negócio; tanto que era disputado a tapas, ou melhor, a canhoneiras, por espanhóis, portugueses, holandeses, franceses e ingleses e, no meio do tiroteio, índios e negros. A zona açucareira, segundo Nelson Werneck Sodré, era um cenário de guerra quase permanente.[7]

Para produzir açúcar no Brasil era necessária uma força de trabalho abundante e barata. Seria difícil levar homens livres da Europa para trabalhar para um latifundiário no Brasil; eles estavam mais inclinados a vir em busca de um pedaço de terra para cultivar visando o enriquecimento próprio. O índio foi escravizado por um curto período, mas era difícil convencê-lo a trabalhar na fabricação de açúcar, e, além do mais, a coroa portuguesa não ganhava nada com isso. Para sustentar a produção de açúcar foi criado o tráfico de escravos negros da África, "a maior migração forçada que a história registra", ainda segundo Werneck Sodré.

A metrópole portuguesa vendia por um preço muito alto as concessões para a exploração do tráfico negreiro, e, com isso, ganhava dinheiro nas duas pontas, no comércio de açúcar e no tráfico de escravos. O tráfico tinha um desenho triangular, os capitalistas que o exploravam levavam da Europa tecidos baratos e bebidas alcoólicas para a África; lá enchiam o porão dos navios de negros, que eram levados para a América como escravos; e voltavam para a Europa com os navios cheios de açúcar. O negro africano também não se dispunha a traba-

7 SODRÉ, N. W. *Formação da sociedade brasileira*. Rio de Janeiro: José Olimpyo, 1937, p 95.

lhar de bom grado para o senhor de engenho. As condições de trabalho na produção de açúcar nos tempos coloniais eram duríssimas. Vejamos o testemunho do cronista francês Pierre Morreau, que esteve no Brasil entre 1646 e 1648:

> Se alguém deixasse de executar no tempo prescrito o que havia sido determinado, era amarrado e garroteado, na presença de todos os outros escravos reunidos, e o feitor ordenava ao mais forte e vigoroso que desse, sem interrupção, no faltoso, de 200 a 300 chicotadas, desde a planta dos pés até a cabeça, de sorte que o sangue escorria de todas as partes; a pele toda rasgada de golpes era untada com vinagre e sal, sem que ousassem gritar ou gemer, sob pena de receber o dobro. Algumas vezes, segundo a gravidade da falta, esse castigo, ou melhor, essa tortura, era repetida dois ou três dias consecutivos. Ao sair dali, eram presos em lugar escuro e, no dia seguinte, mais submissos que uma luva, eram reenviados ao serviço.[8]

Diante de tais *argumentos*, o negro africano foi "persuadido" a trabalhar na fabricação de açúcar. Desde que eram capturados no meio do mato, por seus próprios irmãos de cor, lá na África, e trocados por bugigangas, os negros eram jogados em um navio, não à toa chamado de tumbeiro, que saía da África lotado de homens e chegava ao Brasil com 30 ou 40 por cento deles a menos – morriam na viagem, de fome ou maus tratos. No canavial, trabalhavam como burros de carga 14 horas por dia. Sua "vida útil" variava de sete a dez anos. A produção de açúcar exigia a plantação de extensos canaviais. Como disse Gilberto Freyre, "o canavial entrou aqui como um conquistador em terra inimiga: matando as árvores, secando o mato, afugentando e destruindo animais e até os índios".[9] O canavial destruiu três quartos da mata Atlântica nordestina pela queimada. Ainda nas

8 MORREAU, P. apud AVANCINE, Elza G. *Doce inferno*. São Paulo: Atual, 1991, p. 51.
9 FREYRE, Gilberto. *Nordeste*. Rio de Janeiro: José Olimpyo, 1937, p. 95.

palavras de nosso sociólogo-poeta, "a fogo é que foram se abrindo no mato virgem os claros por onde se estendeu o canavial civilizador, mas, ao mesmo tempo, devastador". A monocultura da cana destruiu, em grande parte, a diversidade biológica da Zona da Mata. Gilberto Freyre conclui:

> Com a destruição das matas para a cana dominar sozinha, o roxo dessa terra nua (crua), a natureza do Nordeste – a vida toda – deixou de ser um todo harmonioso para se desenvolverem relações de extrema ou exagerada subordinação: de umas pessoas a outras, de umas plantas a outras, de uns animais a outros; da massa inteira da vegetação à cana imperial e todo-poderosa; de toda a variedade da vida humana e animal ao pequeno grupo de homens brancos.[10]

Ao custo dessa matança de índios, da destruição de florestas, da biodiversidade e do solo, do desequilíbrio ecológico e meteorológico, e do fato de milhões de negros terem sido arrancados de sua terra natal para serem queimados como carvão nos fornos dos engenhos de açúcar, os portugueses produziram muito açúcar que ia parar na Europa. Os portugueses produziam o açúcar bruto e os capitalistas holandeses refinavam-no e revendiam-no para o resto da Europa. Os holandeses, por ocasião da União Ibérica, com medo de perderem para a Espanha sua fonte de matéria-prima, decidiram invadir e tomar na marra o "filé-mignon" da zona açucareira do Brasil: Pernambuco e adjacências. Depois, essa região voltou para as mãos de Portugal mediante novas e memoráveis guerras. Isso tudo aconteceu no contexto do latifúndio, da escravidão, da monocultura de cana e do engenho de açúcar.

Fecha o pano e vamos dar um pulo em outro cenário, poucos séculos depois. O latifúndio continuou o mesmo, o Brasil continua sendo o país em que se encontram as maiores propriedades do planeta, extensões de terra nas quais cabem

10 Ibidem.

países europeus. Não à toa, é no Brasil que existe também o maior movimento de trabalhadores sem terra do mundo, agricultores que não dispõem de uma nesga de terra para plantar, em um país de dimensões continentais. A monocultura, em linhas gerais, continua. Talvez seja melhor falar em oligocultura, posto que outras culturas entraram na concorrência: laranja, café e soja. O Brasil tem vocação para ser o grande celeiro do mundo. Ainda hoje, é o maior produtor mundial de cana-de-açúcar. O trabalho não é mais escravo desde 1888, embora, de vez em quando, apareçam na imprensa denúncias da prática da velha e humilhante forma de escravidão por dívida ou em troca de um prato de comida.

Nas modernas usinas de açúcar, as condições de trabalho não mudaram muito em relação ao antigo engenho colonial, tanto que o ambiente do engenho colonial foi chamado pelo padre Vieira de "doce inferno", e os trabalhadores da usina chamam de "vapor do diabo" a neblina quente que impregna a fábrica e que eles respiram. E lá fora, no canavial, ainda existe o trabalhador temporário, o boia-fria, alusão à marmita que ele não tem o direito de esquentar para comer. A destruição da natureza continua: lixiviação do solo, devastação de matas ciliares, contaminação de águas, solo e alimentos. As grandes extensões de plantação de cana continuam a fazer o mesmo mal ao ecossistema que sempre fizeram. O capim gerador de açúcar e álcool continua a se expandir, substituindo culturas de alimentos. E agora, com a ajuda da ciência, estão pretendendo transformar a região do cerrado brasileiro em um imenso canavial de cana transgênica.

Para produzir mais de 20 bilhões de litros de álcool – e consequentemente quase 300 bilhões de litros de vinhoto – e quase 25 milhões de toneladas de açúcar, o Brasil sacrifica quase 7 milhões de hectares de terra fértil e gera uma cordilheira de bagaço de cana. São mais de 550 milhões de toneladas de cana que viram bagaço. Agora mesmo, a ditadura do açúcar está tentando viabilizar uma indústria poluente de geração de energia a partir da queima desse bagaço, e estava preparando-se para avançar sobre o Pantanal mato-grossense. Queria instalar 23 usinas de açúcar e álcool no planalto mato-grossense. A agroindústria da cana-de-açúcar já está instalada no Mato Grosso do Sul. O problema é que os usineiros queriam ampliar seus negócios e leis estaduais estavam impedindo seus planos. Do altiplano, onde seriam instaladas as usinas, partem importantes afluentes dos rios Paraná e Paraguai. Para cada litro de álcool produzido, sobram uns 15 litros de vinhoto. Sem contar os herbicidas, pesticidas e fertilizantes utilizados nos canaviais. Conhecendo a consciência ecológica do agronegócio brasileiro, o destino desse material poluente seria os rios. Seria o começo do fim do Pantanal mato-grossense.

Para barrar esse processo, o militante ecológico Francisco Anselmo Gomes de Barros, conhecido como Franselmo, ateou fogo ao próprio corpo durante manifestação popular contra a instalação das usinas, realizada na cidade de Campo Grande, em 13 de novembro de 2005. Graças a esse gesto extremo, o projeto da ditadura do açúcar foi arquivado. Franselmo imolou a própria vida para salvar a natureza. Nas cartas que deixou, ele dizia: "Hoje somos passados para trás por interesses de maus políticos, maus empresários e PhDs de aluguel. Em termos de Brasil, estamos vendo o barco afundar e ninguém diz nada". Franselmo deixou mulher e uma filha. Ele morreu sem saber que a tendência era piorar. Diante da oportunidade histórica de que a gasolina venha a ser substituída pelo etanol, o BNDES já liberou financiamento para a construção de mais de cem novas usinas.

Os índios e o açúcar

Não é apenas entre os homens “civilizados” que o açúcar alastra sua ditadura. Os índios também sentem seus efeitos. Nos Estados Unidos, além dos apaches, *navajos*, *cheyennes* e *sioux* existe uma tribo chamada *pima*. Os índios *pima* vivem no Arizona e frequentam a literatura médica por causa do diabetes – é alta a incidência da doença entre eles. Na *Enciclopédia Americana*, há um verbete sobre os *pima*, que são considerados os índios mais “civilizados” dos Estados Unidos. Desnecessário dizer que quando esses índios comiam carne e bebiam leite de búfala não havia diabetes entre eles. É necessário dizer que o diabetes veio juntamente com o açúcar, a Coca-Cola e o hambúrguer?

Com o cacique brasileiro Mário Juruna, que, sendo índio, não tinha nenhuma “predisposição genética” para doenças, aconteceu a mesma coisa: “civilizou-se”. Elegeu-se deputado federal, aprendeu a comer açúcar com o homem branco e, por causa disso, ficou diabético e morreu. Segundo o médico militar americano T. L. Cleaver, entre a chegada da dieta açucarada e os primeiros casos de diabetes entre aborígenes passou-se um período de 20 anos – é o que chamo de Lei Cleaver. E acrescento que quanto mais avança o açucaramento da dieta, mais curto se torna esse prazo.

Em 1855, o chefe Sealth, da tribo *duwamish*, que habitava as terras em que hoje fica o estado de Washington, escreveu uma carta ao presidente Franklin Pierce em resposta a uma proposta indecente de compra das terras dos índios por parte do governo americano. Nessa carta, que todos deveriam ler, lá pelas tantas, o índio reclama que “nossos guerreiros têm sentido vergonha. E após a derrota eles transformaram seus dias em ócio e contaminaram seus corpos com comidas doces e bebidas fortes”.

Silva Mello relata-nos que, em excursão pelo Alto Orinoco, na Amazônia venezuelana, o doutor Pierre Courel, na década de 1950, ficou bem impressionado com a beleza, a higidez e a resistência física dos autóctones que encontrou, especialmente com os dentes desses índios, que eram tão bons que cortavam os cipós (lianas) da floresta com eles. Mas o que impressionou sobremaneira o médico foi quando os índios cuspiram os alimentos salgados e o açúcar, que acharam de sabor repugnante, apesar de comerem com indizível prazer piolhos e mandioca apodrecida.[11] Curiosamente, existem relatos semelhantes de episódios relativos a índios brasileiros cuspindo açúcar e fazendo cara de nojo, provenientes das equipes que acompanharam Noel Nutels pelo interior do país. No Brasil de hoje, nossos índios bororos (pronuncia-se bôrórus), de Mato Grosso, estão a praticar uma espécie de suicídio coletivo lento, entregando-se ao vício de bebidas alcoólicas, refrigerantes e (pasme!) água com açúcar. O Ministério da Saúde dos índios deveria fazer alguma coisa.

A Índia desdentada

Um importante programa da TV aberta apresentou certa vez uma série de documentários sobre as mulheres de todo o mundo. A repórter apareceu entrevistando mulheres e homens nas ruas da Índia, e o mote era o fato de que lá uma mulher pode ter quatro maridos e um deles ser o favorito. Ela queria que a indiana dissesse qual o critério usado pelas mulheres para a escolha do favorito. Os indianos riam. Dava pena: todos desdentados. A Índia é o segundo maior produtor de açúcar do mundo. O primeiro é o Brasil.

11 MELLO, A. da Silva. *O que devemos comer*. Rio de Janeiro: Civilização Brasileira, 1964, p. 225.

Da Índia vem uma história já conhecida do público. Certa vez, naquele país, uma mulher levou seu filho doente (alguns até contam que diabético), que comia muito açúcar, para que Gandhi a orientasse sobre como fazê-lo parar com aquilo. Gandhi olhou para o menino, pensou um pouco, virou para a mãe e pediu a ambos para voltarem dali a 15 dias. Passou-se o tempo, os dois voltaram e a mãe perguntou a Gandhi o que fazer. Gandhi simplesmente olhou para o menino e disse: "Pare de comer açúcar!" A mãe ficou decepcionada: "O senhor me fez atravessar toda a Índia, viajar durante duas semanas só para dizer isso? Por que não me disse isso na primeira vez em que estive aqui?" Gandhi respondeu: "É que até aquele dia eu ainda comia açúcar".

A novidade do açúcar em um pequeno reino

O reino de Nauru é um país que fica em uma pequena ilha de 21 quilômetros quadrados na Polinésia. Em 1830, os europeus "descobriram" o pequeno reino. Primeiro os alemães e depois os australianos dominaram Nauru. No início do século XX, descobriu-se na pequena ilha um filão fabuloso de fosfato de alta qualidade. Em 1968, tendo conquistado a independência, os nauruanos passaram a ficar com o dinheiro que antes ia para o bolso do colonizador. Durante a década de 1970, o povo de Nauru possuía a maior renda *per capita* do mundo. Ricos, os nauruanos aderiram ao *American way of life*, ou, em outras palavras, à dieta açucarada moderna. Resultado: o pequeno reino conheceu uma impressionante epidemia de doenças crônicas. Dois em cada três nauruanos ficaram diabéticos. Mas, por um desses males que vêm para o bem, o filão de fosfato acabou. Se os nauruanos voltarem a comer lentilha com carne de tatu e beber água de coco em vez de carboidratos refinados e refrigerante, certamente os índices de diabetes vão cair. É só conferir.

Outro micropaís é o reino de Tonga, arquipélago composto por 172 ilhas situado no centro-sul da Oceania. País agrícola, Tonga produz banana, baunilha e coco, do qual industrializa o óleo. A revista *Seleções*, de fevereiro de 1984, diz que nesse pequeno reino polinésio ser gordinho é padrão de beleza. O rei de Tonga, para dar o exemplo, pesa 200 quilos e constou do *Guiness* (o livro dos recordes), em 1976. Os habitantes de Tonga orgulham-se de sua silhueta arredondada e chamam a esse estado de *sino le le* (saudável rotundidade, segundo a Seleções). "É preciso ter uma certa quantidade de gordura firme; comer bem resolve o problema", resume alegremente uma tonganesa.

Doce holocausto

De holocausto em holocausto, assim caminha a humanidade. Aconteceram holocaustos na Antiguidade, na Idade Média e na Idade Moderna. E há holocaustos acontecendo sob nossos olhos. O holocausto mais famoso é o judeu, perpetrado pelos nazistas. Assim como a Gillette virou sinônimo de lâmina de barbear, holocausto é quase sinônimo de holocausto judeu. A África é o "paraíso" dos holocaustos, mas não se enxerga bem o que acontece por lá. O holocausto capitalista deve incluir em sua contabilidade as vítimas das guerras cujo fim último era implantar o modo capitalista de produção, como as Guerras Napoleônicas ou a Guerra da Secessão. Aqui no Brasil, a República esmagou Canudos e Contestado. Houve os holocaustos da ditadura política da segunda metade do século XX na América do Sul, principalmente no Chile, na Argentina e no Brasil. Houve os holocaustos indígena e negro (a escravidão dos africanos deveu-se basicamente ao comércio de açúcar). O próprio holocausto judeu é um sub-holocausto do mundo capitalista.

Essa digressão holocáustica é para apresentar um holocausto oculto ainda maior que o capitalista: *o holocausto sacarino*. Já vimos que a invasão da mesa da humanidade pelo açúcar originou a ração patogênica que inaugurou a era das doenças crônicas, metabólicas e degenerativas. O holocausto sacarino imola as vítimas da dieta açucarada moderna, todos aqueles que morreram em consequência de doenças não transmissíveis. É uma mortandade que começou na Europa no século XVI e atravessou os séculos XVII, XVIII, XIX, XX e adentrou o século XXI, expandindo-se para abranger todo o planeta e em uma intensidade crescente para alcançar toda a raça humana, do pigmeu ao esquimó e do bebê ao ancião. Cheguei a pensar se o holocausto sacarino não seria um sub-holocausto capitalista, mas como Cuba, União Soviética e China produziam e consumiam açúcar, o holocausto sacarino estava acima do modo de produção.

A dieta açucarada é responsável por uma série de epidemias em cascata: cárie dentária, obesidade, doenças micro e macrovasculares agudas ou crônicas e doenças metabólicas. E cada uma dessas doenças responde por uma série de outras que lhe são "secundárias", ou ainda por graves "complicações" que levam à morte ou à morte em vida, quando o sujeito fica "apenas" mutilado. A mais difundida e vergonhosa das epidemias, a de cárie dentária, uma forma de mutilação que atinge bilhões de almas, é uma porta aberta para inúmeras doenças, inclusive do coração, que são mortais. O diabetes, doença sistêmica que compromete todo o sistema vascular, dos capilares aos grandes vasos coronarianos, é a principal causa de retinopatia, nefropatia e amputações de membros inferiores. Além disso, 80 por cento dos diabéticos estão propensos a morrer de doenças cardiovasculares, e 50 por cento dos homens e 30 por cento das mulheres diabéticas têm mais chances de morte súbita. O risco de insuficiência cardíaca é de duas a três vezes maior entre diabéticos, e os derrames são duas vezes mais frequentes em diabéticos hipertensos. Estima-se que em 2025 o mundo terá 300 milhões de diabéticos. Obesidade e hipertensão igualmente expõem as pessoas a uma infinidade de riscos.

O holocausto sacarino é o mais terrível de todos e está se desenvolvendo sob nossos olhos. E o pior de tudo é que suas vítimas lambem os beiços enquanto são sacrificadas.

Ele não é inocente

O açúcar não é o que pensam dele: um alimento inocente para a maioria das pessoas ou um carboidrato como outro qualquer para a maioria dos médicos, dos químicos e dos nutricionistas. É um agente químico agressor do organismo, um corpo estranho na mesa, que transformou o alimento do ser humano de meio de vida em meio de doença e morte. A ditadura do açúcar, uma ditadura de pacote tecnológico, impôs goela abaixo da humanidade a dieta açucarada moderna, a ração patogênica que empurrou o ser humano para a era das doenças crônicas, metabólicas e degenerativas. A historiadora Elsa Avancini referiu-se à sociedade colonial brasileira como "uma sociedade montada para a produção de açúcar".[12] Hoje, 500 anos depois, o mundo vive o apogeu da civilização do açúcar. Nas palavras do doutor Leão Zagury: "uma sociedade estruturada afetivamente em torno do consumo de açúcar".[13]

12 AVANCINI, Elza G. *Doce inferno*. São Paulo: Atual, 1991, p. 42.
13 ZAGURY, Leão et al. *Diabetes sem medo*. Rio de Janeiro: Rocco, 1985, p. 34.

Tão logo fica claro a que veio o açúcar, levantam-se as vozes da resistência ao seu avanço. Para cada detrator há um defensor. Talvez isso explique a longevidade da ditadura do açúcar. Sendo os males do açúcar um assunto polêmico, tem prevalecido até hoje o *in dubio pro reo*. Hoje, apesar de a banda boa da comunidade científica apontar o açúcar como o agente responsável pela natureza patogênica da alimentação do homem contemporâneo, apesar de ele não passar de um produto químico infiltrado no meio dos alimentos, de ser um agente agressor do metabolismo humano, de ter inaugurado uma era patológica na história da humanidade, ele ainda conta com uma aguerrida e qualificada equipe de defensores, entre os quais médicos, nutricionistas e até químicos.

Desejo que a sucroquímica se desenvolva até o limite de todas as possibilidades de aplicação da sacarose, mas faço questão de que saia da mesa das pessoas. Foi ela, a sacarose refinada, que transformou a mesa da humanidade nessa ração patogênica que aí está.

Capítulo 3

Afinal, o que é açúcar?

"A moderna fabricação do açúcar nos trouxe doenças inteiramente novas. O açúcar nada mais é que um ácido cristalizado, que está provocando a degeneração dos seres humanos, e é hora de insistir em um esclarecimento geral."

Robert Boisler

Açúcar não é açúcar

Açúcar não é açúcar. Parece confuso? Concordo. A culpa é da teoria dos açúcares, que explico logo a seguir. Açúcar de verdade, aquele de que seu corpo necessita e que fornece energia para você viver, só existem dois: a glicose e a frutose. Apenas esses dois açúcares foram preparados pela natureza para o consumo humano, se é que isso existe.

A glicose e a frutose são chamadas de açúcares simples porque já estão prontas para ser utilizadas pelo organismo. Do jeito que esses açúcares forem ingeridos serão assimilados, sem sofrer nenhuma ação de enzimas digestivas, sem dar trabalho ao organismo. A glicose e a frutose são irmãs gêmeas, possuem a mesma quantidade e tipo de átomos (isomeria) – $C_6H_{12}O_6$ – e são fontes diretas de energia. A rigor, açúcar é a glicose; a frutose, apesar de ser assimilada como açúcar pelo organismo, no fígado transforma-se em glicose. Esses dois açúcares de verdade é que são oferecidos a você de bandeja nas frutas maduras e no mel das abelhas.

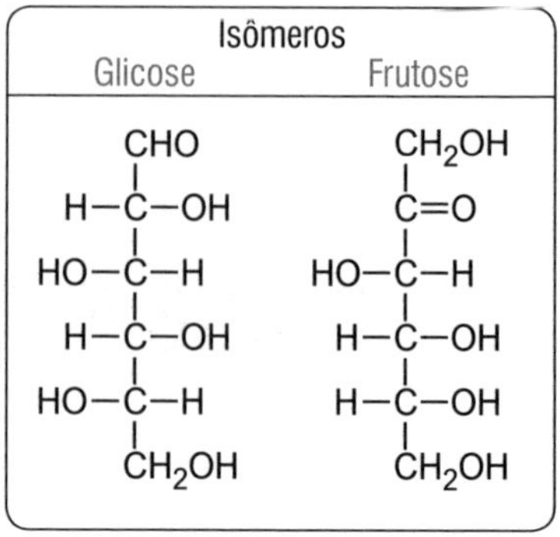

Fonte: www.eccentrix.com

Ainda hoje, alguns médicos e nutricionistas referem-se ao açúcar do açucareiro como um "açúcar simples". Estão enganados. Açúcar simples é um conceito científico. Simples são os açúcares que não são hidrolisáveis em unidades menores, espécies de "segmentos" de açúcar que não podem mais ser divididos. Chamam-se também de monossacarídeos, por constituírem uma unidade. Exemplos desses açúcares são a glicose, a frutose, a manose e a galactose. Se você juntar dois monossacarídeos por meio de uma ligação química (glicosídica) terá um dissacarídeo. Exemplos: sacarose, maltose e lactose; se ligar três terá um trissacarídeo, e assim por diante. Todos eles são chamados também de "açúcares".

Dois monossacarídeos formam um dissacarídeo

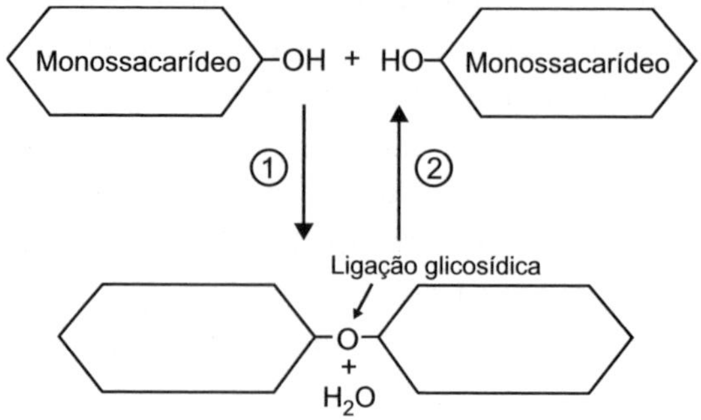

Composição dos dissacarídeos

Dissacarídeo	Monossacarídeos formadores	Alimento em que é encontrado
Sacarose	Glicose + Frutose	Cana-de-açúcar, beterraba
Lactose	Glicose + Galactose	Leite
Maltose	Glicose + Glicose	Cereais

Os açúcares constituídos de dois até seis monossacarídeos são chamados de oligossacarídeos (o grande manual de Krauze fala em até 20 monossacarídeos). De seis para cima chamam-se polissacarídeos: por exemplo, amido e celulose, no reino vegetal, e glicogênio, no reino animal. Os mono- e os oligossacarídeos têm gosto doce. Já entre os açúcares da classe dos polissacarídeos há alguns amargos. Por outro lado, existem substâncias que não são açúcares, isto é, carboidratos, mas que são tão doces que põem o açúcar no chinelo. A taumatina e a monelina, proteínas extraídas de plantas africanas, são 3 mil vezes mais doces que o açúcar.

O açúcar complicado (ele mesmo, o do açucareiro) não é açúcar de verdade. A sacarose, termo conhecido pelos químicos para se referir ao açúcar, é, a rigor, um corpo estranho infiltrado na dieta humana, uma substância de reserva dos vegetais. Ela é, como está no livro de Krauze, utilizada pelas plantas para transportar energia (glicose e frutose) para os tecidos, raízes, tubérculos e sementes não fotossintetizantes, para uso e armazenamento como grânulos de amido. A sacarose, antes de ser utilizada pelas plantas ou pelo organismo humano, precisa ser decomposta (hidrolisada) em suas partes constituintes, justamente glicose e frutose. A sacarose, portanto, é fonte de glicose e frutose; essas duas é que são fontes de energia. Em outras palavras, sacarose não é açúcar, e sim fonte ou reserva de açúcares. Poderíamos chamá-la também de substância precursora de açúcar. A sacarose, segundo Lehninger, autor clássico da bioquímica,

> é a principal forma de transporte de açúcar das folhas para as demais partes das plantas, via sistema vascular [...]; sua propriedade não redutora a protege do ataque oxidativo ou hidrolítico por parte de enzimas vegetais até que ela atinja seu destino no interior da planta.[1]

O destino da sacarose nos vegetais, portanto, é transformar-se em glicose e frutose. Enquanto circula nos vegetais, ela é instável. A cana-de-açúcar, por exemplo, depois que é cortada no canavial, tem de ser levada às pressas para a usina a fim de ser espremida e misturada a produtos químicos antes que a sacarose comece a transformar-se em açúcares redutores (glicose e frutose), como dizem os químicos. Lehninger considera um enigma da natureza o fato de a sacarose também não ser um açúcar redutor. Na verdade, o açúcar é um enigma semântico, ou um caso de falsidade ideológica: deram o nome de açúcar a uma substância de reserva de açúcares.

A sacarose em estado natural, como no caldo de cana, por exemplo, acompanhada de nutrientes, é digerível, embora tenha contraindicações. O doutor João Curvo alerta que o caldo de cana deve ser evitado durante as diarreias e que em excesso pode acarretar vômito e flatulência.[2] O problema é a sacarose concentrada ou refinada. A cana e a beterraba em si são alimentos; a sacarose refinada é apenas a parte combustível do alimento "cirurgicamente" isolada. Outro problema é que todos os alimentos já fornecem energia, de modo que o açúcar acrescentado transforma os alimentos açucarados em uma bomba calórica patogênica. Isso é, a meu ver, o que torna a sacarose um corpo estranho aos alimentos, essa é sua natureza patogênica. Alimento que causa doença não é alimento.

Do exposto, fica claro que os açúcares ideais para o consumo humano são apenas dois: a glicose e a frutose, presentes nas frutas e no mel. Aliás, os melhores méis de abelha são justamen-

1 LEHNINGER, A. *Bioquímica*. São Paulo: Edgar Blucher, 1976, p. 487.
2 CURVO, J. *Magros yin e yang*. Rio de Janeiro, Rocco, 1990, p. 74.

te aqueles em que a sacarose está ausente, como o mel da abelhinha jataí. As abelhas possuem enzimas que hidrolisam a sacarose para oferecer no mel apenas glicose e frutose; e o teor de sacarose de uma fruta é residual quando ela está madura e docinha. Por que então os homens fizeram questão de industrializar uma substância de reserva e não os verdadeiros açúcares? Pela simples razão de que a sacarose é muito mais abundante na natureza. A glicose e a frutose encontram-se no fruto maduro e doce. A sacarose se encontra em todas as plantas, nas suas folhas, nas suas raízes, nos seus caules. O açúcar do açucareiro vem de onde? Vem do colmo de uma gramínea (a cana), que no fundo é um capim duro, ou da raiz da beterraba. Não está claro nisso tudo um recado da mãe natureza de que o açúcar que ela preparou para o consumo de seus filhos está nas frutas e no mel?

Outra substância de reserva de açúcar dos vegetais é o amido, uma espécie de reserva estratégica, estacionária. O amido concentra muitas moléculas de glicose; depois de lentamente digerido, ele fornece glicose ao organismo. É o famoso alimento que vira açúcar na barriga. O amido contido nos cereais naturais, porém, não é açúcar puro; é um alimento importante, rico em fibras, vitaminas e sais minerais. O amido puro, isolado, como é o caso do famoso amido de milho industrializado (Maizena e outras marcas), é um alimento pobre, sem fibras, vitaminas e sais minerais. A indústria alimentícia recentemente criou uma versão do amido de milho industrializado que incorpora uma penca de vitaminas e minerais. Tivesse acrescentado fibras teríamos um caso de alimento refinado que deu o braço a torcer.

O açúcar do leite, a lactose, também não é um açúcar de verdade. A lactose, como a sacarose, é um dissacarídeo, e tem de ser hidrolisada no intestino antes de ser assimilada e metabolizada pelo organismo. O verdadeiro açúcar do leite é a galactose, um monossacarídeo que, assim como a frutose, no organismo humano se transforma em glicose.

Estou aqui a defender que os açúcares de verdade são apenas os monossacarídeos? Sim e não, porque monossacarídeos existem mais de 200 na natureza, mas do ponto de vista de quem tem fome ou da dieta e da nutrição humanas, apenas dois monossacarídeos têm valor: a glicose e a frutose, os dois naturalmente presentes nas frutas e no mel. A galactose, monossacarídeo do leite, embora tenha reconhecida importância dietética, não existe livre na natureza. Talvez os vegetarianos tenham razão quando pedem para deixarmos o leite da vaca para os bezerros.

Os naturalistas, as donas de casa e até os médicos, nutricionistas e químicos, pelo fato de o açúcar provir da cana e da beterraba, acham que se trata de um alimento natural, um produto da natureza. Estão todos enganados. Quer ver? Raciocine junto comigo: o que é que o açúcar tem em comum com a cana-de-açúcar? NADA. Açúcar é igual a sacarose *menos* a cana. Açúcar é 99,5 por cento de sacarose e os outros 0,5 por cento nem sequer são cana, mas lixo químico fino, cinzas e outros produtos tóxicos, inclusive metais pesados. Com o açúcar de beterraba é a mesma coisa: é sacarose *menos* a beterraba. Os dois açúcares, o de cana e o de beterraba, são iguaizinhos. Ambos têm a forma de um pó branco. Se houver alguma diferença entre os açúcares de cana e o de beterraba, deve-se ao seguinte: como nos processos de refinamento usam-se químicas diferentes – sulfitação em um e carbonatação no outro –, a diferença estará no lixo químico fino. Ou então o açúcar não foi purificado a contento e o de cana ficou com um cheirinho de cana e o outro com um cheirinho de beterraba.

Já li que o açúcar de beterraba é um pouquinho alcalino se comparado ao de cana. E uma curiosidade: a raiz da beterraba da qual se obtém sacarose não é essa vermelhinha que consumimos nas saladas e nos sucos. E não existe açúcar bruto ou mascavo feito de beterraba por causa de um princípio amargo nela contido.

A teoria dos açúcares

Quando você ler ou ouvir a palavra "açúcares", tome cuidado: estão querendo enganar você. Trata-se da teoria dos açúcares. Segundo essa teoria, existem diversos tipos de açúcar. A glicose, ou dextrose, a frutose, ou levulose, que são os açúcares das frutas; a lactose, que é o açúcar do leite; há a sacarose, ou sucrose, que é o açúcar comum de mesa, feito de cana ou de beterraba; há mais outros tantos tipos de açúcar, como maltose, dextrina, ribose, xilose (açúcar de madeira), arabinose (açúcar de goma), manose (açúcar de coco), etc. Tem até açúcar-álcool. Sem contar aquela história de que tudo o que você come – pão, batata, verduras e legumes – vai virar açúcar na sua barriga.

A teoria dos açúcares existe em consequência de um engano dos químicos oriundo do século XIX, quando batizaram a classe dos compostos orgânicos de fórmula química geral $C_n(H_2O)_n$ (C = carbono, H = hidrogênio e O = oxigênio) de hidratos de carbono, ou carboidratos, ou ainda de açúcares. A confusão aconteceu porque, nos compostos da família química, apesar de os átomos de hidrogênio e oxigênio estarem presentes na mesma proporção que na água (dois hidrogênios para um oxigênio), neles não existem moléculas de água; não são átomos de carbono hidratados, como o nome supõe, e sim átomos de carbono unidos a outros grupos químicos.

Usar a propriedade do sabor doce para caracterizar os carboidratos e chamá-los de açúcares também gera confusão, porque na família química há substâncias que não são doces, ao passo que existem substâncias mais doces que açúcar em compostos de outras classes. Os químicos, por convenção, decidiram adotar o termo *glicídios,* cuja etimologia ainda remete a doce em grego (*glykys*). Essa confusão conceitual veio a calhar para a ditadura do açúcar, que pôde expandir e consolidar seu império em segurança. Quando algo de errado no campo da patologia vinha à tona – epidemia de cárie, obesidade, diabetes –, a culpa era dos "açúcares".

Poder edulcorante relativo dos açúcares

Frutose – 170
Sacarose – 100
Glicose – 50
Lactose – 20

Chamar qualquer carboidrato de açúcar é um verdadeiro absurdo. Carboidrato é uma classe de compostos abundante e diversificada na natureza. Celulose, por exemplo, é carboidrato; logo, papel e tecido teriam de ser chamados de açúcares. Há carboidratos (quitina) até no exoesqueleto (carapaça) de escorpiões e lagostas. Por outro lado, chamar açúcar de carboidrato, como faz a indústria de alimentos, tem o objetivo de ocultar a quantidade de açúcar que você está ingerindo. Em uma barra de chocolate ou em uma lata de leite condensado é informado o teor de carboidratos, mas esconde-se a quantidade de açúcar.

Atualmente, a Food and Drug Administration (FDA) e a União Europeia (UE) chamam de açúcar o açúcar mesmo, e de açúcares aqueles naturalmente presentes nos alimentos. E os nutricionistas já distinguem os açúcares intrínsecos (os naturais) dos extrínsecos (os adicionados). Quanto aos açúcares-alcoóis, polialcoóis ou polióis (manitol, sorbitol, xilitol), a União Europeia, que detém a patente, considera-os carboidratos. A FDA não. O objetivo dessa complexa teoria é ocultar, por mimetismo, o único açúcar que faz mal ao ser humano. Ele mesmo, o açúcar propriamente dito, o habitante do açucareiro, que os químicos chamam de sacarose refinada. O açúcar encontra-se camuflado na floresta dos açúcares, mas o objetivo deste livro é justamente segurá-lo pelo rabo, sacudi-lo e denunciá-lo, repito, como sendo o único açúcar nocivo à espécie humana.

Velocidade relativa de absorção
dos açúcares dieteticamente relevantes pelo corpo humano

Galactose – 1,1
Glicose – 1,0
Frutose – 0,4

A diferença entre o açúcar do açucareiro e o das frutas

Uma tese cara aos médicos sucrófilos (os que aderem ao açúcar) é a de que "o organismo não distingue entre o açúcar refinado e o natural, metabolizando-os da mesma forma". O doutor Flávio Rotman, *fellow* do American College of Nutrition, chega a assimilar os dois açúcares: "Se realmente a glicose encontrada na sacarose (açúcar refinado) está implicada na gênese da arterioesclerose, então o amido das frutas, os legumes e cereais devem estar também".[3]

Mas, entre os médicos, há quem acredite que o açúcar tem qualquer coisa de diferente em relação aos outros carboidratos. A sacarose dos vegetais, já vimos, é uma substância instável pronta para se transformar em glicose e frutose. Na usina, dá-se um jeito de "congelar" (manter) a sacarose por meio de vários banhos de cal, sulfitos, etc. Sempre fica a pergunta: a sacarose "congelada" e cristalizada, isolada e quase pura, não teria sua estrutura molecular de alguma forma alterada?

3 ROTMAN, F. *A prevenção do infarto para jovens*. Rio de Janeiro: Record, 1984, p. 57.

O doutor Frederick Banting, um dos criadores da insulina medicamentosa, já havia manifestado sua desconfiança: "No processo de aquecimento e recristalização do açúcar natural da cana, alguma coisa é alterada, transformando o produto refinado num alimento perigoso".[4] Mais recentemente, o doutor Charles McGee, da Sociedade de Ecologia Clínica, disse que "não se sabe exatamente por que o açúcar refinado é danoso, mas estudos com humanos e animais mostram que ele é biologicamente diferente dos carboidratos naturais".[5] Não só biológica mas quimicamente: a frutose das frutas é diferente daquela que constitui a sacarose.

De acordo com a literatura química, coisa que só os químicos entendem, a sacarose não é constituída pela d-frutose comum do tipo piranósica, mas pela d-frutofuranose,

> que não muda em furânico o ciclo pirânico, nem mediante calor, nem catalisado por ácido ou enzima. A fácil hidrólise da sacarose deve-se à constituição "furanósica" da frutose componente da molécula de sacarose.

A furanose é menos estável que a piranose. E, por falar nisso, a frutosana (ou levano) – polímero de frutose usado pelas bactérias cariogênicas no processo de cárie – tem seus monômeros unidos por ligações furanosídicas. O que deixa claro que a frutose que causa cárie é a do açucareiro, e não a das frutas.

Outra diferença é a que diz respeito à propriedade não redutora da sacarose. Esse detalhe químico diz que redutor é o açúcar, que apresenta uma hidroxila livre. O açúcar não redutor não tem essa hidroxila, ela está ocupada ligando os monossacarídeos. Os açúcares naturalmente encontrados nas frutas e no mel – os monossacarídeos glicose e frutose – são *redutores.* O açúcar do leite – um dissacarídeo como a sacarose – também é de natureza redutora. O pouco conhecido dissacarídeo

4 BANTING, F. apud DUFTY, W. Op. cit., p. 61.

5 McGEE, C. T. *Como sobreviver à tecnologia*. Porto Alegre: L&PM, 1986, p. 62.

isomaltulose, tido como de baixo potencial cariogênico, também é um açúcar redutor. Essa propriedade faz da sacarose um corpo estranho entre os outros açúcares.

Lehninger, como vimos, estranhou o fato de a sacarose ser diferente dos outros açúcares por esse detalhe que, segundo ele, a protege do ataque oxidativo das enzimas enquanto circula pela seiva das plantas. Fica a impressão de que os "açúcares" que a mãe natureza preparou para o consumo de seus filhos são os redutores. Será que essa propriedade não explicaria a nocividade do açúcar? Uma última diferença química é quanto à cadeia carbônica. A sacarose é de cadeia longa, e os açúcares das frutas têm cadeia curta. Esses detalhes somados fazem da sacarose um corpo estranho entre os outros "açúcares", além de diferente, patogênico.

Os açúcares do açucareiro

Mesmo o famigerado açúcar do açucareiro apresenta-se sob diversos disfarces: há o refinado branco, o cristal, o demerara, o mascavo e o de confeiteiro. Já vi, em um famoso programa de televisão feminino, um sujeito de avental branco – à guisa de cientista – explicando quais as diferenças entre os diversos tipos de açúcar do açucareiro. Algum tempo depois, a revista *Mundo estranho* (Editora Abril, fevereiro de 2005) trazia uma reportagem semelhante. Segundo essas espécies de matérias pagas, o que diferencia um tipo de açúcar do outro é a composição nutricional: "quanto mais perto do estado bruto e escuro é o açúcar, mais vitaminas e sais minerais ele tem". O açúcar branco, "apesar do roubo de nutrientes ocorrido durante o refino, ainda mantém resquícios deles". O cristal "perde só 90 por cento dos sais minerais", e o demerara "tem valores nutricionais altos". Tudo conversa mole para boi dormir e lagartixa cair da parede.

A grande diferença entre esses açúcares é a maior ou menor quantidade de sujidades que cada um possui. O mais refinado e branco tem uma pequeníssima quantidade de lixo químico fino. O mais bruto, ou mascavo, tem sujeira grossa – terra, resquícios de plantas, de insetos e de excrementos, além de ser úmido, o que facilita o surgimento de fungos. O cristal é menos sujo que o mascavo e mais sujo que o refinado. O demerara é um açúcar cristal ligeiramente melecado com melaço. Em termos de sujidades, fica entre o cristal e o mascavo. Quanto aos nutrientes que possam existir nos açúcares mais sujos, eles são tão insignificantes que não compensa correr o risco de cárie, obesidade e diabetes por causa deles.

O açúcar não devia ser objeto da nutrição, mas sim apenas da química e da farmacologia. Todos esses açúcares, no fundo, são sacarose mais ou menos refinada. E a sacarose extraída de um capim e adicionada aos alimentos é a responsável direta por uma série de doenças crônicas. Assunto para a fisiopatologia.

O peso molecular dos açúcares

Sacarose	342,30
Galactose	180,16
Frutose	180,16
Glicose	180,16

A frutose

A frutose é o famoso açúcar das frutas. As frutas e o mel contêm glicose e frutose. Entre outras coisas, a frutose é o açúcar preferido dos espermatozoides. O muco das vesículas seminais contém grande quantidade de frutose, e o líquido seminal também, para que os espermatozoides se mantenham vivos e em movimento na alegre dança que nem sempre termina em fecundação. É como se a frutose fosse um combustível nobre de altíssima octanagem, pois é ela que movimenta o espermatozoide na sua maratona até o óvulo.

A frutose é um açúcar especial. É o mais doce de todos os açúcares, e sua absorção é diferente da absorção da glicose. Apesar de ser chamada de absorção facilitada, é muito mais lenta – metade da velocidade da glicose. A medalha de ouro é da galactose, que chega uma cabeça na frente da glicose à linha de chegada pelo sistema porta. Só que a mãe natureza oferece a frutose em quantidades bem pequenas, e ela deve ter boas razões para isso. A glicose perfaz 80 por cento e a frutose totaliza apenas 10 por cento da dieta que o doutor Guyton chama de normal. Se considerarmos que a sacarose da dieta açucarada é transformada em glicose e frutose meio a meio, o consumo de frutose pelo homem contemporâneo está perigosamente muito alto. Segundo Linus Pauling, um dos principais químicos do século XX, que recebeu o Prêmio Nobel em 1954, o consumo de frutose antes do açucaramento da dieta era em torno de 3 por cento (300 gramas de glicose para 8 gramas de frutose).

A carga de frutose proporcionada pela dieta açucarada moderna é prejudicial de diversas formas: a frutose pura, vendida em supermercados e farmácias como adoçante, se consumida "em excesso" dá diarreia. No organismo, a frutose é precursora de colesterol. Nas células, depois de percorrer a via dos polióis, a frutose origina radicais livres. Diante de oxigênio, ela se auto-oxida gerando um dicarbonilo e um radical ânion superóxido, compostos lesivos que levam a um estresse oxidativo das células. É ainda a frutose obtida pela hidrólise bacteriana do açúcar que é usada no processo de cárie para a produção do levano (ou frutosana), componente da placa bacteriana.

A glicose, que também se auto-oxida, glicosila proteínas mais lentamente e é menos tóxica que a frutose. Alguns autores, por causa disso, acham que o fato de a glicose ser o principal açúcar circulante constitui uma vantagem evolutiva das formas mais complexas de vida (uma vantagem atrapalhada pelos traficantes de açúcar, que entopem a raça humana com glicose e frutose desnecessárias). O produto da oxidação da frutose é responsável pela maior parte da formação de ligações cruzadas entre proteínas que dão origem aos AGEs – produtos finais da glicação avançada, que nada mais são que proteínas prejudicadas estrutural e funcionalmente depois de reagirem com açúcar, que são responsáveis por patologias crônicas diversas, especialmente as chamadas complicações do diabetes.

A toxicologia do açúcar

O açúcar já está presente há séculos na farmacologia. Começou como xarope, mas hoje é mais comum seu uso como excipiente, conservante ou adoçante. Mas a sacarose é um produto químico polivalente e tem sido estudada pelas multinacionais farmacêuticas como tal. Recentemente, uma grande empresa de produtos farmacêuticos e de cosméticos modificou a molécula de sacarose usando cloro e criou a sucralose, o mais novo adoçante químico. Na internet no site de uma grande empresa de planos de saúde, há um texto sobre uma experiência com açúcar como anestésico em bebê. Quando uma substância química mostra possibilidades terapêuticas, ela tem, a princípio, de ser testada em animais de laboratório, mas como o açúcar é um lobo em pele de cordeiro, ou seja, um produto químico travestido de alimento, são usados bebês como cobaias.

A Merck, uma reconhecida autoridade mundial em química, autora do famoso *Merck Chemical Database*, um banco de dados sobre produtos químicos, obra de referência usada por universidades e empresas de todo o mundo, já fez com o açúcar os estudos de praxe, inclusive os toxicológicos, e achou a toxicidade do açúcar. Toxicidade é o quociente, expresso em quilos, da quantidade de uma substância necessária para matar um animal. A dose letal do açúcar (*DL 50 oral rat*) – dose que mata 50 por cento dos animais testados – é de apenas 29,7 gramas, quantidade suficiente para matar um animal de 1 quilo de peso. Quase 30 gramas equivalem a apenas duas colheres de sopa de açúcar, uma medida muito usada pelas donas de casa ao preparar mingaus para seus filhos e maridos.

Toxicidade de herbicidas usados em plantações de cana-de-açúcar
Dose de ingestão oral letal para ratos

Substância	Dose letal (g por kg de peso)
Oxadiazon	29,70
Oxadiazon	8,00
Dalapan	7,57
Terbacil	5,00
Devrinol	5,00
Diuron	3,40

Fonte: IAA – Instituto do Açúcar e do Álcool, 1986

Quando eu disse isso a um amigo, desses que defendem o açúcar por amor, em um primeiro momento ele recusou-se a acreditar. Depois, diante das provas, conformou-se com o argumento de que, para se matar um ser humano de 80 quilos de peso seriam necessários mais de 2 quilos de açúcar. Pois bem, mais adiante mostro que é recomendado, em livro escrito por médico famoso, a título de laxante suave, a dose de duas colheres de sopa bem cheias de açúcar para bebês com apenas 15 dias. Em pesquisa realizada pela Universidade de São Paulo (USP) sobre o consumo de alimentos industrializados na dieta de crianças de zero a 60 meses, no município de São Paulo, R. C. Aquino constatou que os dois alimentos mais consumidos foram o leite e o açúcar, sendo que o açúcar era consumido em quantidade que variava de 30,7 a 45 gramas por dia.[6] Considerando o corpinho de um bebê dessa idade, isso equivale a que porcentagem de uma dose letal do veneno?

Da experiência da Merck participaram dois gabirus, um dos quais morreu. A Merck não informa, mas o bichinho que sobreviveu deve ter ficado bem mal. Seria interessante se a Merck informasse a *causa mortis* do animal. O que o açúcar fez no organismo do rato que o levou à morte: um choque anafilático, um grave desequilíbrio ácido-base, uma hemorragia interna, uma diarreia osmolar ou uma glicação generalizada? A Merck poderia também enviar para a FDA o resultado dessas experiências. Nos Estados Unidos, quando uma substância química prejudica animais em experiências de laboratório, passa a ser proibida para consumo humano. Logo, se aproximadamente 30 gramas de açúcar não provocam câncer no rato, mas *matam-no* logo de uma vez, isso não justificaria o fim dessa conversa da FDA de que o açúcar é de consumo seguro? Não justificaria a colocação do açúcar na lista de produtos impróprios para o consumo humano? Não justificaria, pelo menos, a obrigatoriedade de advertência nos rótulos das embalagens de açúcar alertando para manter o produto fora do alcance de crianças?

Mesmo assim, os bioquímicos e farmacólogos ainda ficam devendo à sociedade mais informações a respeito dos efeitos

6 AQUINO, R. C. Apud SIGULEM, D. M. et al. *Obesidade na infância e na adolescência*. Disponível em www.pnut.epm.br

do açúcar no organismo humano, como a biotransformação e as reações tóxicas de curto e longo prazo, características de absorção, excreção, efeitos comportamentais, variação de peso, apetite, possibilidade de lesão oftálmica, etc. Prevejo para o açúcar um destino semelhante ao da talidomida quando a cortina de açúcar for rompida (como aconteceu com a Cortina de Ferro) e quando o açúcar for associado à macrossomia de bebês, típica manifestação teratológica em razão das calorias negativas da sacarose. E, para fechar com chave de ouro, mais uma informação do laboratório farmacêutico: 25 gramas de frutose refinada bastam para matar o mesmo rato-cobaia que morre com uma dose de 29,7 gramas de açúcar.

A questão da glicação não enzimática

Em 1912, quando no mundo "civilizado" cada pessoa consumia uns 20 quilos de açúcar anualmente, o cientista francês Louis Camille Maillard, da área de tecnologia de alimentos, ao fazer pesquisas sobre a deterioração de alimentos, descobriu o papel do açúcar nesse processo. Ele demonstrou que a mudança de cor experimentada por certos alimentos, ao envelhecer, se devia a uma reação entre açúcares e proteínas. Os produtos finais dessa reação eram os responsáveis pela cor marrom que intrigava o pesquisador. A descoberta ganhou o nome de reação de Maillard e consiste em uma glicosilação, ou glicação, não enzimática de proteínas. O grupo aldeído dos açúcares redutores, diante de oxigênio, liga-se ao grupo amina das proteínas, em uma reação de condensação sem necessidade de enzimas. Em português claro: o açúcar se agarra à molécula de proteína, aleijando-a, isto é, alterando sua estrutura e suas propriedades. O doutor Maillard, profético, sugeriu nas conclusões de seu relatório que suas descobertas diziam respeito aos diabéticos.

Meio século depois, quando cada cidadão andava consumindo uns 60 quilos de açúcar por ano, foi descoberta a hemoglobina glicosilada (HbA1c), depois rebatizada para glicada. Com isso, ficou claro que a glicação de proteínas não acontecia apenas *in vitro*, como nas experiências de Maillard, mas também *in vivo*. Isso mesmo, o açúcar contribui para deteriorar o ser humano em vida. A hemoglobina glicada nada mais é que uma proteína com sua estrutura alterada por uma molécula de glicose agarrada a ela. *Aleijada* pelo açúcar, a hemoglobina fica prejudicada em sua função de oxigenar os capilares, facilitando a necrose.

A indústria da doença não viu nada de mais nessa descoberta, e até arranjou uma utilidade prática para ela: a hemoglobina glicada serve para indicar o nível de açúcar no sangue dos últimos quatro meses (o tempo de vida de uma hemoglobina). É mais ou menos como utilizar os corpos de vítimas de homicídio por armas de fogo para estudos de balística, fazendo vista grossa para o crime. Outro cadáver é a frutosamina, um dos produtos iniciais da glicação: tem sido usada para monitorar o açúcar das duas últimas semanas.

A reação de Maillard é um tipo de reação em cadeia. Os "produtos iniciais" da reação entre açúcares e proteínas são compostos intermediários instáveis proporcionais à concentração de glicose momentânea – as aldiminas (base de Schiff). Tais compostos, poucos dias depois, transformam-se em frutosaminas (composto de Amadori). A continuação da cascata de reações conduz à formação dos terríveis AGEs – *advanced glycation end products*, ou produtos finais do processo de glicação, compostos muito reativos que exercem diversas atividades biológicas deletérias. A doutora Elisa Biazzi fala deles de uma maneira engraçada:

> As células, em determinados momentos, lançavam um elemento estranho, emaranhado como uma teia de aranha e

> muito pegajoso. Seguindo pelo sangue, [os AGEs] grudavam nas paredes das artérias, alcançavam as articulações, fixando-se ali. Chegavam até o cristalino do olho, provocando cataratas, verdadeiras sementes de envelhecimento precoce.[7]

Eles gostam de se acumular na parede arterial (colágeno) e nas membranas basais glomerulares, induzindo à nefropatia e, em capilares como os da retina, levando à retinopatia, etc. As distintas etapas da reação de Maillard afetam todas as macromoléculas do organismo dotadas de grupos amina reativos de vida longa. Ou seja: as proteínas do plasma sanguíneo, as do compartimento intracelular e as da matriz extracelular (proteínas circulantes) e as estruturais componentes das membranas (colágeno, elastina, mielina, etc.). A glicação de proteínas modifica significativamente suas propriedades físico-químicas e consequentemente sua atividade biológica. Os produtos iniciais da glicação afetam as proteínas, modificando sua carga elétrica, solubilidade e mobilidade. Já os produtos finais, por meio de ligações cruzadas entre proteínas, modificam sua estrutura original, afetando suas funções vitais.

As proteínas estruturais modificadas comprometem também as funções próprias do tecido de que fazem parte e consequentemente do órgão do qual o tecido é componente. A glicose que circula pelo sangue depende, para entrar nas células musculares, de uma ajudinha da insulina. Os músculos estriados são apenas uma fração (aproximadamente 30 por cento) da área do corpo atingida pela glicose. Mas há um mundo de outras células e tecidos nos quais o açúcar entra sem pedir licença. A lista é grande: a começar pela própria hemoglobina, que é totalmente permeável à molécula de glicose, sendo por isso suscetível a concentrações glicêmicas semelhante ao plasma, o sistema nervoso central e periférico, o sistema micro e

7 BIAZZI, E. *Diabetes: um guia prático*. Rio de Janeiro: Exped/Páginas Amarelas, 2001, p. 133.

macrovascular, os músculos lisos, os ácidos nucleicos, os fosfolipídios, a medula renal, o tecido conjuntivo, o colágeno, o cristalino, os hormônios, as enzimas, etc. Justamente as partes do corpo em que ocorrem as complicações do diabetes. São de natureza insulino-independentes porque se nutrem exclusivamente de glicose e possuem transportadores (Glut) que não são regulados pela insulina.

É nesse universo proteico que o açúcar faz a festa. Por não dependerem de insulina, as portas estão abertas para o inimigo. Quer a vítima esteja alimentada ou em jejum, os transportadores de glicose estão lá, ligados à membrana, a postos. Em situação de glicemia normal, a velocidade de entrada de glicose nas células é proporcional à demanda de energia. Se existir hiperglicemia, a glicose entra livremente pela célula e depois é fosforilada pela enzima aldose redutase; após atingir determinada concentração, passa a inibir a ação dessa enzima. E continua a entrar até ficar em equilíbrio com a glicose circulante. É como a água da enchente de um rio que invade uma casa até o limite do nível das águas do próprio rio.

O excesso de glicose livre no interior das células é o maior responsável pelas lesões típicas das complicações do diabetes. A glicose livre (não fosforilada) ativa nas células a via dos polióis, com formação excessiva de sorbitol e frutose. O aumento de sorbitol e frutose altera o metabolismo energético celular, a integridade da membrana e outras funções. O sorbitol se acumula na bainha de Schwann do tecido nervoso, acarretando a modificação na função dos nervos, com alteração na condução nervosa, mudança na sensibilidade e perda de fibras nervosas. Isso se explica por que esse poliol ocasiona estresse hiperosmótico nas células e outros problemas (diminuição do monoinositol celular), ocasionando dano. As demais glicoses livres ligam-se não enzimaticamente a proteínas, ácidos nucleicos e até a fosfolipídios, gerando, em última instância, AGEs – produtos finais de glicação avançada.

Tanto a glicose quanto a frutose podem se auto-oxidar na presença de oxigênio, originando um dicarbonilo e o radical ânion superóxido, ambos responsáveis pelo estresse oxidativo da célula. O radical livre que resulta da oxidação da frutose é responsável pela maior parte da formação de ligações cruzadas entre proteínas, os AGEs. Esses produtos finais da glicação avançada alteram a estrutura e as funções das proteínas e induzem ainda processos de antigenicidade que perpetuam a lesão.

A médica portuguesa Maria da Silva Azevedo, em artigo sobre a bioquímica do diabetes, cita que Unger foi o primeiro a falar de diabetes como uma síndrome secundária a uma hiperglicemia. E também Cahill, que já havia proposto uma etiopatogenia comum para explicar o diabetes e suas complicações. Cita também, nas conclusões de seu artigo, dados de experiências recentes com as ilhas pancreáticas incubadas na presença de concentrações de glicose, onde se verificou a ativação de citocinas e produção de óxido nítrico (NO) provocando estresse oxidativo e lesão das células beta. As células beta do pâncreas, lembra a médica, são muito vulneráveis à oxidação por possuírem poucas defesas antioxidantes. E finalmente menciona outras experiências em que ratos, mantidos com hiperglicemia induzida, apresentaram lesão das células beta causadas pelo estabelecimento de um processo autoimune. Silva Azevedo conclui lembrando que a glicação não enzimática de proteínas (GNP) poderá ainda ser responsável pela resistência à ação da insulina, posto que atinge tanto a insulina quanto os receptores dela.

Já vimos com o doutor Helion Póvoa que a glicação de proteínas não é privilégio de diabéticos, pois ela atinge também os não diabéticos. Colágeno glicado tem sido observado em indivíduos com hiperglicemia leve não diagnosticados como diabéticos. Sabe-se também que pequenas elevações da glicemia podem causar disfunção endotelial e possivelmente dar início à aterogênese. A hiperglicemia, mesmo não havendo diabetes, causa glicação das LDL que as torna agressivas ao endotélio e a outras células. A futura teoria geral das doenças crônicas chegará necessariamente a uma sistematização dos males causados pelo açúcar. A porta de entrada é a boca, na qual a sacarose desempenha o papel de combustível exclusivo com o qual as bactérias cariogênicas produzem cárie. Tendo chegado ao sangue e glicado a hemoglobina, à exceção dos músculos estriados, todo o organismo fica exposto ao assédio da glicose livre. Ficam passíveis de glicação: o colágeno, que, alterado, contribuirá para tromboses e outras doenças vasculares; a LDL, que, glicada, se torna imunogênica – o organismo passa a produzir anticorpos antiLDL glicado; a glicação do cristalino, que antecede as cataratas senis; a glicação das células beta pancreáticas, que explica o diabetes; a glicação das membranas basais, que caracteriza as microangiopatias; a glicação da insulina, que explicaria sua ineficácia; e a glicação dos receptores de insulina, a resistência insulínica; a glicação dos nervos causa neuropatias; colágeno tissular glicado é típico de envelhecimento. E assim por diante.

Já havia dito que a medicina não havia mapeado a festa que o açúcar faz no organismo. Estava pensando apenas em digestão e metabolismo. Essa teoria geral a que me refiro é muito mais complexa: será o mapeamento a ser feito pelo pessoal da bioquímica fina. Um mapa que faça a síntese das várias hipóteses alternativas e complementares para os mecanismos pelos quais o açúcar leva às diferentes doenças crônicas, a começar pelo emaranhado das reações de Maillard; a aceleração da função da enzima aldose redutase (via dos polióis); o estresse oxidativo (radicais livres); o estresse carbonílico; o transtorno de atividade das citocinas e a pseudo-hipoxial; e o transtorno no metabolismo das lipoproteínas. Entre os cientistas já existe o consenso de que a glicose em si mesma é tóxica, e a frutose mais tóxica ainda. E nós, leigos, sabemos que o açúcar do açucareiro é um mero fornecedor de glicose e frutose usado para encharcar os alimentos que impregnarão nossos corpos com essas substâncias tóxicas. E agora, José?

Creio não estar forçando nenhuma barra ao sustentar que o consumo diário da dieta açucarada moderna é a grande fonte desse manancial de glicose (e frutose) que vai aos poucos "glicosilando", "estressando" e "oxidando" o organismo de quase toda a humanidade dos dias de hoje. Em minha modesta opinião de leigo, o açúcar é o fio de Ariadne que conduzirá à teoria geral explicativa das doenças crônicas, metabólicas, degenerativas, autoimunes e quiçá as doenças raras. A natureza não levaria bilhões de anos aperfeiçoando uma máquina para depois seus componentes começarem a se estranhar. Foi só depois do advento da ração açucarada que teve início a degeneração ao vivo da raça humana. Degeneração causada por reações que envolvem açúcar e proteínas, transformando-as em corpos estranhos para o sistema imunológico, levando-o a produzir anticorpos contra componentes do próprio corpo. Uma espécie de loucura que tomou conta do organismo. Resta à indústria da doença tentar provar que o mar de glicose que transforma seres humanos em bonecos de açúcar vem das bananas, da lentilha e do arroz, e não dessa substância isolada de um capim e adicionada aos alimentos.[8]

Alimentos ácidos e alcalinos

Peter Sorensen é o nome do químico dinamarquês que, em 1909, criou uma escala para indicar o grau de acidez ou alcalinidade de um meio ou de uma substância. Essa escala, denomi-

8 RULL et al. *Diabetes mellitus, complicaciones crónicas*. México: Interamericana/McGraw-Hill, 1992; DUARTE, R. *Diabetologia clínica*. Lisboa: Lidel, 1997; GUGLIUCCI, A. "Glicación de proteínas: rol protagónico de la hiperglicemia en las complicaciones crónicas de la diabetes mellitus". In: *Revista Médica del Uruguay*. 16(1), mai. de 2000, pp. 58-75.

nada pH, vai de 0 (acidez máxima) a 14 (máxima alcalinidade). Sete, valor neutro, é o pH da água. Cada grau equivale a uma reação decuplicada: um pH 5 é dez vezes mais ácido que um pH 6. Todos os alimentos em estado natural possuem cada qual seu pH. O limão, por exemplo, é ácido. A água, como já vimos, é neutra. Frutas, verduras e legumes em geral são alcalinos. O organismo humano funciona à base de um delicado equilíbrio de condições ácidas e alcalinas. O pH dos diversos segmentos do tubo digestivo age de maneira decisiva sobre a digestão. A digestão gástrica das proteínas requer um meio ácido, que é assegurado pela secreção clorídrica desse órgão. Carboidratos amiláceos, por sua vez, necessitam de um ambiente fracamente alcalino. O duodeno metaboliza o quimo intestinal em meio alcalino preparado pela bile, e assim por diante.

Nesse sentido, não importa o pH de um alimento em seu estado natural e sim as transformações químicas pelas quais ele passa no processo digestivo em contato com enzimas e com o suco gástrico, cuja composição varia de acordo com o tipo de alimento. O limão, por exemplo, que em si é ácido, quando entra no estômago torna-se alcalino. O leite, que é alcalino, no estômago assume uma função ácida. Hoje, a nutrologia e a bioquímica conhecem com boa margem de segurança a digestão, a assimilação e o metabolismo dos alimentos, mas, desde a Antiguidade, o homem se preocupa com a combinação de alimentos. A Bíblia, por exemplo, não recomenda a ingestão de carne e leite na mesma refeição. A alemã Gudrun Ritzerfeld Dalla Via, autora do livro *Las combinaciones alimentícias,* é continuadora de uma escola naturalista voltada para a combinação dos alimentos. Representantes dessa filosofia em vários países são Herbert Shelton e Howard Hay, nos Estados Unidos; Desiré Mérien, na França; e doutor Ludwig Walb, na Alemanha. Até Pavlov escreveu sobre o assunto. Tal escola preconiza, para que se tenha boa saúde, entre 70 e 80 por cento de prevalência alcalina na alimentação. Os restantes 20 a 30 por cento, claro, de alimentos ácidos.

O açúcar, substância doce na boca, no estômago provoca uma reação maciça dos sucos gástricos, gerando hiperacidez, a qual acarreta desde gastrites a úlceras estomacais, de modo que a alimentação açucarada do homem moderno vai de encontro a toda essa tradição que defende uma dieta prevalentemente alcalina. Segundo o doutor Rui Coutinho, o uso excessivo de açúcar "pode ter efeito irritante sobre os tecidos de revestimento do canal alimentar".[9] E Gudrun Dalla Via acrescenta:

> Uma acidez persistente e excessiva pode provocar uma série de transtornos. Um grande número de enfermidades agudas ou crônicas é atribuído à hiperacidez do sangue, desde a acetonemia e desvio da coluna vertebral em crianças até reumatismo e disfunções metabólicas várias.[10]

É bem verdade que o organismo humano possui sistemas-tampões (acido carbônico, bicarbonato de sódio, etc.) para proteger o sangue de oscilações drásticas do pH (acidose ou alcalose), de sérias consequências para a saúde.

A hiperacidez provocada pelo açúcar descalcifica, pois para manter o pH do sangue, o organismo mobiliza sais alcalinos da reserva mineral do corpo. Alguns estudos revelam que uma colher de chá de açúcar rouba minerais do organismo durante três horas seguidas, descalcificando os ossos, os dentes e o sistema nervoso. Acontece que a dieta açucarada tende a minar o equilíbrio ácido-base do organismo: água mole em pedra dura tanto bate até que fura.

A solução radical do problema implica fechar a torneira do açúcar. A medicina tende a gostar de soluções tipo "passar uma resina impermeabilizante na pedra para que não seja furada pela água". Nós, do movimento Açúcar Zero, diante de

9 COUTINHO, Ruy. *Noções de fisiologia da nutrição*. Rio de Janeiro: Cultura Médica, 1981, p. 138.

10 DALLA VIA, Gudrun. *Las combinaciones alimentícias*. México: Íbis, 1989, p. 20.

mais essa característica açucareira, a de contribuir para acidificar a digestão e, o que é pior, o pH sanguíneo, somos taxativos: jogue fora o açúcar de sua mesa com açucareiro e tudo e diga adeus à azia, à má digestão e a coisas piores.

O açúcar nos dicionários e nas enciclopédias

Nos anos 1950, o advogado Fernando Levisky iniciou uma campanha para expurgar dos dicionários brasileiros os vocábulos com acepções pejorativas e ofensivas à dignidade das pessoas. O doutor Levisky era judeu e não se conformava com os significados da palavra "judeu" e de termos derivados constantes dos dicionários: "Judeu – homem mau, avarento, de má índole, usurário". "Judiar – atormentar, escarnecer, maltratar os outros". A campanha não se limitava a reabilitar o vocábulo judeu, mas pretendia escoimar de significados pejorativos termos como "negro", "paulista", "baiano", "paraíba", "galego", etc. A campanha do doutor Levisky teve repercussão e gerou o livro do jornalista Queirós Júnior *Vocábulos no banco dos réus,* encontrável nos bons sebos do país.

Nem o advogado e nem o jornalista pensaram nisso, mas a palavra "açúcar" está mal definida na maioria dos dicionários da língua portuguesa, que o classifica como alimento, desde o pioneiro *Dicionário da língua portuguesa*, de Antonio de Moraes e Silva, do final do século XVIII. O dicionário mais entusiasta em relação ao açúcar é o *Lelo*, editado em Portugal. Segundo esse prestigioso dicionário, reeditado até hoje, o açúcar é uma "substância doce e agradável ao paladar que se extrai de certos vegetais" e, arremata mais adiante, "é um alimento de primeira ordem". Laudelino Freire surge como uma exceção à regra; com ele a conversa é outra. Firme, o insigne dicionarista recusa-se a chamar açúcar de alimento: "corpo doce", "substância doce". O *Pequeno dicionário brasileiro da língua portuguesa* é perfeito ao definir o açúcar como "nome vulgar da sacarose". Sacarose, por sua vez, é assunto para químico. Por incrível que pareça, o badalado *Aurélio* define o açúcar como "produto alimentar".

Pulando de dicionário para enciclopédia, a popularíssima *Enciclopédia Barsa* inicia o verbete sobre o açúcar definindo-o como "substância destinada a adoçar bebidas e alimentos". Só tenho a dizer que em minha casa o açúcar *destina-se* à lata de lixo, com açucareiro e tudo. Já a igualmente popular *Delta Larousse* começa assim: "Alimento cristalizado de sabor doce"; e, ao falar dos usos do açúcar, começa pelo seu papel na alimentação, no qual figuraria como "excelente produtor de energia", e "parte indispensável de uma dieta bem balanceada, fornece um alto valor energético por unidade de peso". Infelizmente, com esse comentário induz o leitor a erro. Por dieta balanceada ou equilibrada entende-se a dieta constituída de carboidratos, gorduras e proteínas, distribuídos na famosa pirâmide alimentar. Sem querer ensinar padre a rezar missa, gostaria de lembrar a nossos lexicógrafos que definir açúcar como alimento é um caso de falsidade ideológica. Açúcar, por definição, é apenas um aditivo químico usado como adoçante. Tal costume, porém, terá de ser colocado em xeque por causa das suas consequências patológicas.

Capítulo 4

Açúcar é ou não é um alimento?

"As mais avançadas fontes de saúde, graças a uma misteriosa distorção, tornaram-se fontes de penúria."
Karl Marx

O conceito de alimento

Definir o que é alimento, convenhamos, é um assunto meio complicado, mas nesse terreno até os nutricionistas concordam em algumas questões suficientes para uma definição satisfatória, que talvez ajude a deixar claro pelo menos o que *não é* alimento. O doutor Cleto Seabra Veloso assim define alimento:

> Toda e qualquer substância, orgânica ou mineral que, introduzida no organismo em proporções convenientes, é capaz de assegurar-lhe o desenvolvimento e a conservação normais no meio em que vive.

Para completar sua definição, o doutor Cleto pede a ajuda de seu colega doutor Sebastião Barroso: "O alimento deve ser comível, ser digerível e ser nutriente".[1] A nutricionista Rebeca de Angelis diz que "alimento é aquilo que entra no organismo para fornecer energia, matéria viva de crescimento, manutenção, reparo, reprodução e excreção".[2]

1 VELOSO, Cleto S. *Trinta regimes alimentares*. Rio de Janeiro: Leitura, 1968, p. 40.
2 ANGELIS, Rebeca C. de. *Fisiologia da nutrição*. São Paulo: Edart/USP, 1977, p. 22.

Dessas definições depreende-se que os alimentos desempenham papéis no organismo: plástico, energético, regulador e protetor. O papel plástico (construção do corpo) cabe, *grosso modo*, às proteínas; o papel energético, aos carboidratos e às gorduras; e o papel regulador e protetor, às vitaminas e aos sais minerais. A água e as fibras têm uma participação especial. Um assunto polêmico envolve o papel energético dos alimentos. Desde Lavoisier, repete-se a comparação entre alimento e combustível; segundo o fundador da medicina experimental, Claude Bernard:

> A comparação entre alimento e combustível é pouco exata, porque o organismo não emprega para as suas atividades o calor de combustão dos próprios alimentos, mas utiliza diretamente a energia química neles contida e no oxigênio, energia química que, por comodidade, é medida calorimetricamente, mas que no corpo realiza outras transformações: distribui-se em soluções de concentrações diversas, em sistemas complexos; transforma-se abundantemente em energia de superfície que, por sua vez, cria forças tensoras e atrativas (absorção); estabelece potenciais de membranas e finalmente reflui irreversivelmente no mar morto da energia menos nobre, a mais degradada, que é a energia térmica, e sob essa forma, se não há trabalho externo, abandona o organismo.[3]

E, aprofundando o assunto com nosso doutor Seabra Veloso:

> Na máquina mecânica, o combustível desenvolve energia que se traduz em força, em trabalho, em movimento, mas as peças se gastam; na máquina orgânica, porém, além da energia e do calor resultantes, o alimento repõe os gastos ocorridos e refaz células, tecidos e órgãos, de modo que esses se renovam automaticamente. Constitui isso uma das maravilhas da vida.[4]

3 BERNARD apud VELOSO, Cleto S. Op. cit., p. 40.
4 VELOSO, Cleto S. Op. cit., p.40.

Considerando o exposto, faço a pergunta: açúcar pode ser considerado alimento? Acredito que não. Tomando todas as definições de alimento aqui descritas, de Cleto Seabra Veloso, Sebastião Barroso, Rebeca de Angelis e Claude Bernard, o açúcar não se enquadra em nenhuma delas; sai reprovado em todas. A característica principal de um alimento é ser fonte de nutrientes, mas o teor de nutrientes do açúcar é *zero*! Aquilo a que o açúcar se propõe – fornecer energia – é uma oferta para fazer chover no molhado, posto que *todos* os alimentos (carboidratos, gorduras e proteínas) já fornecem a energia de que o corpo precisa, ao mesmo tempo em que o nutrem. A capacidade do açúcar de repor os gastos ocorridos e refazer as células, tecidos e órgãos é igualmente *zero!* E, o que é pior: o açúcar, além de não fornecer nenhum nutriente, ainda vai precisar de nutrientes das reservas do corpo para poder ser metabolizado, desvitaminizando, desmineralizando e desidratando o organismo.

O médico Nilton de Oliveira considera o álcool um alimento energético "porque, do ponto de vista fisiológico, fornece energia mediante o processo de oxidação; entretanto, não se incorpora ao organismo como nutrimento".[5] O açúcar é candidato a essa condição, mas, ao contrário do álcool, ele "se incorpora" ao organismo da pior maneira possível: "aleijando" proteínas pelo processo de glicação não enzimática. Portanto, o açúcar "poderia" até ser um alimento energético se não fosse essencialmente patogênico, atributo que o desqualifica como alimento.

O açúcar, a meu ver, nem sequer pode ser considerado um alimento concentrado ou um alimento derivado, como o qualifica o mencionado doutor Cleto Veloso. A partir de determinado ponto em seu processo de refinação, ele deixa de ser alimento e assume o caráter de um composto químico puro. O açúcar engana muita gente pelo fato de a sacarose ser

5 OLIVEIRA, Nilton M. B. de. *Dietoterapia na prática médica*. Rio de Janeiro: Cultura Médica, 1975, p.7.

constituída por duas moléculas – uma de glicose e outra de frutose –, o que dá a falsa impressão de que seria uma fonte desses nutrientes. O mel, um alimento de verdade, é fonte de glicose e frutose. Acontece que o mel oferece esses açúcares simples já prontos para uso, previamente hidrolisados pelas abelhas, que possuem enzimas específicas para tanto, além de ser rico em outros nutrientes.

A maioria das pessoas, e até alguns médicos, pensa que a fácil e rápida hidrólise da sacarose é gratuita, mas, para o açúcar ser aproveitado pelo corpo, ele necessita de uma hidrólise onerosa para o organismo. O açúcar é depletor de nutrientes, rouba vitaminas, sais minerais e até desidrata, e vem acompanhado de resíduos químicos dos agrotóxicos usados na produção da cana.

A ingestão de açúcar altera o funcionamento das glândulas endócrinas, suprarrenais, pituitária, do pâncreas e até do fígado. Puxado pela hiperinsulinemia, o sistema glandular endócrino, com o tempo, tende a se esgotar, e o pâncreas perde a sintonia fina que existe entre níveis de glicose e doses de insulina; o glucagon e até a adrenalina entram nessa dança. O abuso de oferta de insulina faz que, com o tempo, ela perca a eficácia. Os equilíbrios ácido-base e osmolar também são alterados, e há formação excessiva de radicais livres em seu corpo, o que gera estresse oxidativo. A glicação (antigamente chamada de glicosilação), que toma conta de proteínas do sangue, de órgãos, tecidos e células, é semelhante ao processo em que um cupim ataca um móvel de madeira ou a ferrugem ataca uma máquina de ferro. O sistema imunológico e o metabolismo também são debilitados. A festa que o açúcar faz no corpo humano ainda está para ser mapeada pela medicina com a ajuda da bioquímica.

Um bom critério para deixar clara a nulidade nutricional do açúcar é examiná-lo a partir de um ponto de vista negativo. Quando uma pessoa deixa de ingerir um nutriente essencial, pode desenvolver doenças, as chamadas doenças carenciais, ou avitaminoses. Assim, por exemplo, quem deixa de consumir alimentos que contenham vitamina A pode desenvolver cegueira noturna. Povos cujo alimento básico era o arroz integral, rico em vitaminas do complexo B, ao transitar para o arroz branco polido e pobre nessas vitaminas contraíram beribéri. A falta de vitamina C gera escorbuto. E assim por diante. Sabe o que acontece a uma pessoa que deixa de comer açúcar? Não só não vai desenvolver doença nenhuma como ainda vai ficar livre da possibilidade de cáries dentárias, obesidade, diabetes, doenças cardíacas e outras do largo espectro das doenças crônicas não transmissíveis. Com certeza, todos os órgãos do seu corpo cantarão em coro para o açúcar aquele verso do conhecido samba: "Sabe quem perguntou por você? Ninguém".

Alimento versus calorias

Desde que a humanidade existe – e podemos recuar bastante, ao tempo do *Australopitecus*, por exemplo –, o organismo animal está adaptado à relação matemática existente entre alimentos e calorias. Todo mundo que tem um pingo de noção de nutrição conhece essa relação: 1 grama de carboidrato ou proteína equivale a 4 calorias e 1 grama de gordura equivale a 9 calorias. E sabe também que todo e qualquer alimento, glicídio, lipídio ou protídio, fornece a energia de que o corpo necessita. Quando o *Australopitecus* capturava um animal e o comia cru, ou quando um chinês, há 5 mil anos, comia uma tigela de arroz, o pâncreas deles sabia qual a quantidade de insulina que deveria produzir para aquela quantidade de comida. Uma espécie de calculadora biológica (nós não temos um relógio biológico?), combinada com uma espécie de sistema endócrino de "injeção eletrônica" preparado pela evolução das espécies entrava em ação prontamente. O organismo lidava com um bolo de alimento que, ao mesmo tempo, nutria e fornecia energia.

Esse mecanismo biológico veio a ser perturbado depois da introdução do açúcar, ou melhor, da intromissão do açúcar na mesa da humanidade. Isso porque o açúcar não era um novo alimento que estava chegando à mesa, mas um produto químico, uma substância não nutritiva que apenas adicionava calorias aos alimentos, além do sabor doce; calorias inúteis que se revelaram nocivas à saúde. O açucareiro deu uma cotovelada no pote de mel na mesa e se instalou como um adoçante com pretensões hegemônicas.

Com o advento do açúcar, o ser humano se viu diante de uma situação nova, para a qual seu organismo não estava preparado: a de lidar com um bolo de alimentos que quebrava aquela antiga relação alimento-caloria com a qual estava acostumado desde seu avô *Australopitecus*. O açúcar, adicionado à comida, provoca reações complexas nos sistemas hormonais endócrino, parácrino e autócrino. Mas há quem pense diferente, como, por exemplo, o médico americano Barry Sears, autor da *Dieta da zona*, que acha que os cereais são os responsáveis pelo conflito entre alimentos e funcionamento hormonal. Ele chega a lamentar a revolução agrícola, acontecida há 10 mil anos, pela introdução dos grãos na dieta humana. E é completamente cego para o produto químico que caiu de paraquedas na mesa da humanidade há apenas 500 anos.[6]

Com o açucaramento da dieta, a calculadora biológica entrou em pane quando começou a lidar com um bolo de alimentos estranhamente "enriquecido" de calorias, o que demandava mais insulina. Conforme Arthur Guyton, o trânsito de glicose para o interior das células, quando o pâncreas secreta grandes quantidades de insulina, é dez ou

6 SEARS, Barry. *O Ponto Z, a dieta*. Rio de Janeiro: Campus, 1997, p. 104.

mais vezes mais rápido que o normal.[7] A dieta açucarada criou uma situação de estresse permanente no metabolismo. Segundo a médica portuguesa Luísa Sagreira, a hiperinsulinemia é responsável por alterações lipídicas e de proteínas, aumento do colesterol VLDL e dos triglicerídeos, diminuição do colesterol HDL, hipertensão arterial, possibilidade de ser acompanhada de diminuição da tolerância à glicose, e, por último, é responsável por uma mortalidade cardiovascular aumentada e prematura.[8] Desde que os europeus passaram a produzir açúcar aos milhares de sacos no Novo Mundo recém-descoberto até os atuais 160 milhões de toneladas por ano, o açucaramento da dieta humana tem sido progressivo. E o doutor Atkins advertiu: "Quanto mais açúcar você come, mais anormal torna-se a resposta do organismo ao açúcar".

Diante da dieta açucarada, o pâncreas reage produzindo uma quantidade de insulina maior para enfrentar as calorias extras, funciona em ritmo de trabalho forçado, e a insulina ajuda a transformar o açúcar extra em gordura, o que gera obesidade e seus corolários mórbidos. A continuidade desse processo torna a insulina cada vez menos eficaz. Essa resistência insulínica provoca pane no próprio mecanismo de administração da insulina. O sistema hormonal endócrino funciona como uma orquestra; o glucagon, por exemplo, é o contra-hormônio da insulina. E a hipoglicemia causada pela ação da insulina exagerada pela dieta açucarada leva o glucagon a entrar em ação com o objetivo oposto: aumentar o nível de açúcar do sangue. A glicogenólise e a gliconeogênese são estimuladas, elevando a glicemia.

Perturbando o funcionamento do metabolismo com a dieta açucarada, a revolução do açúcar inaugurou na história

7 GUYTON, Arthur. *Tratado de fisiologia médica*. Rio de Janeiro: Guanabara, 1989, p. 642.

8 SAGREIRA, Luísa. "Dislipidemia". In: DUARTE, Rui. *Diabetologia clínica*. Lisboa: Lidel, 1997, p. 296.

da humanidade a era das doenças crônicas, metabólicas e degenerativas – uma série de novas doenças não transmissíveis, para as quais a medicina não estava preparada. Começando pelas cáries dentárias, o açúcar abre caminho para o lento desenvolvimento dessas doenças em um leque bem conhecido: sobrepeso, obesidade, hipertensão, diabetes e doenças cardiovasculares. Tais doenças são tão relacionadas entre si que a medicina já criou o conceito de "síndrome X ou plurimetabólica" que abrange várias delas.

Resta à humanidade lutar contra essa situação patológica aderindo ao movimento Açúcar Zero que, por sua vez, não defende nenhuma dieta nova, apenas recomenda que se elimine o açúcar da mesa. Quanto ao mais, cada um deve comer de acordo com suas inclinações, apetite, idade, sexo, trabalho, clima, geografia, cultura, etnia, etc. O movimento Açúcar Zero pretende combater a ditadura do açúcar. É um saudável movimento de fuga da imposição da dieta açucarada. Como primeiro passo, basta que você, que está lendo este livro, pare de comer açúcar e ajude a causa, tirando o doce da boca das crianças.

Pureza e perigo

Em um trecho do livro *Alegria de viver*, de Alan Kingsdon, prefaciado pelo legendário piloto de Fórmula 1 Jackie Stewart, o açúcar é vendido como um "alimento puro e branco" que pode ser consumido "em quantidade", enquanto as frutas e o mel apresentam "misturas" de açúcares:

> Açúcar, substância pura e branca, utilizada para adoçar bebidas e bolos. Esse é o único componente puro da dieta que é ingerido em quantidade na sua forma simples ou incluído em outros alimentos, tais como geleias doces e biscoitos.

> Muitos legumes e frutas também contêm pequenas quantidades de diversos açúcares, e o mel, principalmente, é uma mistura de glicose e frutose.[9]

Usar o conceito de pureza para vender o produto é mais um caso de propaganda enganosa. Trata-se de um conceito científico. Uma substância é considerada quimicamente "pura" quando apresenta uma composição fixa da qual decorre a constância de suas propriedades. Tais constantes físicas, como ponto de fusão, ebulição, densidade, coeficiente de solubilidade, índice de refração, etc., são verificadas experimentalmente, comparando-se valores encontrados com os mencionados na literatura especializada.

Do ponto de vista de quem tem fome, melhor seria que o açúcar não fosse puro. Nos procedimentos necessários à transformação do caldo de cana no pó branco puro, as "impurezas" afastadas por meio de sucessivas filtrações, evaporações, decantações e precipitações provocadas por produtos químicos são exatamente a parte dieteticamente interessante da cana: as proteínas, os sais minerais e as vitaminas, ou seja, os nutrientes. O que sobra – a sacarose pura – não é mais um alimento como eram a cana, o caldo e até o melaço e a rapadura.

Até aí, esses derivados da cana podem ser considerados, com boa vontade, como alimentos concentrados. Digo "com boa vontade" porque a fração de nutrientes é muito pequena para justificar a carga de sacarose. Não se iluda, pois rapadura, melaço e açúcar mascavo provocam hiperinsulinemia e são tão cariogênicos quanto o primo rico, o açúcar branco. Sacarose pura é apenas um legítimo produto químico de laboratório, e fica muito melhor dentro de uma retorta do que adoçando uma torta.

9 KINGSDON, Alan. *Alegria de viver*. São Paulo: Círculo do Livro, s/d, p. 118.

O lixo químico fino do açúcar

O açúcar não é um produto químico 100 por cento puro. Há nele um resíduo que denomino de lixo químico fino. Esse lixinho concentra desde restos da sujeira mais prosaica, como a terra que acompanha a cana desde o canavial, que provavelmente inclui fezes de alguns bichos, a ferrugem do facão do cortador de cana, etc., até os resíduos dos diversos agrotóxicos usados no canavial durante a vida da cana e também dos produtos químicos usados durante a *via crucis* da cana dentro da usina. Entre os produtos químicos usados no canavial estão desde os herbicidas que realizam o trabalho que antes era feito manualmente, como a carpa (retirada do capim) e agrotóxicos para o controle das pragas, até os chamados maturadores químicos, cujo objetivo é impedir a floração e o crescimento da planta, visando poupar sacarose e evitando sua transformação em açúcares redutores.

Na usina, a cana é esmagada, filtrada, fervida e sofre uma outra sucessão de banhos de produtos químicos: leite de cal, carbonatação ou sulfitação logo no começo, e na reta final os branqueadores, como cloreto de dialquil dimetil, etc. Ao fim e ao cabo, temos o bom e velho açúcar do açucareiro, ou, para os químicos, sacarose, sucrose, poli-hidroxialdeído ou poli-hidroxicetona. Veja a seguir uma lista daquilo que, no açúcar refinado, não é sacarose, colhida de diversas fontes.

Relação do lixo químico fino do açúcar

Substância	Quantidade
Resíduos de calcinação (em SO_4)	0,01% a 0,02%
Perdas por evaporação (a 105ºC)	0,03% a 0,1%
Metais pesados (em Pb)	0,0005%
Sulfato (SO_4)	0,005% a 0,006%
Sulfito (SO_2)	0,0015%
Substâncias insolúveis em água	0,005%
Açúcar invertido	0,04% a 0,05%
Acidez	0,0008 meq/g
Compostos de nitrogênio	0,001%
Cloro	0,002% a 0,005%
Arsênio	0,0001%
Metais pesados	5 ppm
Titr. acid	0,0008 meq/g
SO^2_3 e SO^2_4	0,005%
Cálcio	50 mg/kg (ppm)
Cádmio	5 mg/kg (ppm)
Cobalto	5 mg/kg (ppm)
Cobre	5 mg/kg (ppm)
Ferro	5 mg/kg (ppm)
Magnésio	20 mg/kg (ppm)
Manganês	5 mg/kg (ppm)
Níquel	5 mg/kg (ppm)
Chumbo	0,5 mg/kg (ppm)
Zinco	5 mg/kg (ppm)
Endotoxinas	250 iu/g

Fontes: Aldrich Catalog Handbook of Fine Chemicals
http://avogadro.chem.iastate.edu; www.chemdat.de; www.panreac.com e www.emedico.com

Será que as mães, quando colocam açúcar na mamadeira de seus filhos, sabem que juntamente com o açúcar está indo essa tralha toda de lixo químico fino? É verdade que as quantidades são mínimas, mas acontece que o açúcar é consumido em escala cada vez maior nos dias de hoje. E, segundo o doutor Carlos Antunes, ginecologista cearense, a capacidade do organismo de eliminar as toxinas do açúcar é de apenas 60 mg.[10] No site da médica Shirley de Campos[11] consta um artigo sobre metais pesados, que diz:

> Os metais pesados são tóxicos e relacionam-se a atraso no crescimento, vários tipos de cancro, lesões no rim e fígado e doenças autoimunes. Os metais pesados são prejudiciais, pois competem com sais minerais, afetam ainda a absorção de nutrientes e atrapalham as reações químicas normais, podendo causar graves transtornos.

E conclui: "Apesar de existirem provas abundantes dos efeitos nocivos que quantidades muito pequenas exercem sobre a saúde, as normas legais não são suficientes".

O subversivo da cesta básica

Todo brasileiro gosta de feijão com arroz, carne, salada, frutas, ovos, pão e café com leite. O prato básico do brasileiro é elogiado por muitos nutricionistas. Acontece que a dieta do brasileiro está desequilibrada, e isso os nutricionistas não dizem. O que provoca o desequilíbrio do prato do brasileiro é o refrigerante de 600 mililitros, o pudim de leite condensado, o açúcar do açucareiro e até a cerveja e o vinho sujos de açúcar. A

10 Disponível em http://www.opovo.com.br, acessado em 1º de janeiro de 2003.

11 http://www.drashirleydecampos.com.br

introdução do açúcar e mais as porcarias açucaradas colocou o saudável prato básico do brasileiro na categoria da dieta açucarada patogênica moderna. O que o brasileiro deve fazer? Não é fazer dieta nenhuma, e sim *sair* da dieta açucarada. Inaugurar o programa Açúcar Zero. Como? Jogando fora o açúcar com açucareiro e tudo, e também as porcarias açucaradas, e voltando ao saudável prato feito, à feijoada, ao vatapá e ao churrasco com gordura entrelaçada e tudo. Quanto aos doces, pode consumi-los, desde que sejam feitos com mel de abelhas ou adoçante.

Os dados da mais recente pesquisa do IBGE sobre orçamentos familiares (POF) caíram como uma luva para as teses defendidas aqui. O povo brasileiro como um todo, segundo essa pesquisa, está ficando obeso, e isso é um problema maior que a fome em nosso país. O povo brasileiro, ricos e pobres, homens e mulheres, está comendo mais porcarias açucaradas e menos comida de verdade. Os refrigerantes (o principal transportador de açúcar para a barriga do povo) tiveram seu consumo aumentado em quase 400 por cento, as bebidas alcoólicas açucaradas, por sua vez, tiveram um aumento de mais de 100 por cento. Só o refrigerante de guaraná, com a ajuda das tubaínas, saltou de 1,3 quilo por pessoa por ano para 7,7 quilos *per capita* anuais. O iogurte (12 por cento de açúcar) pulou de 0,4 quilo para 2,9 quilos por pessoa por ano em média. Não sei se o IBGE não pesquisou ou a divulgação omitiu, mas gostaria de ver o consumo de leite condensado (75 por cento de açúcar), achocolatados (60 por cento de açúcar) e biscoitos recheados (o site da Anvisa não informa o teor de açúcar). Quanto à comida de verdade, o consumo de feijão caiu 30 por cento, o de arroz 23 por cento, o de batata 41 por cento, o de peixe 41 por cento e o de carne de porco 11 por cento. O IBGE constatou que o povo brasileiro está comendo menos gordura do que devia, e, no entanto, toda a mídia patinou na retórica da indústria da doença: "maus hábitos alimentares", "estilo de vida sedentário", "gorduras saturadas" e "açúcares".

A coisa ainda estava feia no Vietnã quando Georges Ohsawa, pai da macrobiótica, disse a William Dufty: "Se vocês querem realmente conquistar os norte-vietnamitas, devem mandar em cima deles açúcar, doces e refrigerante. Isso os destruirá mais rapidamente que as bombas". O governo americano, pelo visto, aprendeu a lição à sua maneira. Na guerra contra o Iraque, o então presidente americano jogava uma chuva de bombas sobre a cabeça dos iraquianos, e, em seguida, cestas básicas. Entre outras coisas, a cesta básica do Tio Sam continha um pacote de 250 gramas de feijão e 1 quilo de açúcar. Do alimento fonte de proteínas apenas 250 gramas; de açúcar, um simples agente químico adoçante, 1 quilo! Durante as cenas de vandalismo e saques ocorridas por conta do caos que sucedeu os bombardeios, vi foto de jornal de um menino iraquiano levando para casa um saco de açúcar do tamanho de um saco de cimento de 50 quilos. Pensei: "o coitado acha que está levando comida para casa".

Aqui no Brasil, a mesma coisa. O açúcar, um produto químico travestido de alimento, é um dos figurantes da cesta básica dos pobres. Trata-se de um caso flagrante de falsidade ideológica ou falsidade nutrológica. Gostaria de exortar aqui os políticos, principalmente os diabéticos, da Câmara e do Senado para aprovar uma lei que retire o açúcar da cesta básica e de preferência ponha no lugar algum alimento proteico, como carne-seca ou uma dúzia de ovos. Se for para deixar o açúcar na cesta básica, então é melhor abrir caminho para a introdução de uma garrafa de cachaça. Cada grama de álcool presente na cachaça tem 7 calorias; desse ponto de vista, ela é mais "nutritiva" do que o açúcar.

A magia do açúcar

Sinergia é a única palavra que encontro para explicar o sucesso avassalador do açúcar e o processo pelo qual conseguiu literalmente impregnar a vida da humanidade. A forma a que o açúcar chegou – um pó branco e doce – é muito sedutora e rapidamente desbancou o mel de abelha. Todos conhecem os inconvenientes do mel, que mela tudo. Além das vantagens práticas, operacionais e econômicas sobre o mel, coisas mágicas ajudaram a civilização do açúcar a chegar ao seu apogeu.

A primeira coisa mágica é o algodão-doce – açúcar puro aquecido e aerado. Com um instrumento desses, os traficantes de açúcar seduzem nossas crianças e as transformam nas legiões de viciados em que se constitui o povo da civilização do açúcar. Derreta o açúcar por meio de aquecimento até o ponto de xarope, depois resfrie e você tem a bala, à qual se podem acrescentar quaisquer sabores: de tamarindo, de erva-doce, docinhas, azedinhas, geladinhas, etc. Continue aquecendo o açúcar até uma temperatura mais alta ainda que você chega ao caramelo. Sem comentários. E a maçã do amor? Mesmo depois de ter comido a maçã natural, Eva bem que poderia se aproximar de Adão com uma maçã do amor espetada em um palito e sussurrar no ouvido dele o verso de uma canção antiga: "Eu ♪ ♫ tenho um pecado novo. E ♪ ♫ quero ♪ ♫ pecar ♪ ♫ contigo!"

Restaria a Deus sair correndo, arrancando os cabelos, bater na porta do inferno e pedir ajuda ao diabo. A estrada que leva à perdição açucarada é larga, o cortejo de guloseimas é infinito. E a estrada que leva à salvação da humanidade é estreita: há que se comer arroz com casca, trigo integral, abóbora e batata, pão preto, tomar chá sem açúcar e esquecer o pecado novo da Eva. Em compensação, você vai dar adeus às cáries, à obesidade e ao diabetes, e vai curtir o paraíso de viver com saúde. Junto com uma Eva saradona, é claro.

Açúcar e álcool

Açúcar e álcool são como as duas faces de uma mesma moeda: álcool nada mais é que açúcar fermentado e destilado. Os químicos classificam o açúcar como um poliálcool. O álcool pega fogo; o açúcar oxida tão rapidamente que até explode. O álcool dá um "barato" (efeito ansiolítico), o açúcar ativa neurotransmissores que dão uma sensação de bem-estar e saciedade. O álcool vicia, o açúcar, se não vicia, "causa dependência". O conjunto de fenômenos mórbidos, agudos ou crônicos que resultam de uma ingestão exagerada de açúcar é semelhante aos provocados pela ingestão de álcool em altas doses. No filme *Super size me, a dieta do palhaço*, seu protagonista, Morgan Spurlock, depois de passar um período alimentando-se exclusivamente da dieta açucarada da lanchonete McDonalds, ficou com o fígado semelhante ao de um alcoólatra, segundo o médico que acompanhou a experiência. As calorias do álcool são calorias vazias (calorias puras desacompanhadas de qualquer nutriente, vitamina ou mineral), exatamente como são as calorias do açúcar.

Nos Estados Unidos, na década de 1920, por ocasião da Lei Seca, que proibiu as bebidas alcoólicas, o consumo de açúcar duplicou, como se o açúcar fosse mesmo um sucedâneo do álcool. O álcool faz mal à saúde, o açúcar também. As semelhanças param por aqui. Na verdade, o açúcar é pior que o álcool para a saúde do ser humano. Aliás, o álcool passou mesmo a ser um problema para a humanidade depois que a ditadura do açúcar pôs o tacão no templo sagrado de Baco. Luiz Lobo e Leopoldo Câmara, no simpático livro *A arte do rabo de galo*, dizem sobre a mistura de bebidas alcoólicas:

> O problema está naquilo que vamos misturar, e não na mistura. O maior perigo está no grande consumo de açúcar

> em combinação com o álcool, porque provoca náusea e indigestão. O álcool disfarça o doce, mas a mistura, no caso, é perigosíssima.

E mais: "Fora com os doces, que só fazem intensificar os efeitos do álcool".[12] Robert Boisler, dentista de Nova Jersey, em 1912 compara o açúcar ao álcool:

> Se no passado o preço do açúcar era tão alto que apenas os ricos poderiam utilizá-lo, seu consumo não provocava, do ponto de vista da economia nacional, nenhuma consequência. Mas hoje, devido a seu preço baixo, o alto consumo tem provocado a degeneração dos seres humanos, é hora de se insistir num esclarecimento geral. A perda de energia provocada pelo consumo de açúcar no século passado e na primeira década deste não poderá ser recuperada, tendo já deixado sua marca na raça humana. Por milhares de anos as bebidas alcoólicas têm sido usadas sem causar a degeneração de toda uma raça. O álcool não contém ácidos destrutivos. Aquilo que foi destruído pelo açúcar está perdido e não pode ser recuperado.[13]

Que o digam os diabéticos que sofreram amputação de membros e os desdentados. O doutor Boisler disse isso em uma época em que os americanos consumiam pouco mais de 20 quilos de açúcar durante um ano inteiro. O doutor Atkins, por sua vez, pedia a seus clientes que olhassem para o pão e a batata como se fossem "porções de açúcar". Já este que vos escreve pede que saboreiem pão com manteiga e batata assada, e olhem para o açúcar do açucareiro como para uma espécie de álcool em pó ou uma pólvora branca que está sendo criminosamente adicionada à dieta humana, da mamadeira do bebê à xícara de chá do idoso.

---

12 LOBO, L. *A arte do rabo de galo*. Rio de Janeiro: Civilização Brasileira, 1966, pp. 101-102.
13 BOISLER, R. apud DUFTY, W. Op. cit., p. 28.

O teor de açúcar dos alimentos

Publico aqui uma tabela com o teor de açúcar de alguns produtos alimentícios. Acredito que antes da abolição do açúcar da dieta humana conviveremos com leis que a OMS gostaria de ver aprovadas, visando a disciplinar a ingestão de açúcar. Conto com os nutricionistas, que não são coniventes com a presença de uma substância antinutriente e patogênica adicionada aos alimentos, para melhorar essa tabela. A quantidade de açúcar adicionada aos alimentos industrializados é um mistério – essa informação é sonegada ao consumidor. As informações nutricionais dos rótulos falam em carboidratos, gorduras e proteínas; o açúcar aparece na maioria das vezes disfarçado de carboidrato. Não interessa à indústria da doença que haja transparência nesse assunto.

A OMS quer que os povos de todo o mundo consumam não mais que 10 por cento de calorias de açúcar em sua dieta, e para que isso seja possível as pessoas terão de conhecer o teor de açúcar contido naquilo que estão comendo. A título de colaboração nessa luta, ofereço esta tabela. Tive dificuldade de obter estas poucas informações. A Anvisa, por exemplo, em sua página da internet[14] publica uma resolução da Comissão Nacional de Normas e Padrões para Alimentos (CNNPA) que informa que o extrato de tomate pode conter até 1 por cento de açúcar, e dá a quantidade máxima autorizada para outros produtos, mas não diz a quantidade adicionada à maioria deles, como o *ketchup*, a maionese e o biscoito recheado, justamente os que concentram maiores quantidades de açúcar. A Pepsi, por ocasião do lançamento da versão *low carb,* a Pepsi Edge, deixou escapar que a versão tradicional em lata contém 41 gramas de açúcar. Para o teor de açúcar do leite condensado, utilizei cálculo publicado em manual de bromatologia.

14 http://www.anvisa.gov.br

Produtos populares, como pão de fôrma, pizzas, mortadela, maionese, achocolatados e sorvetes, todos levam açúcar, mas em que quantidade ninguém sabe. Um pão de fôrma, por exemplo, fica 30 por cento mais calórico por conta do açúcar que o adultera. Conto com a ajuda do leitor para completar a tabela e com o poder legislativo para obrigar a indústria de alimentos a dar as informações necessárias.

Teor de açúcar de alguns "alimentos"

Substância	Volume	% de açúcar	Peso
Coca-Cola	600 ml	10%	60 g
Pepsi	350 ml	12%	41 g
Doce de leite	250 ml	60%	150 g
Algodão-doce		100%	
Pão doce	50 g	60%	30 g
Chocolate		68%	
Leite condensado		75%	
Leite de coco açucarado		40%	
Geleia de maçã		65%	
Iogurte		12%	
Extrato de tomate		1%	

Fonte: Walton, L. et al. *Seis anos a mais*. São Paulo, IASD, 1988.

Pesquisa apresentada na IX Jornada de Iniciação Científica da Universidade do Amazonas pelas pesquisadoras Nilza Padilha, Janete Vieira, Maria Augusta Rebelo e Mikeila Ponte com o trabalho *Açúcares presentes em gêneros alimentícios e guloseimas utilizados na cidade de Manaus*, dá os teores de açúcar dos seguintes produtos: guaraná A, 10,96 por cento;

guaraná B, 11,73 por cento; xarope de guaraná, 13,42 por cento; doce de leite, 58,81 por cento; doce de banana, 74,44 por cento; doce de cupuaçu com banana, 77,54 por cento; e doce de goiaba, 81,65 por cento.

O leite da moça

Alguém aí sabe qual a quantidade de açúcar presente no leite condensado? Nem eu. Segundo o compêndio de bromatologia do doutor Alberto Coelho Magalhães Gomes, o leite condensado é o leite de vaca do qual se retirou grande parte da água por meio de evaporação em baixa temperatura até a redução de seu volume a 20 ou 25 por cento do volume original. Ainda segundo o livro, o açúcar é misturado ao leite antes da evaporação na proporção de 13 a 15 por cento.

Não sou bom de matemática, mas, se misturarmos 15 por cento de açúcar em uma quantidade qualquer de leite e depois reduzirmos esse volume, por evaporação, em quatro quintos, esses 15 por cento se transformam em 75 por cento. É muito açúcar! O doutor César Pernetta, na obra *Alimentação da criança,* diz que não convém prescrever diluições inferiores a 1 por 5, sendo preferível a diluição a 1 por 4. Se o objetivo da diluição é reconstituir o leite original, o parâmetro do doutor César está de acordo com o do livro de bromatologia, embora o próprio doutor César Pernetta tenha dito que o leite condensado contém entre 40 e 45 por cento de açúcar.

Para esclarecer o assunto, resolvi tirar a dúvida com os próprios fabricantes e escrevi para o serviço de atendimento ao consumidor das principais marcas. Costumo dizer que o tema açúcar é um tabu. Pois bem: dois fabricantes ficaram em silêncio. Vejam a resposta que recebi do terceiro:

"Caro Fernando,
Recebemos seu e-mail com muita satisfação e, em atenção ao seu questionamento, esclarecemos que uma porção de 30 gramas de nosso leite condensado contém 16 gramas de carboidratos. Não dispomos da quantidade separadamente de lactose (açúcar natural do leite) e de sacarose. Entretanto, lembramos que nossa empresa não dispõe de leite condensado indicado para diabéticos, e ressaltamos que é preciso buscar orientações de médicos ou nutricionistas. Agradecemos seu contato e continuamos à disposição."

A conclusão que tirei é que talvez o leite fornecido a esse fabricante deva ser oriundo de vacas especiais ou extraterrestres, que já dão leite açucarado, e que, para saber a quantidade de sacarose do leite condensado, terei de interpelar uma dessas vacas. Quanto ao leite condensado para diabéticos, é compreensível que não o fabriquem, pois ele exige muita tecnologia. Basta evaporar o leite da vaca e não acrescentar açúcar. Sendo a porcaria açucarada que é, não sei por que o leite condensado está isento da obrigação de colocar no rótulo uma advertência de que é inapropriado para a alimentação de lactentes, semelhante à advertência que consta nas latas de leite em pó. O ideal seria aquele aviso de que o produto deve ficar fora do alcance das crianças. No site da internet Bengala Legal (www.bengalalegal.com.br), li o depoimento de um diabético que conta que desenvolveu a doença quando, ainda criança, mamou uma lata de leite condensado.

Um fabricante colocou no mercado já há algum tempo um *sacolé* de leite condensado justamente para ser tomado por nossas crianças – um crime de lesa-humanidade que ninguém viu. E todo mundo sabe que basta aquecer a lata do leite condensado ainda fechada para que ele se transforme em doce de leite. Ou seja, o leite condensado nada mais é que um doce de leite derretido. Os argentinos estão brigando com os brasileiros no Mercosul por causa disso: eles querem quc o doce de leite contenha não mais que 30 por cento de açúcar. A diferença entre o leite condensado e o leite em pó é que um é totalmente e o outro é parcialmente desidratado. Ambos necessitam ser misturados com água para voltar a ter a forma original de leite de vaca. O leite em pó usado como substituto do leite materno já causou muito estrago à raça humana, especialmente na África no século XX.

O leite condensado é muito mais perigoso que o leite em pó. Segundo o doutor César Pernetta, "é evidente a inferioridade do leite condensado em relação ao leite em pó e evaporado, em virtude da taxa elevada de açúcar que encerra". O leite condensado:

> possui todos os sólidos do leite de vaca, mas, como é muito grande a taxa de açúcar, 40 a 45 por cento, não se pode em seu emprego atender às exigências de proteínas e gorduras, sem sobrecarga apreciável de hidratos de carbono [leia-se açúcar].

Como tenho dito, o assunto açúcar é tabu. Vejam o malabarismo argumentativo do doutor César Pernetta: "Assim, sua maior desvantagem não está propriamente no excesso de açúcar, mas na deficiência relativa de proteínas e gorduras". Mesmo assim, conclui o doutor Pernetta, "não se utiliza mais leite condensado na alimentação do lactente sadio".[15]

Refrigerantes, obesidade e diabetes

Pesquisa feita por cientistas da Universidade de Harvard e publicada no *Journal of the American Medical Association* admitiu finalmente uma relação *direta* entre consumo diário

---

15 PERNETTA, César. *Alimentação da criança*. São Paulo: BYK-Procienx, 1979, p. 207.

de refrigerantes, ganho de peso e diabetes. O risco de as pessoas que consomem refrigerantes pelo menos uma vez por dia desenvolverem diabetes tipo 2 é 83 por cento maior que o daquelas que tomam refrigerantes apenas uma vez por mês (é preciso marcar na agenda para não esquecer). Para o doutor Walter Willett, presidente do Departamento de Nutrição da Escola de Saúde de Pública de Harvard, isso se deve ao aumento da concentração de glicose e de insulina causado pelo açúcar dos refrigerantes.

Os refrigerantes são a principal fonte de açúcar da dieta dos americanos. Segundo os pesquisadores, o crescimento da incidência de obesidade e diabetes coincide com a alta do consumo de refrigerantes entre adultos, que foi de 61 por cento entre 1977 e 1997. Entre adolescentes, o aumento, no mesmo período, foi de 100 por cento. Os pesquisadores recomendam como prática preventiva tanto de obesidade quanto de diabetes "reduzir o consumo de bebidas açucaradas". O estudo analisou os hábitos e o estilo de vida de 51.603 enfermeiras entre 1991 e 1999. Foram constatados 741 casos de diabetes no período e forte variação de peso entre as que aumentaram o consumo de refrigerantes de uma vez por semana para pelo menos uma vez por dia, com ganho de 9 quilos em média. A mais importante conclusão da pesquisa, a meu ver, no entanto, foi a constatação de que o consumo de sucos de frutas (sem açúcar) não foi associado ao risco de diabetes, os refrigerantes *diet* também não. Já os sucos adoçados com açúcar mostraram resultados similares aos dos refrigerantes.[16]

16 *Extra*. Rio de Janeiro, 27 de agosto de 2004, p. 18.

Capítulo 5

O que entra pela boca

"Em nossa época, fortes pressões comerciais afetam as convicções alimentares."
Doutor Herman Taller

A palavra "dieta" é polissêmica, isto é, possui vários significados. Na Rússia, dieta é o parlamento. O sentido mais usual é "regime", ou seja, uma ração especial que geralmente suprime ou adiciona alguma coisa do prato por causa de algum tipo de problema. Assim, há dietas de supressão ou restrição de sal, de açúcar, de gordura ou de proteína. Dieta, nesse sentido, é mais ou menos "coisa de doente", posto que o sujeito normal é aquele que come de tudo. Há, por outro lado, a famosa dieta de superalimentação, que é uma dieta de acréscimo na quantidade de comida ou de algum nutriente específico para fazer alguém engordar, ganhar massa muscular ou sair da subnutrição. Mas dieta ultimamente vem adquirindo o significado daquilo que antigamente chamávamos de culinária, ou cozinha, típica, de modo que posso dizer dieta baiana, chinesa ou francesa, em vez de cozinha baiana, etc.

Alimentação doentia

Há mais de 2.500 anos, Hipócrates disse: "fazei do alimento o vosso remédio". Hoje, em pleno século XXI, a humanidade tem feito do seu alimento o seu veneno. Até algum tempo atrás, fazia parte do senso comum dos médicos a noção de que a alimentação do homem contemporâneo tinha problemas. Essa alimentação conheceu várias denominações: moderna, ocidental ou civilizada. Tal constatação, não obstante, revelou-se um tanto perigosa para a indústria da doença. Alguém poderia querer saber por que a dieta moderna tornou-se causadora de doenças. E mesmo esse conceito vago de que a alimentação do homem moderno era "doentia" foi abandonado pelo *establishment* médico em troca de conceitos como "maus hábitos alimentares" e "estilo de vida sedentário".

A doutora Elisa Biazzi, por exemplo, relacionou 13 fatores patogênicos característicos do estilo de vida moderno, colhidos em entrevistas e estatísticas: falta de exercícios físicos, alimentação rica em gordura, excesso de alimentos de origem animal, gula, refeições em horários irregulares, consumo elevado de refrigerantes, falta de legumes e verduras nas refeições, estresse físico ou emocional, pouco sono, obesidade, fumo, álcool, fatores genéticos. E, além disso, ouvir rock metálico...[1] Da vaguidão pulamos para a diluição total.

O doutor Herman Taller já havia notado que, por volta de 1930, os médicos, desprezando as teorias metabólicas na determinação de uma dieta adequada, passaram a considerar os "hábitos alimentares defeituosos".[2] Atkins dá mais detalhes sobre esse marco da história da medicina. Os médicos Newburg e Johnston, da Universidade de Michigan, são os autores dos estudos que associavam perda de peso a déficit calórico. Eles citam a conclusão:

---

1 BIAZZI, E. Op. cit., p. 46.
2 TALLER, H. Calorias não engordam. Rio de Janeiro: O Cruzeiro, s/d, p. 29.

> Desejamos expor a afirmação de que a obesidade nunca é causada diretamente por um metabolismo anormal, mas que é sempre devida a hábitos alimentares não ajustados às necessidades metabólicas.

Segundo Atkins, essa afirmação virou um dogma repetido até os dias de hoje.

Coincidentemente com essa inflexão no discurso médico, a indústria farmacêutica colocava no mercado as anfetaminas usadas para inibir a fome. Convenhamos, uma verdadeira tabelinha da indústria da doença e um gol de placa contra a humanidade. Quando o povo americano andava consumindo 8 bilhões de doses dessa droga por ano, um decreto federal proibiu sua fabricação.[3] No Brasil, tais drogas são vendidas sem receita médica e com propaganda em horário nobre da televisão. De fato, a maioria dos médicos e nutricionistas parece não estar preocupada, por exemplo, com o que acontece em termos de transformações químicas com o açúcar no organismo. Se, como queria o doutor Taller, a medicina levasse em consideração o metabolismo, o açúcar – substância química portadora de calorias vazias – logo seria colocado em xeque pela maioria.

A dietologia só voltou aos trilhos do metabolismo e da fisiologia com a dieta Atkins. Uma tentativa malograda foi a dieta da zona, de Barry Sears. Esse autor coloca muita ênfase na relação entre alimentos e reações hormonais:

> Acontece que os alimentos que você ingere têm um efeito excepcionalmente poderoso em todas essas reações hormonais: endócrinas, parácrinas e autócrinas. Ao entender o poder das reações hormonais geradas pelos alimentos ingeridos, você não pensará mais nos alimentos apenas como fonte de calorias.[4]

3 ATKINS, R. Op. cit., p. 90.
4 SEARS, B. Op. cit., p. 27.

Barry Sears vai além do eixo insulina-glucagon e focaliza os hormônios parácrinos e autócrinos (prostaglandinas, lioxinas, leucotrienos, etc.). Mas, a despeito de ter fundamentado sua dieta no metabolismo, ele infelizmente cometeu um erro crasso: atribuiu a origem da incompatibilidade entre alimentos e homeostase hormonal à introdução dos grãos na dieta humana, fato ocorrido há 10 mil anos. Para Barry Sears, o arroz e o trigo, verdadeiras colunas da alimentação humana, são os vilões da dieta. Engabelado pela nova teoria do índice glicêmico dos carboidratos, Barry Sears não deu atenção ao açúcar, substância patogênica adicionada aos alimentos poucos séculos antes.

Segundo a ideologia médica vigente, o "açúcar de mesa" é um cidadão acima de qualquer suspeita. O culpado é você, que possui maus hábitos alimentares, ingere muitas calorias e engorda. Foi nesse momento que se consolidou a demonização da gordura. Gordura virou sinônimo de obesidade e se transformou em um espantalho atrás do qual se escondia o açúcar. Há milênios um alimento básico da humanidade, a gordura foi anatematizada e usada como bode expiatório para deixar passar ileso um produto químico moderno que entrou de penetra na mesa da humanidade há alguns séculos. É antigo o expediente da indústria da doença de arranjar bodes expiatórios para livrar a cara do açúcar. Na coletânea de provérbios de Martinho Lutero (1483-1546) consta: "A culpa é minha, falou o queijo, mas foi o açúcar que estragou os dentes".[5] Até o queijo! Hoje as vítimas são a gordura, o sal e até o mel. Os conceitos em moda de "estilo de vida sedentário" e "maus hábitos alimentares" são perversos à medida que os pacientes passam de vítimas a culpados. Afinal, as pessoas escolhem seu estilo de vida e seus hábitos alimentares.

5 LUTERO apud LIPPMANN, E. v. Op. cit., p. 64.

A guerra das dietas

Povos como o chinês, o francês e o árabe têm sua cozinha típica estabelecida há séculos. Não obstante, todas as cozinhas do mundo estão sofrendo um processo de adulteração pela adição de açúcar. O avanço da ditadura do açúcar não respeita a mesa de povo nenhum do mundo. Tem sido um processo universal até agora. A pátria da dieta açucarada moderna são os Estados Unidos da América.

Não é à toa que os Estados Unidos têm sido palco de um verdadeiro festival de dietas. Um livro que trata do assunto é *The Clowns of Commerce* [Os palhaços do comércio], de Walter Goodman.[6] Nos Estados Unidos, dieta é mercadoria. Cada autor trata de patentear a sua para poder ganhar dinheiro com ela. O festival de dietas terminou virando uma guerra de dietas. Como proteína é um alimento acima de qualquer suspeita, não existe nenhuma dieta famosa que preconize baixos teores de proteínas. A briga principal acabou ficando por conta das dietas pobres em carboidratos e ricas em gorduras *versus* as pobres em gorduras e ricas em carboidratos.

Já no século XIX, o doutor William Banting, que era gordo e sofria de dor de ouvido, ganhou de seu colega, o doutor W. Harvey, a prescrição de um regime. O doutor Harvey descobrira que a ingestão de carne não provocava hiperinsulinemia, e sua dieta incluía carne de veado, ovos e peixes, mas excluía doces e amidos e permitia um pouco de álcool. Um ano depois, o doutor Banting pesava 20 quilos a menos e a dor de ouvido fora curada. Agradecido, o doutor Banting publicou *The Banting Diet* [A dieta de Banting], que seria a primeira dieta americana rica em carnes e gorduras.

No século seguinte, ganhou força entre os médicos a teoria das calorias, que virou um dogma. Ela se baseia no concei-

6 GOODMAN apud TALLER, H. *Calorias não engordam*. Rio de Janeiro: O cruzeiro, s/d, p. 58.

to de que calorias ingeridas em excesso, isto é, que ultrapassam a quantidade que é necessariamente queimada no dia a dia, transformam-se em gordura. E como a gordura é calórica, ela foi eleita a vilã da dieta. Juntem-se a isso as pesquisas em que se administrava uma dieta gordurosa a coelhos (que são animais herbívoros) e que concluíam haver ligação entre colesterol e problemas cardíacos, e estava criada a ideologia médica dominante da indústria da doença. E a dieta pobre em gordura ganhou foro de dieta oficial. Tal dieta diaboliza a gordura e faz vista grossa para o açúcar. A gordura, aliás, cumpre o papel de bode expiatório, com o objetivo de ocultar o doce vilão.

A despeito da hegemonia da dieta de baixas calorias e pobre em gordura, o festival das dietas continua, e dá para escrever um catálogo sobre elas. Há a dieta das estrelas, da lua, da zona e do arco-íris, a da água de coco, a do abacaxi, a das fibras, a alcalina e a dos alimentos crus, a dos astronautas e a dos esquimós, a das sopas e a do *milkshake*, a macrobiótica e a dos micronutrientes, a do tipo sanguíneo, a do tipo genético e até as de diversas celebridades. Mas a verdade é que ninguém precisa fazer dieta nenhuma. Dieta é coisa para doente. E se a humanidade tem apelado tanto para dietas é porque está doente, e está doente porque vem sendo obrigada a fazer determinada dieta, a dieta açucarada moderna, uma dieta supercalórica e patogênica.

É por causa da dieta açucarada imposta à humanidade que existem as epidemias de cárie dentária, obesidade, diabetes, etc. Ou, em outras palavras, as doenças crônicas, metabólicas e degenerativas. Essa falsa guerra das dietas é pura manobra diversionista da indústria da doença. Carboidratos, proteínas e gorduras são alimentos, e é absurda qualquer dieta que queira eliminar ou restringir uma dessas categorias de alimento. A única dieta que a humanidade precisa fazer é a de eliminar o produto químico que transforma sua mesa em uma ração doce e doentia. É zerar o açúcar.

Dieta hipocalórica

Desde os anos 1930, realizam-se experiências com animais de laboratórios (ratos ou macacos), em que são testadas tanto as dietas hipercalóricas quanto as hipocalóricas. Entre os pesquisadores pioneiros, destacam-se o doutor Clive McCay, da Universidade de Cornell, nos Estados Unidos, e também a doutora Judith Campise, diretora do Departamento de Biologia Molecular do Laboratório Nacional Berkeley. Uma preocupação desses pesquisadores é que a dieta hipocalórica não comprometa a ingestão ideal de nutrientes. Os resultados sempre apontaram para a mesma direção: as cobaias testadas com alimentação de baixas calorias tinham mais saúde, eram mais magras, espertas, e tinham seu tempo de vida prolongado em até 100 por cento. Por outro lado, as dietas de altos níveis calóricos ficaram associadas à obesidade e à incidência maior de câncer de próstata e, possivelmente, de mama.

A revista *Veja* (Editora Abril, edição 1.837) trouxe reportagem sobre pesquisas recentes levadas adiante pela Calorie Restriction Society, da Califórnia, coordenadas pelos cientistas Brian Manning e outros. Na matéria, há uma informação interessante: os açúcares e os carboidratos são praticamente banidos da dieta hipocalórica, mas são mantidas as fontes de proteínas, gorduras e vitaminas. Em outras palavras, essa é uma versão da dieta do doutor Atkins, com a diferença de que utiliza menor quantidade de comida. Atkins restringia os carboidratos, mas liberava o consumo de proteínas e gorduras animais, as quais não engordam nem liberam a insulina. Na verdade, então, o nome da dieta hipocalórica deveria ser dieta de restrição de carboidratos. Eis uma verdade dura para a indústria da doença: juventude e longevidade têm a ver com carne e gordura. O doutor Atkins diz em seus livros que os pacientes novos que praticavam a dieta oficial equilibrada e balanceada, que diaboliza gordura e colesterol, tinham a pele envelhecida, macilenta e sem tônus. Como um exemplo, aqui no Brasil, em 2004, completou 110 anos o baiano Raimundo José de Souza, de Macaúba. O prato básico de sua dieta era feijão cozido com toucinho. Ele comemorou seu aniversário com um churrasco oferecido por uma fração de seus 500 descendentes![7]

Nos dias de hoje, há até tribos organizadas em torno do ideal das baixas calorias – ideal que, diga-se de passagem, é dos tempos bíblicos, posto que a gula era tida como pecado e o jejum, praticado periodicamente. Ainda dentro do tema baixas calorias, o *Guia de apoio nutricional para diabéticos*, edição coordenada por Alfredo Halpern, diz que o tratamento do diabetes "depende inteiramente da obediência do paciente a duas coisas: às recomendações do médico e a um plano alimentar de preferência individualizado". O objetivo do plano alimentar é o controle de peso. O pequeno guia médico afirma que "dietas hipocalóricas e perda de peso ajudam de maneira insofismável no controle metabólico". No terceiro capítulo do guia, sobre necessidades calóricas, diz-se que a indicação médica é de uma redução de 250 a 500 calorias por dia, quando necessário.[8]

A humanidade tem sido feita de cobaia de uma dieta artificialmente hipercalórica e patogênica, a dieta açucarada moderna. Tal experiência, levada adiante pelos traficantes de açúcar, constitui um verdadeiro crime que conta com a conivência, a ignorância ou o autoengano de inúmeros médicos e nutricionistas. A conclusão que se impõe é a seguinte: quer se trate do carola que procura evitar o pecado da gula, do tribalista adepto da estratégia nutricional de baixas calorias ou do médico que cuida de seu paciente diabético, se houver honestidade, o primeiro passo no caminho da redução de calorias é a proibição do consumo de açúcar. A retirada do açúcar da dieta significa apenas

7 *O Globo on-line* e também http://www.geraldofreire.uol.com.br

8 HALPERN, A. *Guia de apoio nutricional para diabéticos*. Rio de Janeiro: Lemos, s/d.

a redução de calorias sem que seja necessário abrir mão de um grama sequer de alimento de verdade. E não é só de calorias que se livra o indivíduo. É possível livrá-lo também das patologias do açúcar, a começar pelas cáries.

O elogio da gordura e do colesterol

A dieta açucarada moderna é responsável por epidemias que atingem quase a totalidade da espécie humana: cárie dentária, obesidade, hipertensão, doenças cardiovasculares e diabetes. Todo mundo tem um amigo ou parente diabético. É o apogeu da civilização do açúcar. A ditadura do açúcar, para manter sob seu controle ideológico toda a sociedade, inclusive a medicina e a nutrologia, tem pronto um pacote teórico para ocultar essa realidade. A base desse pacote é a demonização da gordura e do colesterol, a teoria dos açúcares e os conceitos usados como diagnósticos *ad hoc.* A demonização da gordura, ao longo de todo o século XX, foi um processo tão bem conduzido que vejam como o doutor Barry Sears, Prêmio Nobel de Medicina, em seu livro, teve de se expressar:

> Qual é a palavra mais temida no dicionário nutricional? GORDURA. Em nenhuma parte do mundo, a adipofobia é mais grave que nos Estados Unidos, e em nenhum outro lugar as pessoas são tão gordas. Enquanto os norte-americanos acreditam que os carboidratos são os salvadores da humanidade, a gordura é considerada o mensageiro da morte. Já disse e repito: a gordura nutricional não faz com que engorde. E tem mais – e isso é ainda mais impressionante – você precisa ingerir gordura para perder gordura.[9]

9 SEARS, B. Op. cit., p. 21.

Como a indústria da doença teria dificuldade de ficar tapando o sol apenas com a peneira da demonização da gordura, ela criou também um coadjuvante igualmente diabólico: o colesterol. Gordura e colesterol pagaram o pato pelo problema da obesidade e das doenças cardiovasculares. A obesidade seria causada por uma alimentação "rica em gordura" que, na verdade, era uma dieta crescentemente açucarada. A obesidade moderna, ou seja, a obesidade mórbida, é filha da alimentação açucarada. Os gordos de antigamente eram "gordos saudáveis". A obesidade só ganhou *status* de doença na civilização do açúcar, mas o aparato de propaganda da ditadura vende a ideia de que o consumo de açúcar é seguro, que o que causa a obesidade é o excesso de calorias provenientes da gordura e que o colesterol presente nas gorduras é o causador de doenças cardíacas e cerebrais. Dois livros que arrasam com o castelo de cartas ideológico da gordura e do colesterol são o do doutor Kilmer McCully, *O fator homocisteína,* e o de Thomas J. Moore, *A saúde do seu coração*. Mais recentemente, o médico brasileiro Sérgio Puppin entrou na briga com seu livro *Ovo, o mito do colesterol.* E o doutor Dráuzio Varela, em artigo autocrítico sobre a carne vermelha, em sua página na internet, relata a história das pesquisas que levaram à anatematização da carne vermelha, do colesterol e das gorduras.

A gordura desempenha um importante papel em nosso organismo. É a principal reserva de energia, sendo o combustível que faz bater o coração, transporta e armazena as vitaminas lipossolúveis (A, D, E e K), modula os níveis sanguíneos de testosterona e de outros hormônios sexuais que atuam no desenvolvimento muscular, fornece elementos essenciais para a formação de células do sistema imunológico, protege o corpo em situação de jejum ou fome, tem um papel plástico na constituição das membranas celulares, reduz a perda de calor em razão de sua baixa condutividade térmica, reduz também a velocidade de ingresso de açúcar no sangue, melhora o sabor dos alimentos e dá a sensação de saciedade. A gordura corporal constitui-se quase que como um importante órgão do corpo, assim como o endotélio ou os pulmões, inclusive com funções endócrinas. É a gordura corporal que libera leptina no sangue, tem função de recheio, sustentação e proteção dos órgãos e do corpo, responde pela termogênese, e mantém a elasticidade e a juventude da pele. Diz-nos o doutor Leone Iribarrem:

> Reduzir a gordura da dieta pode tornar as membranas celulares, que são compostas de fosfolipídios, rígidas, pouco permeáveis à entrada de nutrientes nas células, com consequente envelhecimento precoce.[10]

Outro médico, o doutor George Cahill, de Harvard, diz-nos que o tecido cerebral utiliza mais facilmente as cetonas que a glicose, e que os corpos cetônicos são o "combustível preferido do cérebro".[11] As vitaminas A, D, E e K encontram-se apenas na gordura de alimentos como carnes, ovos, queijos e castanhas.

A raça humana tem várias populações conhecidas por sua dieta rica em carnes e gordura, como os esquimós, os massais (negros do norte da África), os judeus do Iêmen, os tibetanos e outros. Os nômades siberianos consomem diariamente 1 quilo de carne vermelha. E, até entrar em contato com a dieta açucarada do homem "civilizado", nenhum deles sabia o que era cárie, obesidade, diabetes nem hipertensão. Quanto ao caluniado colesterol, que nem gordura é, o doutor Kilmer McCully já mostrou que ele não é a causa da arteriosclerose. Segundo o médico, esse papel cabe à homocisteína, que é um subproduto do metabolismo da metionina, um aminoácido essencial. Recomendo a leitura de seu livro *O fator homocisteína*, para que o leitor se informe sobre a perseguição que o *establishment* médico americano moveu contra ele por ter enfrentado o "bonde do colesterol". Nesse livro, o leitor verá

10 IRIBARREM, L. *Gordo nunca mais*. Rio de Janeiro: Razão Cultural, 2000, p. 33.
11 CAHILL, George apud ATKINS, R. Op. cit., p. 69.

que o colesterol é um componente necessário de todas as células, é produzido no fígado, nos intestinos e em outros órgãos, e depois usado na fabricação de novas células, especialmente as dos tecidos do cérebro, nervos e córtex da suprarrenal, na produção de hormônios e na formação de bile, além de ser precursor de vitamina D. Quanto mais colesterol ingerimos, menos nosso corpo o produz, e a recíproca é verdadeira. E o colesterol contido no ovo da galinha "será usado na fabricação das células e tecidos dos pintinhos", diz, brincando, o doutor McCully. É o próprio doutor McCully quem se encarrega de dizer que as gorduras trans dos óleos hidrogenados presentes na margarina, no sorvete e no chocolate, entre outros, são um perigo para a saúde, e que também são nocivos os oxicolesteróis (aqueles prejudicados por excesso de átomos de oxigênio).

A medicina oficial inventou uma relação causal entre altas taxas de colesterol plasmático e doença cardiovascular arterioesclerótica, embora, paradoxalmente, a maioria dos doentes cardíacos apresente níveis normais de colesterol. Muitos médicos passaram a prescrever à sua clientela uma dieta que abolia gordura animal. Ocorre que seus pacientes, a despeito de terem tirado de sua mesa quase toda a gordura animal, continuavam tendo altas taxas de colesterol. Para esclarecer esse paradoxo, um brilhante pesquisador, o doutor D. S. Fredrickson, elaborou uma sofisticada teoria que classifica as hiperlipidemias em cinco grupos. Um desses grupos menciona uma hiperlipidemia mista, na qual o paciente apresenta altas taxas de colesterol e triglicerídeos. O doutor Fredrickson notou que, quando privados de alimentos ricos em gordura animal, os pacientes, para satisfazer seu apetite, recorriam a doces, bolos, tortas e pudins. Esse açúcar todo era metabolizado e transformado em triglicerídeos e depois em colesterol. Mas, em vez de reconhecer que foi bobagem pedir às pessoas que parassem de se alimentar de carne, ovos, leite, queijo e manteiga, e que para equilibrar as taxas de colesterol e triglicerídeos bastaria zerar o açúcar, muitos médicos, baseados nas descobertas do doutor Fredrickson, passaram a propor que, além da gordura animal, seus pacientes reduzissem também os "açúcares".[12]

O sal e o açúcar na mesa

No processo de institucionalização da ditadura da dieta açucarada, o sal exerce o papel de um inocente útil. A relação de oposição de sabores entre sal e açúcar confere ao açúcar uma aparência de naturalidade. Hoje, a mesa da humanidade inclui dois objetos indefectíveis: o saleiro e o açucareiro. Um pó branco responde pelo gosto salgado e o outro, pelo gosto doce. Ambos, sal e açúcar, dão a impressão de que a mesa está completa. Nas festas, comem-se salgadinhos e docinhos.

Na verdade, só o sal é natural na mesa. O açúcar é um intruso, um corpo estranho. O velho sal da terra acompanha a humanidade desde priscas eras. Quase 3 mil anos antes de Cristo, os chineses já obtinham sal pela evaporação da água do mar ou pela mineração de rochas de sal. Já houve guerras na Antiguidade por causa dele, que foi usado até como moeda, o que deu origem à palavra "salário". O corpo humano tem necessidade de sal: uns poucos gramas apenas por dia. O brasileiro anda consumindo entre 8 e 13 gramas de sal por dia. O doutor Dean Ornish diz que essa crença de que a ingestão de sal contribui para elevar a pressão de todos está ultrapassada. Segundo ele, o corpo mantém uma concentração de sal precisa, e retém água para diluir o sal e regular seu nível no caso de uma ingestão excessiva.[13] O doutor Yotaka Fukuda diz que o consumo de açúcar prejudica o balanço

12 Manuais de cardiologia – http://www.manuaisdecardiologia.com.br, acessado em janeiro de 2003.
13 ORNISH, D. *Salvando o seu coração*. Rio de Janeiro: Relume-Dumará, 1993, p. 253.

entre o sódio e o potássio celular,[14] mas que a maior parte das pessoas consegue excretar o sal e a água extras por meio da urina. Ainda segundo o doutor Ornish, o sal é problema apenas para quem já sofre de pressão alta, e mesmo assim menos de um quarto das pessoas com pressão alta é sensível ao sal. "O sal não é o grande inimigo da saúde como muitas pessoas acreditam", diz, conclusivo.

Sob as formas de cloreto ou bicarbonato de sódio, o sal controla a pressão osmótica, o equilíbrio iônico dos líquidos e a irritabilidade dos músculos cardíacos. Sem o sal, o coração não bate, ou melhor, não se contrai. Quem transpira muito ao realizar atividades físicas deve ingerir uns gramas de sal a mais e, ao mesmo tempo, muito líquido. A supressão do sal da dieta acarretaria prejuízos à saúde, como distúrbios no córtex adrenal e aumento de aldosterona na secreção urinária. Portanto, o sal e o saleiro têm direito de cidadania na mesa da humanidade.

Já o açúcar é um intruso que usurpou o lugar do mel. O mel é um alimento saudável, que sempre foi consumido com moderação pela humanidade, ao passo que o açúcar é um composto químico nocivo que chegou com pretensão totalitária, isto é, se aboletou na farmácia, impregnando os remédios e até o creme dental, e invadiu a mesa, dominando os alimentos doces e até os salgados, ou seja, tudo o que a humanidade come. Achando pouco, o açúcar tratou de impregnar bebidas alcoólicas, refrigerantes, chás, café e chocolate, ou seja, tudo o que a humanidade bebe, completando o ciclo. Hoje, o açúcar impregna quase tudo o que entra pela boca da humanidade. Até a fumaça do cigarro em parte é açúcar queimado. O açúcar é um produto químico barato e abundante, que está transformando a mesa da humanidade em uma ração cada vez mais patogênica. Urge jogá-lo fora, com açucareiro e tudo.

---

14 FUKUDA, Yotaka. *Açúcar: amigo ou vilão?* São Paulo: Manole, 2004, p. 74.

Sal assassino?

Nos anos 1980, contemporaneamente à publicação de *Sugar blues*, foi publicado no Brasil o livro *Sal assassino,* de Marietta Whittlesey. De certa maneira, esse livro contribuiu para diminuir o impacto da denúncia contida no livro de William Dufty. Aparentemente, ambos seriam "coisa de natureba", um demonizando o açúcar e o outro, o sal. Mas o fato é que o livro escrito por Marietta Whittlesey peca por se basear em teses cheias de exceções. O livro pede que se elimine totalmente o consumo de sal, mas faz a ressalva para que as pessoas comuns falem antes com um médico, e para que as grávidas, os que fazem grandes esforços físicos e os vegetarianos risquem o sal de sua dieta, porém se cercando de cuidados especiais. Segundo a autora,

> ninguém, em nenhuma circunstância, deve se colocar em uma dieta totalmente isenta de sal. De fato, mesmo antes de você alterar drasticamente o consumo de sal, seria, eu acho, uma boa ideia consultar um médico. Lembre-se: sem algum sal, o equilíbrio dos fluidos vitais do corpo será criticamente alterado e podem surgir várias desordens.[15]

Marietta Whittlesey, obcecada com o problema do sal, aparentava ignorar o problema do açúcar. Ela própria sofria de obesidade e achava que isso se devia ao consumo de sal. Depois, fazia uma ressalva para explicar que a obesidade não se reduz à retenção de líquidos provocada pelo excesso de sal. É verdade que a quantidade de sal na dieta contemporânea é abusiva, mas sua ingestão encontra limite no próprio paladar das pessoas: um alimento excessivamente salgado é insuportável, mas a questão de zerar o sal parece-me fora de propósito. A autora denuncia o fato de que "a maioria dos alimentos comerciais para bebês está entre os menos alimentícios e mais ricos em sódio e açúcar

15 WITTLESEY, Marietta. *Sal assassino*. São Paulo: Ground, 1983.

do mercado".[16] Ainda segundo ela, o hábito muito difundido do consumo de alimentos salgados, como pipoca (que naturalmente já contém sódio) com mais sal e ainda manteiga também salgada, provoca uma secura na boca que leva ao consumo de refrigerante – justamente o maior responsável pelo transporte de açúcar para a barriga das pessoas. Isso demonstra o papel reservado ao sal na civilização do açúcar: os alimentos excessivamente salgados são uma armadilha para levar os incautos a um maior consumo das bebidas açucaradas.

Olfato e paladar

"O *gourmet* é como um artista, como um poeta. O paladar é um órgão tão delicado, tão digno de atenção e de aperfeiçoamento quanto os olhos e os ouvidos". Essa frase é do escritor francês Guy de Maupassant, e a colhi em Silva Mello *(Alimentação, instinto e cultura)*. Ela chama atenção para um detalhe: o fato de que o paladar pode e deve ser aperfeiçoado. Para se ter uma ideia de até onde pode ir o aprimoramento do senso gustativo e da sensibilidade do paladar, é ainda Silva Mello quem relata o caso de um provador de vinho do Porto que não errou uma só vez degustando 500 amostras diferentes.

Outros cultivadores dessa arte são capazes de precisar, com segurança, o ano da safra, a região de onde procede a uva e até se ela foi adubada com esterco. Ainda segundo o autor, a língua não é um órgão autônomo no que diz respeito ao paladar; ela trabalha associada ao olfato. Quando falamos em vinho, antes de provar, o *sommelier* sente o *bouquet*. O olfato, em termos de acuidade, é para nos deixar de queixo caído. O ser humano é capaz de perceber o cheiro produzido por um trilionésimo de grama de almís-

16 Ibidem, p. 65.

car. Silva Mello conclui que nosso olfato pode perceber o cheiro de substâncias que não seriam reconhecidas pela análise química e espectral senão em concentrações 100 mil vezes maiores!

Uma proposta de educação do paladar passa obrigatoriamente por colocar em xeque a dieta açucarada. Todo mundo, depois de alguns séculos de ingestão de uma dieta cada vez mais açucarada, está viciado no gosto do açúcar. O doutor Andrew Pacheco diz com a tranquilidade de quem se refere ao conhecimento cientificamente estabelecido:

> Já sabemos que tudo o que a mãe ingere passa para seu filho. Se ela não ingerir açúcar durante a gravidez, não vai transmitir a memória do gosto pelo doce para o bebê.[17]

Isso acontece por volta do quarto mês de vida intrauterina, quando se inicia a formação das papilas gustativas e com elas o desenvolvimento do paladar. O açúcar forma hábito, ou melhor, vicia e embota o paladar. O vício no sabor doce, melequento e de gosto duvidoso do açúcar faz com que o viciado só reconheça os sabores básicos e fortes, o salgado, o ácido e o amargo, mas prefira o doce. Os alimentos nos fornecem uma gama infinita de sabores, mas o viciado quer tudo adoçado com açúcar.

Certa vez, o CEO da maior empresa do mundo dos refrigerantes, em uma entrevista, estava se vangloriando de uma vitória da bebida sobre a água na preferência das pessoas; ele se baseava no resultado de uma pesquisa na qual a maioria dos entrevistados respondia que, quando tinha sede, o que lhe vinha à cabeça era a ideia de beber aquele seu refrigerante bem gelado. Desnecessário dizer que era só uma batalha, pois a guerra quem ganha é a água. A própria empresa já passou a vender água mineral. Outra pesquisa colocou um grupo de pessoas diante de duas mesas, uma de docinhos e outra de salgadinhos. A mesa de docinhos foi rapidamente esvaziada pelos convivas. Que criança

17 PACHECO, Andrew. A saúde passa pela boca II. Disponível em www.tudoperto.com.br.

hoje prefere um copo de leite puro ao mesmo leite misturado com um achocolatado que contém 60 por cento de açúcar? O que explicaria o fato de uma pessoa preferir refrigerante a água, senão o fato de estar dependente de açúcar?

Calorias negativas

A internet é também um mar virtual de meias verdades. Um conceito novo fácil de encontrar em sites que tratam de alimentação e saúde é o de caloria negativa. O significado do termo varia de acordo com o gosto do freguês. Já vi blogues de adolescentes definirem déficit calórico assim: "Andamos muito, precisamos repor as calorias negativas". Já em outro site, li que as fibras presentes nos alimentos vegetais têm sido usadas para classificar esses alimentos como portadores de calorias negativas, que seriam as calorias deslocadas dos alimentos pelas fibras. Em outro site pessoal, o aipo é apontado como alimento de calorias negativas porque dá trabalho para digerir e você perde mais calorias na digestão que as calorias que ele contém.

Mas vamos à verdade dos fatos. Todo alimento é positivamente calórico. Não há alimento com caloria negativa. Uns são mais calóricos que outros, mas todos contêm calorias. É certo que mais fibras significam menos calorias, porque as fibras não são digeríveis pelo organismo humano. Calorias negativas são, isso sim, as calorias adicionadas pelo açúcar. Já estamos acostumados com o conceito de calorias vazias, nuas ou frias em razão de todos os alimentos englobarem nutrientes e calorias, e o açúcar aparecer como um corpo estranho dotado de calorias e despido de nutrientes. A American Diabetes Association (ADA), chama os carboidratos naturais de carboidratos nutritivos, e o açúcar só pode ser carboidrato não nutritivo.

As calorias negativas são responsáveis pela formação da gordura branca não vascularizada. A doutora Ana Lídia Carvalho, do Instituto de Medicina Natural da Amazônia, afirma que a gordura sem vascularização, produzida por calorias negativas, são as que endurecem as paredes dos vasos sanguíneos, dificultando a passagem normal do sangue, obstruindo as artérias e causando infartos. Em contraposição, há a gordura marrom, que é a gordura humana saudável, vascularizada e termogênica. Os médicos da indústria da doença estão tentando vender a ideia de que gordura marrom é coisa de criança e não de adulto, que esquimó a tem por causa do frio, e que nos climas quentes ela não existe. Ledo engano: os gordinhos da ilha tropical de Tonga são saudáveis portadores de gordura marrom. Mas não só eles. Pesquisas recentes conduzidas por Sven Enerback, da Universidade de Gotemburgo, na Suécia, e publicadas no *New England Journal of Medicine*, em abril de 2009, mostraram que a gordura marrom existe normalmente em qualquer adulto. Antes se acreditava que ela existia apenas em bebês, esquimós e animais que hibernam. Nos adultos, a gordura marrom fica entremeada nas fibras musculares.

A gordura marrom é termogênica e transforma em calor o excesso de energia que seria utilizado para produzir gordura corporal. O doutor Enerback, entusiasmado, saudou os resultados de suas pesquisas como a descoberta de um novo órgão.[18] A doutora Ana Lídia está pesquisando há 16 anos uma enzima chamada leptina, que transforma gordura branca em gordura marrom. No conceito do Açúcar Zero, as coisas ficam mais simples: recomenda apenas que as pessoas parem de comer açúcar, o causador de gordura branca e da obesidade mórbida. Assim, elimina-se o mal pela raiz.

18 www.jornaldaciencia.org.br, acessado em 23/6/2009.

A dieta revolucionária

O doutor Robert Atkins é o criador da polêmica dieta tida como rica em gorduras e pobre em carboidratos, embora o famoso médico inglês doutor John Yudkin tenha comparado e concluído que quem faz dieta cetogênica-lipolítica no final das contas ingere menos gordura que na dieta dita balanceada, na qual prevalecem carboidratos. Isso pela simples razão de que a gordura sacia a fome muito mais que os carboidratos. A dieta Atkins, em linhas gerais, consiste em uma semana baseada só em carnes e saladas, com supressão completa de cereais integrais ou refinados e redução drástica de frutas. Depois que o obeso entra no metabolismo cetótico-lipolítico, que ele chama de CDB, cetose dietética benigna, e perde gorduras até o ponto desejado, começa-se a reintroduzir os carboidratos na dieta (entenda-se os integrais), desde que não provoquem um novo processo de engorda; caso isso aconteça, torna-se a cortá-los.

Visando a combater a obesidade, o doutor Robert Atkins teve uma agradável surpresa: seus pacientes, além de perder peso, foram se vendo livres de doenças crônicas, como hipertensão, diabetes, doenças cardiovasculares, artrose, etc. "Eles começaram a se recuperar de doenças que eu nem desconfiava que ia tratar dessa maneira", disse o doutor.[19] Em medicina, existe o conceito de iatrogenia, ou seja, espécie de "efeito colateral" do tratamento médico. Para o que aconteceu com Atkins, sugiro o neologismo *euiatrogenia*, a iatrogenia do bem. Uma crítica que se pode fazer a Atkins é que ele demoniza um pouco os carboidratos em geral por causa dos refinados. Os carboidratos integrais nada têm a ver com isso. É claro que carboidratos refinados (trigo, arroz e milho brancos) provocam prisão de ventre, engordam e desnutrem por deficiência de vitaminas e fibras.

19 ATKINS, R. C. *A nova dieta revolucionária do doutor Atkins*. Rio de Janeiro: Record, 2001. p. 30.

Por que o doutor Atkins era uma espécie de ovelha negra na comunidade médica americana e mundial? Justamente porque Atkins reabilitou a gordura, um alimento básico da humanidade há milhões de anos, usada como bode expiatório pela indústria da doença para desviar a atenção do açúcar – um veneno introduzido na mesa da humanidade há pouco mais de cinco séculos. Porque ele elegeu como o responsável pela epidemia de obesidade nos Estados Unidos adivinhe quem?

> Se eu tivesse que escolher um único fator causador – o maior responsável – pela epidemia de obesidade que se espalhou em todos os países ocidentalizados, este seria o consumo excessivo de açúcar refinado.

Porque ele desmascarou o açúcar, "o carboidrato assassino" como ele o chamava, responsável pelo "envenenamento por carboidratos", e, além disso, viu como funcionava a indústria da doença. A esse conceito que Dufty lançou em *Sugar blues*, Atkins deu conteúdo: o que é a indústria da doença se não aquela "cultura industrial que se sustenta mutuamente de alimentos e medicamentos"?

Claro que as agências da ditadura do açúcar e a máfia de branco não o perdoam por isso e o perseguem mesmo depois de morto. A mídia do mundo inteiro espalhou a calúnia de que ele teria morrido obeso. O jornal *O Globo* informou, em 21 de novembro de 2003, que certo Comitê de Médicos para uma Medicina Responsável acusa a dieta do doutor Atkins pela morte de uma senhora e uma adolescente. O primeiro livro do doutor Atkins é de 1972; sua dieta já é praticada há mais de 30 anos. Se estivesse matando gente, a tropa de choque do açúcar já teria caído de pau em cima dele há muito mais tempo.

Capítulo 6

Açúcar onde nem se desconfia

"O açúcar é o mais dissimulado ópio do povo."
William Duftty

O supermercado é um dos principais instrumentos da perpetuação da ditadura do açúcar rumo ao império de mil anos, sonho que terei o prazer de ajudar a destruir. É no supermercado que o povo abastece a geladeira e a despensa, e é das prateleiras desses lugares que o açúcar é empurrado para o carrinho de compras, em um gesto mecânico animado pela propaganda com a qual a dona de casa foi bombardeada no horário nobre da TV. É difícil você ver um carrinho de compras no qual não esteja presente a fatídica latinha de leite condensado.

Mas o açúcar não entra no carrinho apenas na forma que lhe é própria, em pó ou cristais mais ou menos brancos. O grande perigo ao qual todo ser humano está exposto é o açúcar que vai de contrabando nas mais variadas formas e disfarces, presente em uma infinidade de produtos que ninguém imagina que contenha açúcar. De modo, meu amigo, que, quando você entrar em um supermercado, fique em estado de alerta e preste atenção ao que está colocando dentro do carrinho. Para quem quer escapar das malhas da ditadura do açúcar, dentro do supermercado existem poucas áreas seguras: apenas o açougue, a peixaria e o setor de hortifrúti; em todos os outros setores, o açúcar fincou seu tacão.

Sugiro a adoção do seguinte método: procure dividir os produtos do supermercado em dois campos: coisas de comer e coisas que não se pode comer. Quando se tratar de coisas de comer, a atenção tem de ser redobrada, porque disso depende sua saúde e a de seus filhos, se os tiver. O verdadeiro campo minado do supermercado é justamente o setor de supérfluos: biscoitos, massas, sorvetes, doces, refrigerantes, bebidas alcoólicas, alimentos congelados, processados ou embutidos, enlatados e envasados. A quase totalidade desses produtos está impregnada de açúcar como agente químico adoçante ou conservante; e, em ambos os casos, o açúcar adiciona calorias inúteis e nocivas. Os produtos supérfluos, justamente por serem industrializados, custam mais, o que significa que se abastecendo deles você se envenena e ainda paga caro por isso. Segundo uma pesquisa feita em 2003 em supermercados, os dez produtos mais vendidos são:

1. leite longa vida
2. açúcar
3. café
4. leite condensado
5. refrigerante
6. cerveja
7. papel higiênico
8. sabão em pó
9. sabonetes
10. limpadores multiuso

Essa lista é um retrato hiper-realista do apogeu da civilização do açúcar. Das seis coisas de comer ou beber (os outros têm a ver com higiene e limpeza), uma é o próprio açúcar (um absurdo segundo lugar para algo que é apenas um aditivo adoçante) e os outros são usados como transportadores do veneno para a barriga do povo.

O pão nosso que o diabo amassou

Se existe um alimento que poderíamos chamar de sagrado, esse é o pão. Não à toa pão é sinônimo de alimento. O pão existe há milhares de anos. Surgiu no extremo Oriente e só chegou ao Egito no tempo do Alto Império. Originalmente produzido sobre uma chapa de pedra aquecida, depois sobre uma grelha acima de carvões, só mais tarde surgiram as formas de tijolo ou de barro. A padaria nasceu em Roma, mas conheceu sua glória em Portugal. A *Enciclopédia e dicionário internacional*, encontrável nos melhores sebos do país, descreve assim a feitura do pão:

> Mistura-se a farinha com uma porção conveniente de água que dissolve as partes solúveis (dextrina, glicose e sais) e faz encher, hidratando-as, as partes insolúveis (amido e glúten); é assim que se forma, amassando-a, convenientemente, uma massa homogênea. O processo de amassar na mão constitui ainda hoje a regra geral, pois por esse processo obtém-se uma homogeneidade maior na massa do que mecanicamente. A farinha é amassada na amassadeira à força de braços vigorosos. Deita-se-lhe sal e fermento, começando depois a levedar e a crescer. Terminada a fermentação, fazem-se os pães e levam-se a cozer.

O leitor deve ter notado que nessa história não entrou até agora o açúcar. Pão de verdade se faz com farinha de trigo, fermento, água e sal. O fato de o pão ser um alimento fundamental da raça humana, em todos os rincões do planeta, fez de sua adulteração com sacarose uma conquista de importância estratégica para a implantação da civilização do açúcar. O pão, hoje, é um dos fatores principais no projeto de viciar toda a população no gosto do açúcar. Hoje, uma padaria moderna é um festival de açúcar; não é à toa que se chama "padaria e confeitaria". E é um ícone da civilização do açúcar, com seus sonhos e pães doces, que podem conter a cifra absurda de até 60 por cento de açúcar.

Por falar em confeitaria, a ditadura do açúcar já estendeu seus tentáculos a todo o universo do pão: têm açúcar o pão doce e o pão de sal, assim como o pão de fôrma e o pão árabe, e, se bobear, até o pão ázimo dos judeus. O açúcar transformou o pão nosso de cada dia no pão que o diabo amassou, componente básico que é da ração patogênica que a ditadura do açúcar empurra goela abaixo da humanidade. Toda vez que você pegar um alimento industrializado no supermercado, leia as informações nutricionais, especialmente a lista de ingredientes. Os pães de fôrma sem açúcar, fiéis à política de demonizar a gordura e livrar a cara do açúcar, em seus rótulos dizem que o pão é "sem gordura e sem açúcares" ou "com baixos teores de gordura". Tais pães são tidos por dietéticos, mas isso é uma inversão de valores. Em princípio, nós, a turma do Açúcar Zero, queremos o pão normal e não adulterado pelo açúcar.

Dizer que o pão não contém açúcares é uma informação mentirosa. Se o pão é feito de trigo, e a gente sabe que trigo é um polímero de glicose, e glicose é um tipo de açúcar, logo é impossível um pão sem açúcares. O certo é dizer que o pão não contém açúcar e ponto final. Aliás, mais certo ainda seria que o pão normal não mencionasse nada no rótulo, e que o pão adulterado assumisse que contém açúcar. Gordura, repito, é alimento, e a deficiência de gordura no pão você corrige em casa, passando manteiga, azeite ou outro alimento lipídico.

Chocolate com pimenta

Em 1520, Montezuma, imperador asteca, mandou servir ao invasor espanhol, Hernan Cortez, uma estranha bebida.

Essa bebida, desconhecida no Velho Mundo, era o chocolate, chamada pelos astecas de *kaj-kab* ou *kakahuatl* (água de cacau). A bebida era obtida a partir da torrefação e trituração das sementes de cacau entre duas pedras. Havia duas versões do chocolate, uma doce, com mel de abelhas, e outra aromatizada, com pimenta vermelha. Os astecas conheciam também a baunilha, usada para melhorar o paladar do chocolate.

Os espanhóis levaram a novidade alimentícia do Novo Mundo para a Europa e lá o chocolate foi adulterado: acrescentaram o açúcar e tiraram o mel. Isso ainda no século XVI. Essa operação desastrosa para a humanidade foi um momento importante do avanço da ditadura do açúcar por causa da enorme popularidade alcançada pelo chocolate. Depois da Espanha, onde surgiu a primeira fábrica, em 1580, e onde a fórmula da bebida era segredo de Estado, o chocolate chegou à Itália, em 1606. Maria Teresa, esposa de Luís XIV da França, servia a bebida na corte. Na Inglaterra, a primeira casa de chocolate surgiu em 1657, e por essa época a bebida já era popular na Holanda. Em 1828, o holandês Joannes van Houten inventou um método de extrair a manteiga de cacau e, na segunda metade do mesmo século, nascia o chocolate ao leite, resultado da mistura de leite condensado e chocolate.

Originalmente, portanto, o chocolate não tinha açúcar, era temperado com mel, baunilha ou pimenta. A quantidade de açúcar do chocolate ao leite é um mistério tão grande quanto a quantidade de açúcar do leite condensado. O chocolate contém uma substância chamada teobromina (muitos conhecem porque a propaganda é muito grande). Esse alcaloide, dizem, aciona a serotonina, um neurotransmissor do cérebro que dá "um barato", uma sensação de bem-estar. Daí a figura do chocólatra, o viciado em chocolate.

O açúcar do chocolate se esconde atrás da teobromina. É um caso típico de gato escondido com o rabo de fora. A quantidade de teobromina na pasta de cacau é de 1,25 por cento, e a do chocolate é menor ainda. A quantidade de açúcar é de aproximadamente 50 por cento. O açúcar também desequilibra a produção de serotonina e é formador de hábito. Como saber se o barato do chocolate deve-se à teobromina ou ao açúcar? Segundo a indústria da doença, o problema do chocolate não é o açúcar, e sim a gordura. Daí a existência de chocolates dietéticos com baixo teor de gordura. Mas o chocolate original que os astecas consumiam era feito com manteiga de cacau e tudo, e eles eram fortes e saudáveis. A gordura, como vimos, é o boi de piranha da civilização do açúcar.

Você sabia que dos três tipos de chocolate em barra disponíveis no mercado, o comum, o *diet* e o branco, um é adulterado, o outro é falsificado e o terceiro nem chocolate é? Já vimos que o chocolate original descoberto pelos astecas era feito com mel; o chocolate que nós conhecemos foi adulterado com açúcar. A quantidade de açúcar usada na fabricação de chocolate, segundo um antigo manual de bromatologia, do professor Alberto Coelho Magalhães Gomes, chega a 48 por cento. Para fabricar um chocolate dietético, alguns fabricantes, ao trocar a montanha de açúcar que adultera seu chocolate por uns pingos de adoçante químico, aproveitaram o ensejo para adicionar aveia. Chocolate com aveia, ainda segundo o manual de bromatologia, é chocolate falsificado. Quanto ao mal denominado chocolate branco, não passa de manteiga de cacau com leite e açúcar. É uma mentira. E não poderia sequer ser chamado de chocolate.

Voltando ao manual de bromatologia: ele menciona uma lei brasileira da época – o livro é de 1927 –, segundo a qual não era permitido que se chamasse de chocolate um produto que contivesse mais de 68 por cento de açúcar. Conhecendo bem o capitalismo selvagem, certamente essa lei foi feita para impor um limite no teor de açúcar adicionado ao chocolate. Esse teor altíssimo ainda é mantido por resoluções atuais da Anvisa. A revista *Veja*, na edição 1.836, de janeiro de 2004, traz matéria sobre chocolates finos, coisa de *gourmets*. Diz que é modismo, mas que muitos estão dando ao chocolate o mesmo tratamento dos vinhos finos: um objeto de prazer gustativo. Os produtores desses chocolates artesanais chamam-se *chocolatiers*, e os produtos são vendidos em chocolaterias finas a preços altíssimos. O mais caro custa 180 dólares o quilo. Ficamos sabendo por essa matéria que o "chocolate" que a maioria consome, em vez de manteiga de cacau é feito com gordura hidrogenada; a baunilha é sintética, feita provavelmente de petróleo; e usa-se até parafina e, menos mal, farinha de trigo. Na produção em escala utiliza-se também margarina, óleo de coco ou azeite de dendê. Agora o melhor da festa: os chocolates preferidos dos *gourmets* são os amargos, que têm entre 60 e 85 por cento de massa de cacau e "quase nada de açúcar". E no quadro "Como identificar um bom chocolate", a revista afirma que os produtos de má qualidade costumam "exalar açúcar", e que os piores têm "nódulos ou cristais de açúcar".

E, finalmente, a propósito do assunto chocolate, não poderíamos deixar passar em brancas nuvens um detalhe estelionatário. Alguém aí sabe a quantidade de açúcar dos mais famosos achocolatados encontrados nos supermercados? Uns 70 por cento? Um quilo de açúcar se compra com menos de um real; como podem 400 gramas de um achocolatado desses custar o que custam? O consumidor incauto paga chocolate e leva açúcar para casa. O movimento Açúcar Zero convoca os verdadeiros amantes do chocolate a fazer uma campanha para impedir legalmente que se chame de "achocolatados" esses produtos que são na verdade "açucarados". Enquanto isso não acontece, quem quiser chocolate de verdade deve procurar o pó que é vendido com o nome de cacau.

Cerveja com açúcar

A cerveja é uma bebida muito apreciada pela humanidade. Os sumérios, há 6 mil anos, já conheciam a cerveja, e foi com eles que os egípcios aprenderam a fabricá-la. Os gregos aprenderam com os egípcios, que, por sua vez, ensinaram aos romanos. Os romanos, ao expandirem seu império, levaram a cerveja para os bárbaros da Europa. A cerveja pode ser obtida de várias fontes, como trigo, centeio, sorgo, arroz e milho, mas seu aprimoramento ao longo da história elegeu como matéria-prima principal o malte de cevada. Desde antigamente, sempre se adicionaram à cerveja ingredientes para melhorar seu sabor e aroma, entre eles zimbro, hortelã, losna e mirto. Mas foi o lúpulo, a flor de uma liana europeia prima da maconha (família *Cannabaceae*) que se firmou como ingrediente *sine que non* da cerveja.

Cerveja de verdade, destarte, historicamente consagrada, é aquela que tem por base malte de cevada, lúpulo, fermento e água. A cevada é o cereal a ser germinado e parcialmente torrado, o lúpulo é o princípio amargo, e a enzima *Saccharomyces cerevisiae* transforma o amido da cevada em álcool e gás carbônico. Por causa da grande popularidade alcançada pela cerveja, ela passou a ser vítima de muitas falsificações. Para garantir sua qualidade, o duque Guilherme IV da Baviera, em 23 de abril de 1516, aprovou a Lei da Pureza (*Reinheitsgebot*) que determinava como ingredientes da cerveja a cevada, o lúpulo e a água. A levedura tinha um papel no processo, mas ficou incógnita até a entrada em cena de Louis Pasteur. Essa lei está em vigor até hoje na Alemanha. Depois da revolução açucareira, a cerveja tem sido assediada, para efeito de fraude, por produtos derivados da cana-de-açúcar. Mas isso não tem acontecido sem resistência. William Dufty relata alguns episódios patrocinados pelos amantes da verdadeira cerveja ocorridos no século XVII:

> Os provadores derramavam a bebida suspeita sobre um banco de madeira e se sentavam bem em cima da poça com suas calças de fundilhos de couro. Decorridos o tempo e a evaporação apropriados, o provador se levantava do banco. Se o *derrière* de couro aderisse à madeira, o fabricante estaria em apuros por ter adicionado açúcar à sua cerveja. O cervejeiro descoberto poderia ser atado a um pelourinho ou expulso da cidade.[1]

A lei que rege o universo das bebidas no Brasil, entre elas a cerveja (mas não o vinho, veremos depois) foi recentemente atualizada; especificamente, o Decreto 6.871 que regulamenta a Lei 8.918, de 14/7/1994, foi aprovado em 4 de junho de 2009. Esse decreto é exatamente o contrário da Lei da Pureza alemã e legitima a adulteração de cerveja no Brasil, e ainda garante o anonimato do famigerado do açucareiro. Para garantir o anonimato do açúcar, não mencionando sua presença no quadro de ingredientes do rótulo da cerveja, o Decreto 6.871 criou uma figura que é uma verdadeira aberração jurídica. Além dos clássicos "ingredientes" e "aditivos", inventou o enigmático "coadjuvante de tecnologia", ou "adjunto cervejeiro" para os íntimos. Uma verdadeira carteira de identidade falsa para o açúcar. Segundo o Artigo 2º:

> Coadjuvante de tecnologia de fabricação: a substância ou mistura de substâncias empregadas com a finalidade de exercer ação transitória em qualquer fase de elaboração da bebida, e dela retirada, inativada ou transformada, em decorrência do processo tecnológico utilizado, antes da obtenção do produto final, podendo, no entanto, resultar na presença não intencional, porém inevitável, de resíduos ou derivados no produto final.

1 DUFTY, W. Op. cit. p. 36.

O objetivo desse juridiquês caviloso e abstruso é criar mais uma máscara para o açúcar. Como os carboidratos estão com o filme queimado, o açúcar agora vai posar de adjunto cervejeiro, espécie de *deus ex machina* que adultera a cerveja, sem precisar aparecer com a própria cara no rótulo. A presença dessa aberração legal, inclusive, permite que mesmo as cervejas "puro malte" sejam fraudadas e continuem ostentando a marca de pureza porque a lei garante que açúcar não é ingrediente nem aditivo. Para tirar essa dúvida, interpelei o serviço de atendimento da cervejaria Heineken e obtive a seguinte resposta:

> "Na composição da cerveja Heineken, não utilizamos adjuntos como milho e arroz, usados como fonte complementar de amido. Esclarecemos, porém, que o açúcar, embora em menor quantidade, está presente em sua formulação.
>
> Atenciosamente,
> FEMSA Cerveja Brasil."

No Brasil, há uma dualidade de poderes entre a Anvisa e o Ministério da Agricultura. A Anvisa não dá palpites quando o assunto é açúcar e bebidas. E mesmo no âmbito do Ministério da Agricultura, há coisas estranhas. Não existe uma lei única que trate das bebidas em geral; há uma lei para o vinho (Lei 7.678) e outra para a cerveja (Lei 8.918). O Decreto 6.871, que regulamenta a Lei 8.918 e foi aprovado no mês de junho de 2009, parece ter sido feito às pressas, pois contém contradições. O artigo 36, parágrafo 4º, diz que "parte do malte de cevada poderá ser substituído por adjuntos cervejeiros, cujo emprego não poderá ser superior a 45 por cento em relação ao extrato primitivo". Dois parágrafos adiante, essa determinação é contrariada: "quando se trata de açúcares vegetais [...] a quantidade máxima de açúcares empregados em relação ao seu extrato primitivo será: [...] Item II na cerveja escura, menos ou igual a 50 por cento em peso. O legislador tem de decidir se adultera a cerveja com 45 ou 50 por cento de açúcar. E o artigo que permite 50 por cento de açúcar ainda sapeca: "podendo conferir ao produto acabado as características de adoçante". Nossos parlamentares ficam devendo à sociedade a correção dessas distorções.

O brasileiro já consome em média entre 48 e 50 litros de cerveja por ano, e junto com essa cerveja toda vai muito açúcar para sua barriga, e isso é um problema de saúde pública. A quadrilha de adulterantes da cerveja, encabeçada pela sacarose refinada, é grande: açúcar invertido, glicose, frutose, maltose, corante natural caramelo e carboidratos tranformados. E a Anvisa sem poder avisar sobre os perigos à saúde. Infelizmente, a cerveja, por sua imensa popularidade, é um dos principais veículos usados pela indústria da doença para encharcar os brasileiros de açúcar. Como está todo mundo cada vez mais viciado em açúcar, os fabricantes de cerveja já perceberam que, quanto mais açúcar põem, mais vendem. Fica facilitada a aquisição de legiões de consumidores de cerveja entre a juventude já viciada em refrigerantes. A galera troca uma porcaria adocicada por outra.

Existe um movimento internacional chamado The Craft Beer Renaissance que luta pela vitória dos princípios contidos na Lei da Pureza do duque Guillherme IV. Convoco os brasileiros a militar nesse movimento, e que o lema da seção brasileira seja: Água suja de açúcar, não! Queremos cerveja!

Vinho com açúcar

Todos nós, brasileiros, estamos acostumados com os vinhos seco, suave e rascante; há também o *demi-sec.* Nunca fui de beber muito vinho; minha bebida preferida é a cerveja.

Tinha para mim que os homens preferiam vinho seco e as mulheres, vinho suave. Os muito machos ficavam com o rascante. Depois que fiquei diabético e passei a me ligar nessas coisas é que vim a descobrir que vinho suave é vinho com açúcar. O suave é enganador. Misturada ao açúcar, a bebida alcoólica se torna mais pesada, indigesta e capitosa (sobe à cabeça mais facilmente), e a ressaca é pior. Vinho de verdade é uma bebida obtida por fermentação de uvas – e só. Colocar açúcar no vinho é apenas mais um capítulo da história do avanço da ditadura do açúcar. Como diriam Célio Alzer e Danio Braga no livro *Falando de vinho*: "Em qualquer país, adicionar açúcar ao vinho é fraude".

No Brasil, o uso de açúcar pelos fabricantes de vinho era regulamentado pela Lei 6.678, de 8 de novembro de 1988. No final dos anos 1990, tramitava na Câmara dos Deputados um projeto de lei que pretendia "dar maiores possibilidades de correção do mosto em fermentação". A redação proposta para alterar trecho da lei vigente dizia: "Ao mosto em fermentação poderão ser adicionados, alternativa ou cumulativamente, álcool vínico, mosto concentrado, sacarose e xarope de sacarose invertida". O argumento usado para fundamentar a prática fraudulenta era "corrigir deficiências de açúcares na uva". Quem assinava esses argumentos era a Embrapa. Mas o Brasil, país no qual o sol é abundante, tem uvas mais doces que a Argentina ou o Chile. A verdade está na cupidez do empresário brasileiro, pois o açúcar é um produto químico barato que acelera a fermentação. E tempo, no regime capitalista, é dinheiro.

A avacalhação do vinho com açúcar teve início em 1799 e chama-se chaptalização, em homenagem a seu inventor, Jean-Antoine Chaptal. O uso de açúcar no processo de vinificação criou um problema que não havia no processo clássico de fabricação do vinho. O açúcar provoca um tremendo tumulto dentro das cubas de fermentação: a fervura provocada eleva a temperatura, o que estragaria o vinho e interromperia a fermentação. Para que as cubas não venham a explodir, elas são envolvidas com tubulações de etileno-glicol ou água gelada.[2]

Esse projeto de lei que alargava ainda mais o espaço de intromissão do açúcar foi aprovado sem vetos no Decreto 2.314, de 4 de setembro de 1997. Segundo tal decreto, o vinho suave é aquele que contém mais de 20 por cento de açúcar. Em vez de estipular um teto, a lei apontou um piso. Deve ter sido comemorada com uma festa no apê dos traficantes de açúcar. Mas nem tudo está perdido graças ao Mercosul. Acontece que argentinos e chilenos não permitem por lei a adulteração de seus vinhos com açúcar, e o Mercosul propôs como objetivo a ser alcançado pelo Brasil parar com essa prática. É por isso que os vinhos argentinos e chilenos são apenas tintos ou brancos. Hoje só bebo vinho argentino ou chileno. Por até menos de dez reais encontramos várias marcas de vinhos desses países nos supermercados ou nas casas especializadas.

Quanto aos vinhos brasileiros, os suaves ou secos mais baratos são honestos o suficiente para colocar no rótulo, entre os ingredientes, açúcar ou sacarose. Os de cinco reais para cima só admitem a presença de açúcar no tipo suave – convenhamos, vinho seco com açúcar só pode ser o samba do crioulo doido do Stanislaw Ponte Preta. O uso de açúcar deve melhorar o fluxo de caixa de quem fabrica o vinho doce, mas prejudica a qualidade organoléptica do produto final. Provavelmente, é o lixo químico do açúcar que torna o vinho nocivo à saúde. Os médicos pedem que se reduza o consumo de vinho a uma taça pequena por dia, mas desde os tempos antigos essa é uma bebida que se bebe em grandes canecos.

---

2 VIOTTI, Eduardo. *Guia dos vinhos brasileiros 2003*. São Paulo: Market Press, 2002, p. 13.

Açúcar para cachorro

Recentemente, descobri que a carne enlatada para cachorros e gatos não contém açúcar. Já sabia que carnes embutidas em geral – linguiça, salaminho, mortadela, *blanquet* de peru, presunto, etc. –, para uso humano, incluem açúcar. Acabo de examinar o rótulo de um produto para cachorro à base de carne que não leva açúcar. Ele é feito por uma empresa que também fabrica leite condensado. Qual a razão dessa discriminação? Tenho para mim que a explicação é a seguinte: se puserem açúcar na ração dos bichinhos, das duas uma: ou eles recusarão ou comerão e sofrerão as consequências – os dentes estragarão, ficarão obesos mórbidos e morrerão. A política da indústria da doença para os animais é diferente da que é usada para os seres humanos. Darcy Ribeiro morreu convicto de que viraria pó e não um fantasma errante a voar por aí. Mas ele continua vivo no que nos deixou, quando disse que no Brasil não se encontra nenhuma galinha abandonada, mas encontram-se crianças abandonadas nas ruas. A nutricionista Rebeca de Angelis teve sua atenção chamada para o fato de os bichos estarem sendo mais bem alimentados que as pessoas e escreveu: "Precisamos alertar a todos no sentido de oferecer ao homem uma alimentação de acordo com suas necessidades e suas atividades. Os veterinários e zootecnistas podem nos ajudar nessa tarefa".[3]

O líder comunista Luís Carlos Prestes, quando esteve preso durante o Estado Novo, foi submetido a tratamento degradante. Seu advogado, o doutor Sobral Pinto, entendendo que nem os bichos mereciam tal tratamento, apelou para a Lei de Proteção aos Animais. Vou considerar a possibilidade de apelar à Suipa, animal racional que sou, e requerer igualdade de direitos: os animais irracionais que estão tendo o privilégio de comer carne sem açúcar, ficando de fora da dieta açucarada patogênica que é imposta aos seres humanos.

3 ANGELIS, R. Op. cit., p. 18.

A falsificação de sucos de frutas

Na internet há um relatório da Associação de Licenciados em Ciência e Tecnologia de Alimentos da Galícia (Altaga) sobre o problema da adulteração de sucos de frutas por adição de sacarose. O texto considera falta de escrúpulos a adulteração e deslealdade comercial suscetível de punição. Mas dizem que isso não chega a constituir um problema de saúde pública e que eles estão interessados apenas no aspecto da venda de gato por lebre. O texto diz que as alterações mais frequentes são adição de água, açúcares, frutos de valor comercial inferior, extratos secundários de frutos e corantes.

Segundo o relatório, quando a mistura de açúcares adicionada tem uma distribuição de glicídios semelhante à das frutas que dão origem ao sumo, a adulteração não é detectável pela análise do perfil de açúcares do produto final. Os traficantes de açúcar, usando métodos de hidrólise controlada, obtêm xaropes de sacarose e de amido de milho com teores desejáveis de sacarose, glicose e frutose. Dessa forma, é possível adulterar facilmente sucos de frutas, uma vez que se consegue no caldo adulterado as mesmas proporções dos açúcares naturais dos sucos. Adulteram-se não apenas sucos, mas até polpas de frutas congeladas. O relatório discorre ainda sobre sofisticadas análises de laboratório que permitem descobrir se houve adulteração mediante detecção do teor de sorbitol, por exemplo, comparando-o com o teor normal da fruta.

Ainda segundo o relatório da Altaga,

> os açúcares adulterantes normalmente utilizados são a sacarose, o xarope de milho rico em frutose (XMRF), o meio de açúcar de cana invertido (MACI) e o meio de açúcar de beterraba invertido (MABI).

A ideia dos traficantes de açúcar é adicionar os tais xaropes adulterantes aos sucos de frutas industrializados sem mencionar isso nos rótulos e quiçá tascar um "sem adição de açúcar". Uma vilania dessas não é só um problema de saúde pública; é um problema de saúde moral, pois não há nenhum escrúpulo diante da possibilidade de lucro.

Maçã com açúcar

No site da Universidade Federal de Pelotas,[4] encontra-se o resultado de uma pesquisa a respeito da possibilidade de se produzir maçãs-fuji desidratadas em forma de palitos. Lá ficamos sabendo que uma maçã madura *in natura* contém 10,35 por cento de açúcares redutores (glicose e frutose) e uma presença apenas residual de sacarose, de 1,21 por cento. Um claro recado da mãe natureza de que o açúcar que ela quer que seus filhos consumam chama-se glicose e frutose. Depois de cortada em forma de palitos, desidratada e encharcada de açúcar do açucareiro, o teor de açúcares passa a ser o seguinte: glicose e frutose 49,58 por cento, sacarose adicionada 38,98 por cento. Resultado: os palitos de maçã-fuji terão aproximadamente 90 por cento de açúcares, serão verdadeiros palitos de açúcar. Depois que o número de crianças obesas aumentar, alguns nutricionistas virão com o seguinte papo: "Não se pode atribuir a obesidade a nenhum produto alimentar especificamente". A culpa será dos maus hábitos alimentares das crianças.

4 http://www.ufpel.tche.br

Café doce na merenda

Diante da inclusão do café no Programa de Alimentação Escolar, o Conselho Federal de Nutricionistas (CFN) solicitou um parecer técnico do professor Carlos Alberto Bastos sobre o assunto. A íntegra do documento está no site do CFN. Diante do parecer sobre a pobreza nutricional do café, o CFN pronunciou-se contra a inclusão. O café não é só insignificante em termos nutricionais; é uma substância mutagênica para animais de laboratório. Mas o pior não é isso. Café na merenda escolar seria mais um pretexto para aumentar a quantidade de açúcar já presente na merenda, o que é uma incógnita. Café forte, como é costume consumir no Brasil, é um verdadeiro cavalo de troia com a barriga cheia de açúcar que mandamos alegremente para dentro de nosso corpo. As consequências seriam mais cárie dentária e mais obesidade infantil.

Parabenizo o CFN pela postura contra o café, mas gostaria de desafiar essa entidade representativa dos nutricionistas a encomendar um parecer científico sério sobre o açúcar. Se o CFN for coerente com o que está dito em seu próprio portal na internet – "como nutricionistas, recomendamos para a alimentação humana apenas substâncias que contribuam na composição de elementos favoráveis à saúde" –, o açúcar será reprovado. Para mim, é uma substância teratogênica em seres humanos: macrossomia em bebês e cárie dentária, ou um ser humano totalmente desdentado não é monstruosidade? Só há duas alternativas diante da presença de açúcar na merenda escolar, ou melhor, na dieta humana: *condenação ou conivência*.

Você acha que isso não tem açúcar?

Algodão-doce – "Corre, corre, corre, curriola, vem chegando algodão-doce, algodão-doce", são os versos de uma alegre musiquinha para crianças. Algodão-doce é açúcar puro. É triste ver crianças atracadas com um palito com aquela couve-flor de açúcar colorida. Açúcar e corante, nada mais: é o que é algodão-doce. Bem que se poderia fazer um movimento para mudar a letra da música e pedir à curriola para fugir da cárie dentária e da obesidade infantil evitando o algodão-doce: "Foge, foge, foge curriola..."

Biscoitos de polvilho – Quem frequenta as praias do Rio de Janeiro ou o trem da Central do Brasil conhece e já comeu biscoitos de polvilho de uma conhecida marca. Há duas versões, doce e salgada, como anuncia o vendedor ambulante. São umas rosquinhas tão leves que, quando mastigadas, dissolvem-se e desaparecem na boca, e não enchem a barriga de ninguém. Desde meus 16 anos consumo a guloseima e sempre preferi a versão salgada. Outro dia, lendo as informações sobre os ingredientes do biscoito, vi que o sabor salgado levava açúcar. Descobri, 30 anos depois, do alto do meu diabetes melito, que o direito de você escolher entre sal e açúcar não existe.

Carne de charque com açúcar – Carne sem gordura e com açúcar. Como diriam alguns, é um pouco demais. De fato, acho que dessa vez a ditadura do açúcar foi longe demais. Nos supermercados encontram-se à venda, acondicionados em embalagens plásticas, pedaços de carne-seca ou de charque, só que *encharcados* de açúcar em vez de sal. O nome do produto é *jerky beef*. Devia chamar-se *junk beef* (porcaria de carne). Os fabricantes querem que você coma essa *coisa* a qualquer hora do dia, como quem come pipoca.

Cigarro – Um capítulo de *Sugar blues* é sobre cigarro e açúcar. O homem branco aprendeu a fumar com os índios.

Só que o tabaco usado no cachimbo da paz dos índios não era curtido em solução açucarada. William Dufty cita pesquisas que notaram que em países que não usam açúcar na fabricação de cigarros os casos de câncer são menores.

Creme dental – Algumas marcas são adoçadas com açúcar-álcool, especialmente o xilitol, mas outras, dirigidas às crianças, usam açúcar mesmo. Adoçar creme dental justamente com o substrato com o qual a cárie é produzida, dá para entender?

Empada – O amigo leitor prefere empada de frango, de camarão ou de palmito? Mas eu já vi mais duas opções: chocolate e romeu e julieta (goiabada com queijo). Esse é talvez o passo mais recente da ditadura da sacarose.

Figo seco – O figo seco é um troço melequento, mas todo mundo me dizia que é apenas o fruto desidratado. Tentei no Google relacionar figo seco com açúcar, mas não consegui. Finalmente, em uma delicatéssen, vi um pacote do produto importado e, nas informações nutricionais, estava lá: "*sugar*". Mais de 50 por cento do figo seco é açúcar do açucareiro. Se fosse para valer, deveria se chamar doce de figo.

Homeopatia – Será que os adeptos dessa medicina sabem que os glóbulos homeopáticos – os *pellets* – são preparados a partir de uma mistura de sacarose com lactose? E que a forma preferida, no caso de medicação para crianças, contém apenas açúcar?

Inulina – É um polímero de frutose, encontrado na raiz de alcachofra e no dente-de-leão. É produzida industrialmente a partir de sacarose. Nos supermercados já existe, à venda, leite longa-vida "com fibras". Essas fibras são a tal da inulina. Teria sido extraída da alcachofra ou é um polímero obtido da sacarose? Fibras sintetizadas em laboratório e adicionadas ao leite. Parece-me um tanto absurdo. Quem quiser fibra no leite pode adicionar germe de trigo, farelo de aveia ou de trigo, com a vantagem de estar se alimentando. Essa inulina aí, aposto, não deve significar nada. É apenas mais um passo no avanço da ditadura do açúcar.

Isomaltulose – É um tipo de açúcar presente em estado natural no caldo da cana. Industrialmente, é obtido a partir da sacarose com uma ajudinha da mesma enzima que trabalha na formação da cárie (glicosil-transferase) e utilizado na fabricação de doces e chicletes.

Linguiça, mortadela e presunto – Açúcar na linguiça?! É a reação espontânea da maioria das pessoas quando são informadas de que carnes embutidas em geral incluem açúcar entre seus conservantes.

Maionese – Segundo os dicionários, maionese é uma espécie de molho frio, feito de azeite, vinagre, sal, pimenta, mostarda e ovos batidos. Ou pelo menos era assim. Hoje a maionese comprada nos supermercados leva açúcar, certamente a título de conservante, para diminuir a acidez e também para dar um gostinho doce, já que está todo mundo viciado em açúcar.

Milho e ervilha em lata – Dois outros exemplos do avanço do açucaramento da dieta humana: aquela aguinha em que ficam afundados os grãos de milho ou ervilha (ou picles) contém açúcar.

Molho *shoyu* – A fórmula original do molho *shoyu*, tradicional molho de soja da cozinha asiática, não incluía açúcar. O molho *shoyu* também entrou na dança do açucaramento da cozinha da humanidade imposta pelos traficantes de açúcar. Esse molho, vendido aos brasileiros nos supermercados, está adulterado pelo açúcar. Já deixei de comer pratos japoneses por causa disso. Já há *shoyu* em versão *light* sem "sódio". Os fabricantes deveriam ter três versões do molho: a tradicional, sem açúcar, uma versão açucarada e outra sem sal. Quem sabe aparece.

Pão de batata – Outro dia, em uma lanchonete da vida, perguntei ao caixa se o pão de batata com recheio de queijo *cheddar* continha açúcar. Ele fez uma cara de espanto, pensou e disse que achava que não. Como eu disse que achava que sim, ele pediu a um colega para ir à geladeira e trazer o saco plástico com o bicho ainda congelado. Não deu outra: pão de batata-inglesa com recheio de queijo é recheado também de açúcar. Nessas mesmas lojas, o mate servido normalmente já vem açucarado; o anormal sou eu, que quero sem açúcar.

Pasta de amendoim – A pasta de amendoim, a tradicional *peanut butter*, é obrigatória na mesa do norte-americano. Lá na metrópole, o cidadão pode escolher se quer a iguaria com ou sem açúcar. Os supermercados de lá têm até máquinas de moer o amendoim na hora. Para os nativos daqui, o fabricante só empurra a versão açucarada.

Pizza de chocolate – Não bastando o fato de a pizza normal já estar adulterada pelo açúcar, resolveram radicalizar com a pizza doce. E o marketing é peso pesado. Nós, do movimento Açúcar Zero, recomendamos a velha pizza salgada, completamente isenta de açúcar e temperada com azeite de oliva.

Pizza, *ketchup* e mostarda – Quem entra em uma pizzaria e come pizza com *ketchup* e mostarda e toma um refrigerante talvez não saiba, mas comeu açúcar quatro vezes: na própria pizza, no *ketchup*, na mostarda e no refrigerante.

Salmoura – É aquela porção de água saturada de sal, usada na conservação de carnes. A essa altura do campeonato, acho desnecessário dizer que algumas salmouras encontráveis nos supermercados estão subvertidas pelo açúcar. É o fim da picada.

Sucralose – O caçula dos adoçantes artificiais é feito de uma mistura de açúcar (você não tem para onde fugir) com o princípio ativo da água sanitária. Patenteado, o processo consiste na troca de três grupos de hidrogênio-oxigênio da molécula da sacarose por três átomos de cloro.

Tomate, cebola e alho com açúcar – O açúcar decididamente já tomou de assalto a mesa da humanidade. Outro dia, em uma lanchonete de comida árabe, interpelei o garçom e ele confessou que a cebola frita leva açúcar para ficar com aquela cor de caramelo. Ainda na lanchonete leio os rótulos dos vidros de molhos de alho e de mostarda: todos mencionavam açúcar, e até o molho de pimenta entrou na dança.

Vinagrin – Caro leitor, você tem vinagre em casa? Pensa que tem, é claro. Vá à cozinha e confira; veja se é vinagre mesmo ou se está escrito em letras que não se destacam no rótulo o neologismo *agrin*. Trata-se de uma nova porcaria produzida pela indústria de açúcar. Quero meu velho vinagre de volta, feito de vinho fermentado.

Vitamina de abacate – Nossos vizinhos latino-americanos usam abacate em saladas temperado com sal e azeite. Adulterado com açúcar é coisa de brasileiro.

Xarope de milho – O velho e conhecido, aquele que parece mel mas não é, era obtido por hidrólise de amido de milho. Hoje o "xarope de milho" é metade xarope de milho e metade xarope de açúcar de cana. O xarope de milho é usado pela indústria de alimentos para adoçar bolos, sorvetes, biscoitos. Só fornece calorias; nenhum nutriente.

Essa lista é infindável. Praticamente todo alimento industrializado contém açúcar, a títulos mais variados, isso porque o açúcar é um produto químico muito versátil: ele conserva, dá textura, dá cor (caramelo), é usado como excipiente, acelera ou retarda a fermentação de pães ou o mosto de bebidas fermentadas – e até adoça. Os traficantes de açúcar descobriram, há um século, que o açúcar adicionado aos alimentos industrializados é mais fácil de ser empurrado goela abaixo da humanidade. Além de ser, segundo Rubens Ometto, o maior usineiro do mundo, 600 por cento mais lucrativo que a venda de açúcar destinado ao açucareiro doméstico.[5]

A produção brasileira de açúcar no exercício 2008/2009 foi 16 por cento superior à do ano anterior, totalizando 33,2 milhões de toneladas. Dessa produção, 20,8 milhões de toneladas foram destinadas à exportação (71 por cento na forma bruta e 29 por cento refinada). Ao mercado interno restaram 12,4 milhões de toneladas. O consumo interno divide-se em

5 Entrevista à revista *Exame* de junho de 2005.

doméstico e industrial, sendo que a indústria consome aproximadamente 40 por cento e os domicílios em torno de 60 por cento. O quadro a seguir foi desenhado pelo BNDES em 1995. De lá para cá, muita coisa mudou. O consumo de açúcar no Brasil cresceu muito em virtude do aumento da renda das camadas mais pobres, que passaram a consumir mais produtos industrializados.[6]

Distribuição da montanha de açúcar produzida no país

Consumo direto	65%	
Indústria	35%	Refrigerantes: 40%
		Chocolates, balas e biscoitos: 31,5%
		Alimentos: 10%
		Sorvetes: 5%
		Pães: 5%
		Outros: 4%
		Vinhos: 3%
		Frutas: 1,5%

Fonte: BNDS, 1995

6 Fontes: www.agencia.cnptia.embrapa.br, com informações organizadas por Carlos Vian da Esalq/USP, e www.agricultura.gov.br.

Capítulo 7

Uma substância bem versátil

"Açúcar é um veneno; não deixo isso entrar em minha casa, quanto mais em meu corpo."

Glória Swanson

A sacarose refinada – o popular açúcar – é um produto muito versátil para os químicos. Sua propriedade edulcorante é a mais sem graça de todas. Interessante mesmo são suas outras propriedades, algumas delas listadas a seguir. Veja só o que é possível fazer com algo que a humanidade vem comendo.

Plástico de açúcar

A partir de 3 quilos de açúcar é possível a produção de 1 quilo de matéria plástica biodegradável. Tal plástico é um polímero natural de glicose biossintetizado por bactérias comedoras de açúcar. O produto é dotado de características físicas muito próximas às dos polímeros sintéticos. A fábrica piloto (Usina da Pedra) fica em Serrana, no estado de São Paulo. O processo de fabricação é simples: as colônias de bactérias são alimentadas com açúcar, e, no organismo delas, ele é transformado em um polímero chamado PHB (poli-hidroxibutirato). Solventes especiais destroem a parede celular da bactéria e extraem o polímero que, após tratamento e secagem, é comprimido em forma de pastilhas para comercialização. A matéria plástica feita de açúcar degrada-se em um período de 6 a 12 meses, enquanto plásticos originados do petróleo levam de 40 a 200 anos, como o PET (polietileno tereftalato).

Explosivo de açúcar

O açúcar tem uma incrível propriedade geradora de energia. Por definição, explosivo é toda substância capaz de gerar, por meio de uma reação química brusca, um grande volume de gases, que são elevados a alta temperatura pelo calor desprendido na reação. A expansão dos gases produz a explosão. De acordo com o verbete sobre explosivos da *Enciclopédia Delta Larousse*, a decomposição de um explosivo nada mais é que uma combustão muito viva. Entre os combustíveis estão o carbono, o hidrogênio e o enxofre. O comburente é o oxigênio, geralmente fornecido por compostos químicos muito oxigenados: nitratos, cloratos e percloratos. Um explosivo pode deflagrar ou detonar. Deflagra quando a produção de gases é progressiva, com velocidade de decomposição compreendida entre alguns milímetros e algumas centenas de metros por segundo; e detona quando a velocidade varia de 2 a 7 quilômetros por segundo em uma onda explosiva. Exemplos de altos explosivos brisantes, ou rompedores, são o TNT, a dinamite e o algodão – pólvora. Os principais explosivos deflagrantes ou propulsores são a pólvora negra, as pólvoras sem fumaça e a "pólvora branca". Falarei apenas sobre as pólvoras negra e branca.

Pólvora negra é a velha conhecida de todos. Resulta da mistura em proporções variadas de salitre, enxofre e carvão. Pólvora branca é a pólvora feita com açúcar. Se a pólvora feita com carvão é negra, outra feita com açúcar só pode ser pólvora branca. Estou lançando o neologismo. Quando se misturam os cloratos e percloratos com substâncias facilmente inflamáveis, tais como carvão, enxofre, fósforos, açúcar, sulfetos e mononitrobenzeno (gosto de ver o açúcar entre seus pares), "obtêm-se pólvoras brisantes de grande violência na decomposição explosiva, muito sensíveis e perigosas", segundo informa a *Enciclopédia Delta Larousse*. Os livros de química atuais não tocam no assunto, mas livros antigos abrem o jogo: "O ácido crômico e o clorato de potássio, com aquecimento, oxidam vivamente o açúcar de cana com explosão".[1] E outro livro antigo diz que o açúcar, no escuro, quando quebrado ou friccionado contra um corpo duro, torna-se fosforescente.[2]

Uma outra bomba caseira de facílima confecção tem como ingredientes açúcar, cloro e água, sendo o cloro um suporte inerte que contribui apenas pelo volume. O perigoso mesmo é o açúcar. Leio ainda no site da International Labour Organization[3] que a simples mistura de açúcar refinado com o ar já resulta em um composto explosivo. As informações atuais dos rótulos de açúcar pedem para mantê-lo longe de produtos de limpeza e substâncias químicas. Ainda aqui o risco é de explosão também. E mais: os fogueteiros também usam o açúcar como propelente nos rabos de seus foguetes. Finalmente, pesquisadores da Universidade de Saint Louis, nos Estados Unidos, acabam de descobrir um novo uso para o açúcar: alimento de bateria para telefones celulares, computadores portáteis, etc. Segundo a orientadora da pesquisa, a doutora Sheley Minter, a vantagem do açúcar como alimento de baterias é que se trata de uma substância biodegradável. As baterias de açúcar são quatro vezes mais duráveis que uma similar de lítio.

1 TERRA, Barros. *Chimica orgânica*. Rio de Janeiro: Casa Leuzinger, 1936, p. 402.
2 NOBRE, F. Ribeiro. *Tratado de química elementar*. Porto: Lelo, 1933, p. 366.
3 http://www.ilo.org

Depois que descobri mais essa "virtude" do açúcar, substância altamente explosiva e perigosa, pergunto-me: como podem as mães dar essa pólvora branca para seus filhos? Ou melhor, como podem as autoridades da área de saúde permitir que isso aconteça? A acetona não se encontra mais à venda em farmácias porque é utilizável no refino de cocaína. Indago-me: o Brasil já realizou uma campanha de desarmamento da população. Não seria o caso de o Ministério da Defesa mandar retirar dos supermercados o açúcar, substância química que pode ser usada como alimento de baterias, componente de pólvora de alto poder de explosão em bombas caseiras, bombas de fumaça e até propelente de foguetes?

Carvão e diamante de açúcar

A partir de açúcar puro pode-se obter carvão, calcinando-se o açúcar em um recipiente de platina e, em seguida, fazendo-se uso de cloro para eliminar algum resquício de hidrogênio. O açúcar funde-se antes de decompor-se, liberando gases. Dá um carvão tão duro que risca o vidro, como faz o diamante.

Em 1893, o químico francês Henri Moisan (1852-1907), professor na Sorbonne e ganhador do Prêmio Nobel de Química (1906), conseguiu produzir artificialmente o diamante em cristais de meio milímetro ao cristalizar o carbono sob pressão no ferro coado em fusão. Para tanto, dissolveu em seu forno elétrico o carvão de açúcar no ferro coado fundido e arrefeceu bruscamente a massa em um banho de chumbo derretido; formou-se, assim, externamente, uma camada de ferro coado sólido, que mantinha no interior o ferro coado derretido, o qual tende a aumentar de volume quando se solidifica. Nessas condições, o carbono dissolvido separa-se a uma pressão considerável sob forma de diamante transparente, grafite e substâncias carbonadas.

Droga que causa dependência

Nos Estados Unidos, é comum ouvir-se *"I'm addicted to sugar"* (sou viciado em açúcar), o que quer dizer, de maneira simpática, que a pessoa é louca por doces. Até que o doutor Bart Hoebel, neurologista da Universidade de Princeton, provou que o popular bordão tinha foros de verdade. Pesquisas realizadas há alguns anos pela equipe de colaboradores do neurologista demonstraram que o consumo de alimentos açucarados desencadeia comportamentos similares aos de indivíduos dependentes de drogas.

O consumo de drogas estimula os receptores do *nucleo accumbens*, região frontal do córtex cerebral, a liberar altos níveis de opioides e dopamina, neurotransmissor responsável, entre outras coisas, pelo comportamento de busca de sensações de prazer, nesse caso, a busca por drogas. Como o núcleo também responde pela regulação do apetite, a equipe do professor Hoebel partiu do pressuposto de que determinados alimentos poderiam induzir a comportamentos semelhantes. A experiência consistiu em acostumar um grupo de ratos a uma dieta açucarada, enquanto outro grupo se alimentava de comida normal. Depois, suspendia-se abruptamente o fornecimento da dieta açucarada, ao mesmo tempo em que se administravam drogas que inibem a atividade do *nucleo accumbens*.

Comparados a ratos alimentados normalmente, os ratos viciados em açúcar apresentaram sintomas brandos de abstinência, como ranger de dentes, choro intenso e ansiedade.

Quando a dose de açúcar era novamente fornecida, os bichinhos comiam compulsivamente, consumindo um terço da ração diária na primeira hora. Experiências de laboratório revelaram que o cérebro desses ratos comedores de açúcar acusava um aumento acelerado dos receptores de dopamina, indicativo da dependência crescente da droga.

Focando em mudanças neuroquímicas cerebrais de longo prazo nas cobaias, Hoebel[4] percebeu mudanças significativas semelhantes àquelas produzidas por drogas pesadas, como cocaína, morfina e nicotina. O açúcar também provoca mudanças de comportamento. "Em certos modelos, a compulsão do açúcar causa efeitos de longo prazo no cérebro e aumenta a inclinação para tomar outras drogas mais fortes, como o álcool", disse ele. Hoebel pretende continuar suas pesquisas para melhorar a compreensão dos distúrbios alimentares:

> Nosso trabalho estabelece a ligação entre a definição tradicional de distúrbios ligados ao vício em drogas e o desenvolvimento de desejos anormais por substâncias naturais. Esse conhecimento poderá nos ajudar a pensar em novas formas de diagnosticar e tratar vícios nas pessoas.

Um detalhe: a ração açucarada usada nessas experiências com ratos continha 25 por cento de açúcar; o algodão-doce consumido pelas nossas crianças é 100 por cento açúcar.

Veneno para formigas

O doutor Paulo Timóteo Fonseca, ginecologista e obstetra, é autor do livro *Saúde e alimentação natural*, com base na medicina convencional. Em seu livro, ele relata uma experiên-

4 www.princeton.edu

cia interessantíssima levada a cabo por ele mesmo. Depois de perder a esperança de acabar com as formigas de sua cozinha por meio de seguidas dedetizações, ele orientou o pessoal da casa para manter o local sempre limpo, isento de qualquer migalha de alimento. E deixou de presente para as formigas um montinho de açúcar, que "ficava sempre repleto de formigas". Poucos dias depois, as formigas começaram a desaparecer, até que se tornou raro encontrar sequer uma formiga na cozinha. Nem no montinho de açúcar havia mais formigas.

> Não havia outra explicação. As formigas estavam morrendo envenenadas [...]. Resolvi definitivamente o problema das formigas na minha cozinha mantendo um montinho de açúcar no parapeito da janela.[5]

E conclui, como um pai extremoso: "Tomo sempre o cuidado de colocar esse veneno longe do alcance das minhas crianças".

Substância prejudicial para beija-flor

O beija-flor é uma poderosíssima máquina de queimar calorias. Um grama do corpinho de um beija-flor queima mais calorias em 24 horas que 1 grama do corpão de um elefante durante um mês inteiro. Seu coração palpita 480 vezes por minuto em descanso, e chega a 1.260 vezes por minuto quando em movimento. Em consequência, é o animal que mais assimila os alimentos. O beija-flor ingere de 6 a 30 vezes seu peso em alimentos e, para tanto, visita até 2 mil flores diariamente. Seu alimento é o néctar das flores, e esse costume de colocar nas janelas ou nos jardins um bebedouro de água com açúcar

5 FONSECA, P. T. *Saúde e alimentação natural*. Petrópolis: Vozes, 1987, p.140.

para atraí-los está acabando com esses pássaros. Na internet, vários sites, abundam explicações, as mais disparatadas possíveis: "Açúcar forma cristais que prejudicam o pássaro"; "A água com açúcar fermenta e cria fungos que causam infecção bucal"; "Os fungos causam micose ou câncer na boca do beija-flor, e o bichinho morre de asfixia por inchaço". Parece uma tentativa desesperada de arrumar um mito que desvie a atenção da verdade. O fato é que o néctar para o beija-flor é como o leite materno para um bebê, um alimento completo: contém, além de açúcares naturais, proteínas, gorduras, vitaminas e minerais. Segundo o médico sanitarista Luiz Fernando Figueiredo, do Centro de Estudos Ornitológicos (CEO) de São Paulo, "a água com açúcar não traz nenhum problema ao beija-flor". Mas admitiu que, se o beija-flor for criado em cativeiro e se alimentar exclusivamente de água com açúcar, "nesse caso ele terá uma queda de imunidade por desnutrição e poderá contrair infecções que o levarão à morte".[6]

Bomba de açúcar

Perdão, caro leitor de inclinação gastronômica, mas bomba de açúcar aqui não tem nada a ver com bomba de chocolate. Existe uma receita de uma bomba de fumaça de fabricação caseira. Quem quiser conferir a informação, ligue o computador, abra o Google e busque o assunto "açúcar + explosivo". Aparecerão endereços de várias páginas "educativas" com receitas de bombas de fabricação caseira cujo ingrediente principal chama-se açúcar.

---

6 Fontes: revista *Mundo Estranho*, nº 93, nov. 2009, p. 59; www.nutrociencia.com.br; www.lainsignia.org; www.portalsaofrancisco.com.br; familiapet.uol.com.br

Capítulo 8

Um bandido à solta

"O açúcar é, sem dúvida, o assassino número um na história da humanidade. O açúcar é o maior malefício que a moderna civilização industrial impôs à África e ao Extremo Oriente."

Georges Ohsawa

Açúcar com *green card*

A Food and Drug Administration (FDA), a agência do governo dos Estados Unidos que fiscaliza alimentos e remédios, é equivalente à nossa Agência Nacional de Vigilância Sanitária (Anvisa). O antecessor mais longínquo da FDA foi o Birô de Química do Departamento de Agricultura dos Estados Unidos. No início do século XX, o birô foi chefiado pelo doutor Harvey Wiley, que tinha inclinação a defender direitos dos consumidores. O doutor Wiley comprou uma briga com uma grande empresa fabricante de refrigerantes por causa de informações de rótulo e áreas de distribuição, mas perdeu. Ele tentou também fazer aprovar um conjunto de leis que assegurassem a pureza de remédios e alimentos por meio da proibição do uso de aditivos químicos, tais como sulfitos, ácido benzoico, dióxido de enxofre, sacarina sódica, etc., e ainda tornar obrigatório o uso de cereais integrais pela indústria de alimentos. Ou seja, o homem era um naturalista em uma agência governamental dos Estados Unidos, o caso típico do homem errado no lugar errado.

O final da história era previsível. O Birô de Química foi legalmente desativado, dando lugar à Administração de Alimentos, Drogas e Inseticidas, precursora da FDA.[1] No tempo do doutor Wiley, havia um grupo de jovens que fazia papel de cobaia para testar os aditivos químicos usados pela indústria de alimentos. Esses jovens ficaram conhecidos como Esquadra do Veneno, e o povo acompanhava com interesse, pela imprensa, os resultados das experiências. A FDA não deu continuidade a essa prática e, em vez dela, instituiu a lista GRAS (*Generally Recognized As Safe*), que arrolava todos os aditivos químicos, corantes, conservantes, acidulantes, antiumectantes, etc. reconhecidos, em geral, como seguros. Essa é a base legal da indústria de alimentos processados.

Por outro lado, a FDA publica uma lista de produtos proibidos quando há indícios laboratoriais de que são nocivos à saúde de cobaias animais. Os critérios da FDA em meados do século XX chegaram à beira do irracional por causa da emenda Delaney à lei de 1938, que tratava de substâncias cancerígenas que foram rigorosamente proibidas independentemente dos termos e da metodologia da pesquisa que provasse que determinada substância estava associada a câncer em animais de laboratório. Por isso, os ciclamatos, por exemplo, foram retirados do mercado com base em pesquisas nas quais se alimentavam ratos com quantidades do adoçante equivalentes a 500 vezes o máximo recomendado para consumo humano. Também apoiada na emenda Delaney, a FDA propôs a retirada da sacarina com base em experiências realizadas no Canadá, nas quais se administrava nas cobaias uma quantidade do produto equivalente ao consumo de 600 garrafas de refrigerante por dia a longo prazo. Isso fazia com que esses bichos desenvolvessem câncer de bexiga.[2]

1 DUFTY, W. Op. cit., p. 130.
2 KRALL, Leo P. *Manual do diabete de Joslin*. São Paulo: Rocca, 1983, p. 24.

Essa rigidez de critérios gerou muita polêmica, e os adoçantes foram posteriormente liberados para consumo até que, em 1971, a sacarina foi discretamente retirada da lista GRAS e seu uso ficou restrito à indústria de alimentos e bebidas dietéticos. O corante *red*, depois de largamente usado na fabricação de doces, bolos e sucos com o aval da FDA, em 1990 foi colocado na lista negra em virtude da denúncia da imprensa de que o produto era carcinogênico em animais de laboratório, segundo pesquisas independentes. Recentemente, a FDA aprovou para uso a sucralose, o mais novo adoçante artificial obtido de um troca-troca entre moléculas de cloro e de sacarose refinada. Com isso, a ditadura do açúcar ultrapassou seus próprios limites, conseguiu produzir um substituto não calórico para o açúcar usando o próprio açúcar como matéria-prima. Descoberta em 1976, apesar de estar sendo usada no Canadá desde 1992, muitos países europeus não aprovaram, até agora, seu uso. Não há até hoje estudo de longa duração sobre o consumo de sucralose por seres humanos. Em sua página da internet, o doutor Mercola diz que a sucralose estudada pela FDA tinha 2 por cento de impurezas constituídas de metais pesados, arsênico, metanol, mono- e dissacarídeos clorados e óxido de trifenilfosfina.

Em 1961, uma empresa de Ohio inventou e começou a comercializar um açúcar enriquecido de vitaminas. O produto continha iodine, ferro, vitamina C, quatro vitaminas do complexo B e 400 unidades de vitamina A. Um açúcar enriquecido com vitaminas e minerais provavelmente teria seu caráter danoso eliminado. Acontece que o sucesso de tal açúcar colocaria em xeque a indústria da doença, que se apoia na natureza patogênica do açúcar. "O que os traficantes de açúcar poderiam fazer? Combatê-los ou unir-se a eles?", questiona-se William Dufty, que conta essa história em seu livro; ele mesmo conclui: "O que aconteceu nas altas esferas da indústria açucareira nós nunca saberemos. A FDA interveio, e o açúcar vitaminado foi confiscado por estar incorretamente rotulado". Os fabricantes do açúcar enriquecido entraram na justiça contra a FDA e ganharam o caso, mas forças ocultas devem ter entrado em ação porque ninguém nunca mais ouviu falar em açúcar enriquecido de vitaminas.[3]

O doutor Robert Atkins disse que, se um dia fosse eleito presidente dos Estados Unidos, faria uma limpeza em algumas coisas em Washington, especialmente na FDA. Segundo Thomas J. Moore, autor de *A saúde do seu coração*, livro que denuncia o conjunto de pesquisas que levaram a medicina americana a demonizar a gordura e o colesterol:

> Em medicina, certas decisões políticas importantíssimas são tomadas segundo regras e procedimentos fundamentais que não são encontrados praticamente em nenhum outro setor da sociedade. [...] A pesquisa médica é comandada por entrosadas comissões de uma elite de médicos [...]. Dentro de uma especialidade, é um clube muito restrito onde os sócios são conhecidos por seus primeiros nomes.[4]

Decisões sobre a segurança medicamentosa das drogas vendidas à população, aprovação ou rejeição de subvenções de muitos milhões de dólares para pesquisas ou ainda sobre novas modalidades terapêuticas que devem ser adotadas em larga escala e o momento em que outras devem ser abandonadas são tomadas por uma aristocracia formada pelos professores das escolas médicas e dos hospitais de ensino. Essa elite médica compõe as comissões que aconselham a FDA. Pois bem: é a FDA, a poderosa agência do governo dos Estados Unidos da América, que garante que o consumo de açúcar é seguro para a saúde das pessoas, mesmo não sendo o açúcar um alimento, e sim uma substância química portadora de um lixinho químico tóxico, um agente químico conservante, um condicionador

---

3 DUFTY, W. Op. cit., p. 140.

4 MOORE, Thomas J. *A saúde do seu coração*. Rio de Janeiro: Record, 1994, p. 51.

de fermentação, alta osmolaridade, além de ser abrasivo e até explosivo, depletivo, irritante, acidificante, cariogênico, carcinogênico, bacteriostático, formicida, raticida, obesificante, causar dependência, etc., etc., etc., além de ser absolutamente desnecessário como componente da dieta humana. O mais curioso ainda é que o açúcar que tem carta branca é o refinado, o "puro". O açúcar mascavo, xodó do pessoal naturalista, é considerado pela FDA impróprio para o consumo humano por causa das sujeiras que contém.

O açúcar é o único produto químico adicionado a alimentos, bebidas e remédios que goza desse privilégio. O único aditivo químico acima de qualquer suspeita que está fora do alcance das leis específicas que controlam todas as outras substâncias químicas no que diz respeito a níveis de segurança toxicológica e índices de ingestão diária recomendáveis. Quando se trata de açúcar, vale sempre o criminoso "a gosto" para os bonecos de açúcar e, na maioria das vezes, o sofisticado "*quantum satis*" para a indústria de alimentos. Fica a pergunta: uma substância que seja adicionada a alimentos e tenha uma ação do tipo veneno lento, provocando permanente desequilíbrio no metabolismo e que enfim leve ao desencadeamento de doenças crônicas e degenerativas, começando pela cárie dentária, pode continuar tendo seus passos livres?

A indústria da doença e a ciência

A página do jornal *Valor Econômico* na internet reproduziu matéria divulgada pelo *Financial Times* segundo a qual 13 das principais revistas médicas internacionais denunciaram recentemente o crescimento da influência das multinacionais farmacêuticas sobre as descobertas científicas e publicaram advertências de que grandes lucros estão corrompendo os testes clínicos que envolvem seres humanos. As revistas, entre as quais *New England Journal of Medicine*, *Journal of the American Medical Association*, alertaram, em editoriais publicados simultaneamente, para o fato de essas grandes empresas fazerem uso de grupos de pesquisas privados, sem vínculos com o meio acadêmico, denominados de *contract research organizations* (CROs). Tais organizações prestam serviços mais baratos e menos independentes que as instituições acadêmicas.

Nos Estados Unidos, 60 por cento das dotações de pesquisa do setor farmacêutico foram destinadas às CROs em 2000. Segundo a denúncia, a supervisão dessas organizações de pesquisas privadas é insuficiente para assegurar o grau desejável de confiabilidade dos testes clínicos: "Os resultados dos testes podem ser engavetados, em vez de publicados, caso sejam desfavoráveis ao patrocinador do produto", advertem os editoriais. Os críticos dessa prática receiam que vantagens financeiras comprometam a objetividade dos cientistas e ponham os pacientes em risco. Essa denúncia é feita no momento em que o setor farmacêutico está sendo criticado por causa dos altos preços cobrados por medicamentos cruciais para salvar vidas em países pobres e também sofrendo processos e tendo de recolher medicamentos do mercado em virtude de problemas com efeitos colaterais de drogas para obesidade, diabetes, etc.

Tudo isso confirma o que já dissemos aqui: a indústria da doença tem em suas mãos a ciência, os governos e a literatura, inclusive a científica. Em todo caso, a Associação Médica Americana exortou universidades e hospitais a exigir que seus pesquisadores revelem todo e qualquer interesse financeiro que possam ter em produtos submetidos a testes clínicos. As 13 publicações também se comprometeram a elevar seus próprios padrões de publicação e pesquisa. *Meno male*. Segundo pesquisa realizada em 2002 na Finlândia, a prática de uma dieta pobre em gordura e sacarose e rica em fibras, combinada com exercícios físicos, pode evitar 60 por cento de novos casos de diabetes. Tal combinação também reduz a pressão sanguínea. O estudo foi conduzido pelo Instituto Nacional de Saúde Pública da Finlândia e acompanhou 500 finlandeses por um período de dois a seis anos. O objetivo da pesquisa, a prevenção do diabetes, segundo o professor Jaskko Tuomilehto, responsável pelo trabalho, "não é um tópico *sexy* no mundo da pesquisa médica, e, por mais incrível que possa parecer, ninguém pede ou deseja financiar um estudo como esse", declarou ele à agência Reuters. Esse fato deixa claro como muitos ramos da ciência subordinam-se ao sistema geral da indústria da doença. Se o doutor Tuomilehto, em vez de se preocupar com gordura, simplesmente eliminasse da dieta do grupo pesquisado a sacarose, teria obtido, em vez de 60 por cento, 100 por cento de sucesso.

A luta para largar o açúcar

Livrar-se do açúcar não é muito fácil, já que nós vivemos o apogeu da civilização açucarada. O açúcar impregna de tal forma a dieta do ser humano contemporâneo que há uma tendência de as pessoas, e até médicos, acharem que se trata de uma missão impossível abolir seu consumo. De fato, se pensarmos em uma festa de aniversário, nas prateleiras de um supermercado, na merenda escolar, na vitrine de uma lanchonete, uma pessoa que queira evitar o açúcar encontra-se em maus lençóis. O pior de tudo é que "doce" está irremediavelmente associado a afeto. Doce é sinônimo de amor. As pessoas dão doces de presente: os pais aos filhos, os namorados entre si. A literatura universal e a Bíblia já consagraram essa relação. O problema é que o doce que é sinônimo de amor é o velho doce do mel. O açúcar é um substituto químico.

A ditadura do açúcar já tomou conta do espírito das pessoas: os próprios cidadãos, seu vizinho, seu colega de trabalho, seu(sua) namorado(a) se encarregam de defender e justificar essa ditadura. Conheço gente que defende com unhas e dentes o uso de açúcar, com os seguintes argumentos: "Todo mundo sabe que açúcar faz mal", "Ninguém é obrigado a comer açúcar", "Açúcar é para ser consumido com equilíbrio", "Basta consumi-lo e praticar exercícios", "Não se pode criar uma paranoia antiaçúcar", "A quantidade de açúcar que existe no pão e nos biscoitos é pequena". E fazem isso por amor, sem ganhar um centavo dos fabricantes de açúcar. Quando Lúcia Fávero disse, no tópico sobre menopausa, que é um vício fácil de abolir, ela certamente pensou apenas no açúcar do açucareiro, e não no açúcar infiltrado em quase tudo que entra pela boca.

Todos nós somos assediados pelo açúcar a toda hora: nas ruas, dentro do ônibus, trem ou metrô, no sinal de trânsito e nas barracas dos camelôs. A propaganda de porcarias açucaradas é maciça e intensiva. Em muitas situações na vida moderna, você está com fome e só tem diante de si duas alternativas: açúcar ou açúcar. Por causa disso, falo com naturalidade em ditadura. Vejam o que aconteceu com Wiliam Dufty quando resolveu largar o açúcar:

> Comecei a manhã seguinte com uma firme decisão: joguei fora todo o açúcar que tinha em casa. Depois, joguei fora tudo o que continha açúcar: cereais e frutas enlatadas, sopas e pães. Como nunca havia lido os rótulos com atenção, fiquei chocado quando vi as prateleiras vazias, e mesmo a geladeira.[5]

Duffty descreve uma cena cômica em que ele, igualmente imbuído do firme propósito de não comer açúcar, entrou em um restaurante e pediu sopa de frutos do mar. Terminada a refeição, ao se dirigir ao caixa para pagar a conta, viu nas prateleiras que a sopa era enlatada e continha açúcar! Droga! Para se livrar do açúcar, você tem de virar uma espécie de

5 DUFTY, W. Op. cit., p. 12.

detetive e leitor contumaz das informações dos rótulos, especialmente da lista dos ingredientes. Lembre-se de que eles são relacionados por ordem decrescente de quantidade. Já viu qual é o primeiro ingrediente da lista da lata do achocolatado? O problema é que o açúcar não é somente o agente adoçante do açucareiro. Alimentos industrializados em geral contêm açúcar, inclusive os salgados: biscoitos, massas, sucrilhos, milho e ervilha enlatados, pizzas e lasanhas congeladas, linguiças, presuntos, *blanquet* de peru... Enfim, quase todos os alimentos processados, inclusive os menos suspeitos, como molho de pimenta, maionese ou extrato de tomate.

E ainda tem o problema constituído pelo fato de o governo não obrigar os fabricantes de alimentos a mencionar a quantidade de açúcar adicionada ao produto. Em alguns deles, como leite condensado, *ketchup* ou achocolatado, a quantidade de açúcar deve ser imoral. É comum, ainda, não se mencionar que contém açúcar ou sacarose fazendo-se referência apenas a "carboidratos". Você é obrigado a virar um detetive paranoico. Outro dia, fiquei chocado ao verificar que frango a passarinho congelado e temperado continha açúcar. O pão que sempre comi, integral, de forma, continha açúcar. Hoje tenho de procurar a versão integral *light*, que mencione explicitamente "sem açúcar", ou melhor ainda "sem adição de açúcar", às vezes acrescido de "sem gordura" (em casa, eu corrijo essa deficiência passando manteiga no pão). A menção à gordura é um expediente para desviar a atenção botando a culpa nos outros. Recentemente, o sal também passou a aparecer como criminoso junto com o açúcar.

Missão impossível? Para mim, a missão é só aparentemente impossível: o que sustenta a dominação do açúcar é a desinformação, a mentira e a meia verdade. Uma boa campanha informativa ensejará o nascimento de uma consciência contra o açúcar. Todo mundo pensa em açúcar como alimento doce e natural. Quando as pessoas souberem o que é de fato o açúcar – um aditivo químico patogênico, cujo menor mal que faz é provocar cárie –, acredito que naturalmente todos começarão a abandoná-lo. Outro passo importante será a reabilitação da doçaria baseada em frutas desidratadas, mel e adoçantes. Antes do fatídico advento do açúcar na história, todos os doces eram feitos com mel, e estimulava-se o consumo das frutas frescas, que são o que de melhor existe em termos de doçura.

A culinária é um dos principais mecanismos de reprodução da civilização do açúcar. Existem, é claro, algumas culinárias alternativas: a naturalista, a de algumas religiões, a macrobiótica, que, umas mais outras menos, têm noção do mal que o açúcar faz. A culinária à base de mel precisa ser reabilitada, e um primeiro passo nesse sentido seria os profissionais de saúde informarem às mães que doce não é sinônimo de açúcar, e que com o mel é possível fazer uma doçaria que substitua a tralha açucarada imposta a toda a sociedade.

O uso de adoçantes vem crescendo mais por conta da luta contra a obesidade. Mas os adoçantes terão um papel importante na derrocada da civilização do açúcar e do fim da era das doenças crônicas. Fica faltando apenas o governo fazer sua parte com as seguintes medidas: baratear os alimentos saudáveis, isto é, sem açúcar; encarecer com impostos as porcarias açucaradas; proibir a propaganda; na parca propaganda permitida, obrigar a exibição de advertências do Ministério da Saúde; incluir nos livros de programas de saúde um capítulo que fale a verdade sobre o açúcar (ofereço-me para escrevê-lo!). Até o dia em que haja a "lei áurea nutricional" – a proibição definitiva de adição de açúcar nos alimentos. Se quiserem fabricar açúcar para misturar com cimento, nenhum problema. Para quem não sabe, o açúcar retarda a secagem do cimento, o que permite ao pessoal da construção civil uma margem maior de manobras.

Para mim, largar o açúcar foi uma alegria. Como com prazer redobrado meu pão sem açúcar e bebo com prazer triplicado minha cerveja e meu vinho sem açúcar. Abolir o açúcar ainda tem a vantagem de que vão para a lata do lixo, juntamente com o açucareiro, a cárie, a obesidade, o diabetes e outras doenças crônicas e degenerativas.

Capítulo 9

Medicina e açúcar

"Basta dizer que, enquanto ninguém questiona a existência de um componente genético para a resistência à insulina, a grande diferença entre o estardalhaço e as evidências concretas tem dificultado a identificação dos genes envolvidos. Consequentemente, a base genética da resistência à insulina e, por extensão, do diabetes tipo 2, permanece desconhecida."

Robins & Cotran

Os médicos e o açúcar

A maioria dos médicos não sabe o que é o açúcar. As razões são compreensíveis, a começar pelo fato de que médico também já foi bebê e se alimentou de mamadeira de mingau com açúcar preparada por sua mãe, comeu bolo de aniversário com guaraná, juntamente com seus irmãos e amiguinhos. E Freud já explicou quanto são marcantes as impressões que recebemos quando crianças. Os médicos também sabem sobre açúcar o que aprenderam nos bancos da faculdade. O festejado Guyton, por exemplo, diz que "existem apenas três grandes fontes de carboidratos na dieta humana normal. São eles a sacarose (açúcar de cana), a lactose e os amidos".[1]

Temos aqui um detalhe ao qual a medicina devia prestar mais atenção: qual seria o consumo de sacarose se não existisse o famigerado açucareiro? E o de frutose? A sacarose só é "grande fonte de carboidratos" sob a ditadura do açúcar. Não fosse a sacarose extraída de um capim adicionada aos alimentos, a

1 GUYTON, A. Op. cit., p. 624.

presença dela na dieta, aí sim, normal, seria residual, porque a própria natureza se encarrega de apresentá-la já convertida em glicose ou frutose. E a frutose natural no contexto dos nutrientes totais é também residual. A natureza deve ter boas razões para a administração moderada desses dois açúcares. Segundo Linus Pauling, já vimos isso, antes da dieta açucarada, a ingestão humana de glicose era de 300 gramas para apenas 8 gramas de frutose. A sacarose (50 por cento frutose) desequilibra terrivelmente o que seria o aporte natural desse açúcar dietético. Os livros de medicina não tratam do metabolismo da sacarose refinada em capítulo próprio, como é feito com o álcool; os médicos estudam o metabolismo dos carboidratos. O que acontece no organismo quando se ingere um copo de leite é bem diferente daquilo que acontece com um copo de leite com achocolatado. Mas o que é ensinado, nesse caso, é que o problema chama-se gordura.

Falta um capítulo nos livros de medicina que trate das virtudes patológicas do açúcar. Leio em uma enciclopédia antiga, só encontrada em sebos, a *Enciclopédia Brasileira Mérito*, o verbete *sacarismo:* "conjunto de fenômenos mórbidos, agudos ou crônicos, que resultam da ingestão exagerada de açúcar". Os fenômenos constatados assemelham-se aos do alcoolismo, "mas o mecanismo de sua produção é ainda mal conhecido", diz a enciclopédia. Mal estudado, digo eu. No filme *Super size me*, já vimos isso aqui, seu protagonista, Morgan Spurlock, depois de passar um período alimentando-se da dieta açucarada do McDonalds, teve seu fígado comparado ao de um alcoólatra pelo médico que o examinava, o que nos leva a crer que o açúcar é qualquer coisa parecida com um tipo de álcool em pó.

Leio o livro *Mecanismos básicos de doenças,* que trata de "patologia dos processos gerais" e estuda "as causas e os mecanismos das doenças e da interação de agentes agressores e reações do organismo". E me ocorre que o açúcar pode ser entendido como um *agente agressor* do organismo: produto químico barato, travestido de alimento, o açúcar provoca cárie e obesidade, desidrata, desmineraliza, desvitaminiza, acidifica, irrita mucosas do tubo digestivo, desequilibra o sistema glandular endócrino e osmolar e ainda inferniza todo o organismo com o fenômeno da glicação não enzimática de proteínas (GNP). Isso tudo não é razão suficiente para a sua inclusão nos livros de patologia? O metabolismo do álcool está lá. Qual a razão do privilégio para o açúcar? O mais interessante seria que fossem estudados os efeitos a longo prazo do consumo continuado da dieta açucarada, que, a meu ver, leva à obesidade, ao diabetes e a outras doenças metabólicas e degenerativas. Fico aguardando o lançamento do livro *Fisiopatologia do açúcar*.

Em livros médicos mais antigos, e até de puericultura, o açúcar sempre foi tido na mais alta conta. Hoje em dia, na era da medicina biomolecular ou ortomolecular e dos oligoelementos, o açúcar tem de ser deslindado até o último cristal enantiomorfo, dextrogiro ou levogiro. Na página de um professor de química na internet (www.rossetti.eti.br) está dito que o organismo humano somente digere açúcar na forma dextrogira encontrada na natureza. E o açúcar do açucareiro? E o açúcar "invertido"? Dos médicos estrangeiros, o que jogou mais duro com o açúcar foi Robert Atkins, e com certeza por isso mesmo sempre foi tido como uma ovelha negra da medicina americana. "Carboidrato assassino", era assim que ele se referia ao açúcar. Vale a pena recordar o momento em que o doutor Atkins *descobriu* o açúcar:

> No entanto, o que é mais espantoso são as provas que apontam para o açúcar [...] para o velho e simples açúcar que a maior parte das pessoas toma no café, come em doces, guloseimas e refrigerantes [...] como um dos principais fatores para as hipertensões, doenças cardíacas, cansaço e uma quantidade de outros males crônicos e comuns.

E o doutor Atkins assumiu como missão "ensinar como se livrar desse inimigo oculto em sua dieta". E ainda dizia: "O trabalho de descobrir onde o carboidrato assassino se encontra é fascinante".[2] Isso explica o anátema que caiu sobre ele, que continua sendo perseguido até depois de morto. Atkins, não obstante, considerava o açúcar um "carboidrato concentrado". A definição comum do açúcar como "alimento derivado" está completamente errada, pois o açúcar não é alimento e muito menos derivado ou concentrado. Trata-se de um composto que é *isolado* da cana-de-açúcar. Ao cabo dessa operação de refino, a sacarose deixa de ser alimento e entra para o time dos agentes químicos puros. O caldo de cana é um alimento, o melaço e a rapadura também podem ser chamados de alimentos concentrados. A sacarose pura não se enquadra mais no conceito de alimento. Da mesma forma que não podemos confundir o oxigênio puro com o ar que respiramos.

Os verdadeiros açúcares da natureza, a glicose e a frutose, não demandam hidrólise; já essa substância *precursora de açúcar,* que é a sacarose, antes de ser assimilada pelo organismo humano necessita de uma hidrólise depletora de nutrientes. A sacarose é ainda o substrato preferido das bactérias cariogênicas e é portadora de um lixinho químico, resíduo do processo de refino. O aporte calórico proporcionado pela glicose do açúcar provoca hiperinsulinemia. E essa glicose extra contribuirá ainda para o fenômeno da lenta glicação, oxidação e inflamação de todo o organismo. Já vimos no tópico sobre o excesso de açúcar que se trata de um conceito enganoso. Veja a seguir um flagrante de médicos diante do dilema do alto consumo de açúcar nos longínquos meados do século XX, quando o consumo de açúcar era a metade do que é hoje:

2 ATKINS, R.; LINDE, S. *A dieta da superenergia do doutor Atkins*. Rio de Janeiro: Artenova, 1978, p. 19.

> O açúcar não contém vitaminas nem minerais. É quase 100 por cento puro e proporciona gosto doce, necessário para realçar o paladar de muitas substâncias, como chocolate e sucos de frutas. Desta maneira, o açúcar facilita a ingestão de vitaminas e minerais que seriam, de outro modo, rejeitados como constituinte da dieta. Quando se conjetura sobre a influência que terá o tremendo consumo de açúcar sobre a incidência do diabetes no futuro, fica-se vacilante. Talvez nenhuma. Possivelmente, o tecido insular aumentará rapidamente a produção de insulina para satisfazer suas maiores necessidades. Existe pelo menos esta esperança.

Esse trecho foi extraído do livro *Os fundamentos farmacológicos da prática médica,* de John Krants Jr. e C. Jelleff Carr. Antes de o açúcar invadir a mesa da humanidade, não me ocorre nenhum alimento que tenha deixado de ser consumido por falta de açúcar. Ao contrário, a humanidade passou a consumir belas porcarias que, sem grandes quantidades de açúcar, seriam intragáveis. Quanto à postura diante do "tremendo consumo de açúcar", parece-me um tanto quanto discutível médicos ficarem torcendo pelas ilhas pancreáticas.

O vertiginoso "amigo" do doutor Fukuda

Açúcar, amigo ou vilão? Este é o título do livro do médico Yotaka Fukuda. O livro, segundo o *Jornal de Jundiaí on-line* (www.jj.com.br), "esclarece de uma maneira clara" (*sic*) de que forma o açúcar age no organismo humano. O interesse do doutor Fukuda pelo açúcar teve início por ocasião de sua tese de doutorado sobre o efeito do açúcar no labirinto (órgão responsável pelo equilíbrio). Ainda segundo a página do jornal, o doutor Fukuda é autor de três livros e mais de uma centena de artigos publicados em livros e revistas médicas, sendo 29 em revistas internacionais, e 53 orientações de tese de mestrado e doutorado. Com toda essa experiência na área médica, o doutor Yotaka Fukuda afirma que "o açúcar é amigo", o grande problema é o consumo "em excesso".

O caderno "Estilo" do referido jornal entrevistou o doutor Fukuda. Ele disse que o excesso de açúcar provoca hiperinsulinemia e que as principais doenças relacionadas ao açúcar são obesidade, diabetes tipo 2, hipertensão arterial, labirintite e dislipidemia. O doutor Fukuda esqueceu-se da cárie dentária, a mais popular epidemia provocada pelo açúcar. Mas, respondendo ao jornal, disse que para prevenir as doenças causadas pelo açúcar é necessário "reduzir drasticamente o consumo de açúcar e praticar exercícios físicos". Indagado sobre o açúcar mascavo, o médico diz que do ponto de vista de estímulo à produção de insulina há pouca diferença entre o refinado e o mascavo. Diz ainda que mel de abelhas ou qualquer adoçante artificial é melhor que açúcar, inclusive o aspartame, embora todos devam ser usados com moderação. O consumo de açúcar desde a infância, segundo ele, "arma uma bomba que irá explodir de três a quatro décadas após, na forma de infarto cardíaco, perda de visão, etc.".

Fukuda conclui dizendo que cada brasileiro anda consumindo 35 quilos de açúcar por ano e que o ideal seriam 7 quilos. Sete quilos de açúcar por ano equivalem a aproximadamente 20 gramas de açúcar por dia. Ora, tem gente usando essa quantidade de açúcar para adoçar apenas uma xícara de café. Mesmo limitando-me ao que o médico disse nessa curta entrevista sobre o açúcar, eu pergunto: com um amigo desses, alguém precisa de inimigo?

A tese do doutor Yotaka Fukuda é sobre alterações no funcionamento do ouvido interno provocadas por flutuações na concentração sanguínea de glicose e de insulina. O doutor Fukuda, juntamente com seu orientador de tese, doutor Luiz Mangabeira Albernaz, criou um modelo bioquímico para explicar de que forma a hiperinsulinemia – consequência do consumo de açúcar – acarreta distúrbios no labirinto, órgão responsável pelo equilíbrio. A contribuição do doutor Fukuda à medicina foi relacionar o consumo de açúcar à labirintite.

Portanto, quem gosta de comer açúcar deve prestar atenção aos seguintes sintomas: a manifestação clássica é a vertigem, com sensação de que tudo está girando, podendo ocorrer náusea e vômitos, taquicardia, suor frio e palidez. Entre as crises vertiginosas, suas vítimas sentem angústia, ansiedade, insegurança, depressão, pânico e até sensação de morte iminente. Junto com a vertigem surgem o zumbido no ouvido, a irritabilidade a ruídos e o risco de perda de audição. A tontura, além da giratória, típica da labirintopatia disglicêmica, pode manifestar-se como sensação de flutuação: as paredes, o chão e o teto parecem não estar fixos, aproximando-se ou se afastando. Outros sintomas, para finalizar, são enxaqueca, insônia e sonolência, vista embaçada e, claro, equilíbrio comprometido. Agora, o mais importante de tudo, o tratamento para essas mazelas todas: basta deixar de comer açúcar.

O doutor Yotaka Fukuda elaborou um interessante esquema teórico para explicar como o açúcar faz mal ao ser humano. Ele designou sua teoria como teoria dos três EN ou "Tresen" (*en*céfalo – sistema nervoso; *en*zimas – sistema digestivo; *en*dócrino – sistema glandular). O açúcar da dieta açucarada moderna age sobre esses três sistemas, ativando um círculo vicioso destrutivo. A seguir, a descrição do funcionamento desse mecanismo.

O açúcar age nos sistemas nervoso, digestivo e endócrino de forma intensa e sinérgica, um ativando o outro, originando um círculo vicioso. As porcarias açucaradas infelizmente estimulam todos os órgãos dos sentidos dos tolos, ou seja, estimulando o apetite e, consequentemente, a gula.

> Quanto mais açúcar se ingere, mais as células do intestino se adaptam às necessidades, secretando mais enzima sacarase, possibilitando absorção de quantidade cada vez maior de glicose, em tempo cada vez mais reduzido.[3]

Isso força a superprodução de insulina, que promove uma rápida transferência de glicose sanguínea para o interior das células, fazendo cair o nível de glicose. Essa hipoglicemia estimula a produção de glucagon, hormônio pancreático que, entre outras funções, ativa o centro da fome no cérebro, provocando a necessidade de comer mais açúcar. Para isso, estimula também a produção da sacarase. A nova ingestão de ração açucarada, por sua vez, provocará de novo a hiperinsulinemia, que é... o círculo vicioso movido a açúcar.

A popular vertigem, que até a tese do doutor Fukuda era tratada em seus sintomas, passou a ser atacada em suas causas. "Pacientes que estavam em tratamento por anos seguidos com medicamentos e até com cirurgia eram curados simplesmente evitando-se o açúcar", afirma o médico paulista. Para fechar com chave de ouro a participação do doutor Fukuda, vejamos o que ele diz sobre açúcar e alergia em seu livro. Alergia é uma reação do sistema imunológico a um corpo estranho ou a um agente agressor do organismo. Essa reação pode ser por contato, inalação, inoculação ou ingestão de moléculas ou substâncias com as células de nosso organismo. E o açúcar, "como um dos alimentos mais consumidos, é também uma das causas mais frequentes [de alergia]". Vítimas privilegiadas do açúcar são os bebês – uma tremenda covardia. A dieta açucarada empurrada goela abaixo dos bebês exige de seu corpinho uma quantidade de sacarase, a enzima específica para quebrar a molécula de

3 FUKUDA, Y. Op. cit., p. 67.

açúcar, que seu organismo não tem. A natureza não previu que o homem um dia adulteraria até alimentos de bebês com um produto químico nocivo e insuspeito só porque é doce.

Por causa disso, algumas moléculas de sacarose são absorvidas e incorporadas pelo mecanismo denominado pinocitose (envolvimento das moléculas de açúcar pelas células intestinais). O sistema imunológico estranha aquele subversivo infiltrado no corpinho do bebê e aciona o sistema de defesa. Nesse processo, são produzidas substâncias vasoativas, como serotonina e histamina, que, liberadas em grande quantidade, causam manifestações alérgicas em todo o organismo. Atenção quem tem bebê em casa: algumas manifestações alérgicas que podem ser causadas pelo açúcar: coceira, transpiração, furúnculo, vermelhidão, cera no ouvido, espirro, nariz entupido, edema, herpes, gengivite, afta, pigarro, tosse, rouquidão, respiração ruidosa, azia, má digestão, arroto, flatulência, fraqueza e palpitações no coração. Como vimos, o açúcar é um verdadeiro amigo da onça.

Açúcar e alimentação de bebês

Muitos livros de puericultura, até os mais consagrados, de autores brasileiros e estrangeiros, surpreendentemente parecem desconhecer os malefícios do açúcar para a alimentação infantil, principalmente dos bebês. Alguns indicam veementemente o acréscimo dessa substância aos alimentos, dizendo ser o açúcar muito importante na vida do bebê. Sobre os refrigerantes, dizem que é preciso "tolerá-los", mas o melhor é reduzir seu consumo. Quanto ao chocolate, o discurso já conhecido de ser "fonte de nutrientes" parece desprezar o fato de 50 por cento do chocolate ser açúcar puro. Um determinado livro faz uma ressalva ao açúcar "comum", que pode provocar diarreia, apesar de indicá-lo para o tratamento de constipação ou prisão de ventre em bebês com apenas 15 dias de vida, aumentando a quantidade de açúcar de uma colher de chá para até uma ou duas colheres das de sopa bem cheias para cada 100 gramas de alimentos. O doutor Aderbal Sabrá, em seu livro *Diarreia na infância,* fornece informações que dão para compor uma explicação do que acontece no ventre do bebê alimentado com açúcar:

> A ingestão excessiva de açúcar produz uma diarreia por mecanismo osmolar secundária a esse excesso de ingestão de substância osmoticamente ativa com aporte acima da capacidade digestiva e absortiva. A superdose de açúcar impõe uma carga osmótica ao intestino delgado, causando uma aceleração do trânsito e aumento do volume líquido luminal com consequente diarreia.

Ainda sobre o assunto, falando da intolerância aos hidratos de carbono em crianças, diz o doutor Sabrá: "A manifestação clínica é diarreia aquosa explosiva, distensão abdominal, flatulência, vômitos e parada do crescimento. A escoriação perianal é comum".[4] O hidrato de carbono em questão aí é o açúcar, chamado por um nome genérico pelo qual são conhecidos a batata, o arroz e o pão, mas que se diferencia deles por ser um agente químico agressor, o que explica o sofrimento das crianças que passam por esse problema. "A diarreia prolongada é consequência frequente da intolerância aos açúcares, e a acidose metabólica é complicação da diarreia", acrescenta o doutor Sabrá. Além disso, no cólon o açúcar é metabolizado por bactérias, produzindo ácidos graxos de cadeia curta e ácido lático, causando fezes ácidas, agravamento da diarreia, flatulência e dores abdominais. Em

4 SABRÁ, A. *Diarreia na infância*. Rio de Janeiro: Cultura Médica, 1982, p. 34.

um caso desses a solução é simples: basta zerar o consumo de açúcar para que o quadro mórbido desapareça.

Para saber se uma criança é intolerante ao açúcar, utiliza-se o teste de tolerância à glicose. Obriga-se a pobrezinha a ingerir uma solução a 10 por cento de açúcar e espera-se que ela não vomite. Vômitos são "ocasionais", segundo o doutor Sabrá. Para evitar esse inconveniente, ainda segundo o médico, introduz-se a água com açúcar diretamente no duodeno com auxílio de sonda. Tremenda covardia. O inerme e pequeno ser fica sem sua única defesa diante do açúcar: a possibilidade de vomitar.

Não é à toa que livros de puericultura trazem, além das indicações alimentares, um verdadeiro catálogo de doenças que acometem as pequenas e inermes vítimas da ditadura do açúcar. Há inclusive uma misteriosa forma de diabetes do recém-nascido que aparece e desaparece por encanto meses depois.

Você pega uma criança que acabou de sair da barriga da mãe e dá açúcar a ela: na mamadeira ou no xarope passado pelo médico. A resposta do corpinho inocente e indefeso do nenê a essa agressão é uma "diarreia ácida, distensão e dor abdominal", segundo o que nos diz o texto a seguir.

> O complexo sacarase-isomaltase também se distribui por todo o intestino delgado, porém em proporções decrescentes no íleo. Em quadros de ausência ou diminuição de atividade dessa enzima, frente à ingestão de sacarose, observamos a má absorção desse dissacarídeo, o que leva ao quadro de diarreia ácida, distensão e dor abdominal. Essas manifestações clínicas podem estar presentes já no primeiro dia de vida se a sacarose for ofertada como nutriente ao recém-nascido, quer seja através do uso de chás e leites adoçados com sacarose, ou de frutas e medicamentos na forma de xaropes que contenham este açúcar.[5]

5 RODRIGUES, A. F.; FAGUNDES NETO, U. "Síndromes diarreicas congênitas". Escola Paulista de Medicina.

Agressão? Sim. O que foi ofertado como nutriente simplesmente não é um nutriente, mas uma substância química nociva ao organismo humano. E também não se encontra essa substância em frutas. Uma fruta madura já apresenta a sacarose hidrolisada – em glicose, principalmente, e em frutose, em pequena escala. O que fica de sacarose é apenas um resíduo (1 por cento). Essa confusão entre um composto químico puro, isolado de um capim, e um nutriente contido em frutas caracteriza essa ciência torta que estamos vendo. O bebê que não aguenta a agressão do produto químico ingerido é visto como doente, culpado de ausência ou diminuição da atividade de suas enzimas. É ciência sob medida para atender os interesses da ditadura de pacote tecnológico do açúcar.

A ecologia clínica

A ecologia clínica, ou medicina ambiental, é uma tendência nova da medicina. Seus adeptos estão convencidos de que os fatores ambientais são de suma importância na etiologia das doenças, especialmente as crônico-degenerativas. O ambiente que deu razão ao surgimento dessa nova medicina é o ambiente da sociedade industrializada moderna: poluído, estressante, cheio de produtos químicos, com poucos espaços, etc. O doutor Theron Randolph, um dos fundadores da Sociedade de Ecologia Clínica, assim esquematizou as diferenças entre essa nova medicina e a convencional na introdução ao livro de seu colega Charles McGee, *Como sobreviver à tecnologia* (veja tabela na página 181).

No meio de um universo patogênico tão abrangente, qual seja o ambiente poluído da sociedade industrial, o açúcar quase desaparece. Para os ecomédicos, o açúcar é ruim,

Ecologia clínica	Medicina convencional
Doenças crônicas	Doenças agudas
Fatores ambientais	Mecanismos corporais
Aspectos holísticos	Aspectos analíticos
Diagnóstico e tratamento individualizados (demonstração de causa e efeito; evitar ou minimizar os agressores ambientais demonstráveis).	Diagnóstico e tratamento em massa (diagnóstico principalmente por meio de procedimentos laboratoriais; tratamento dos sintomas principalmente por meio de medicamentos).

mas está incluído no pacote dos carboidratos refinados como um figurante a mais ou em pé de igualdade com gorduras hidrogenadas, sal e aditivos químicos. Concordo no geral com a medicina ambiental, mas para mim o açúcar é o ator principal. Se o açúcar for retirado da mesa da humanidade, o grosso das doenças degenerativas desaparece; restarão sequelas, mas serão problemas menores. Uma generalização dessas, que faço com relação ao açúcar, não se pode fazer partindo de nenhum outro fator ambiental ou nutricional isolado. Ou alguém aí acredita que retirando da dieta o sal, a gordura, algum conservante, ou do ambiente a poluição sonora ou o forno de micro-ondas, isso faça com que um leque de doenças crônicas desapareça? Isso, infelizmente, só vai poder ser confirmado com o fim da ditadura do açúcar e o desmantelamento da indústria da doença, mas uma contraprova pode ser posta em prática, desde já, pelo leitor: retire o açúcar de sua dieta e observe o que acontece com o seu corpo.

> O consumo de açúcar refinado desloca alimentos mais nutritivos da dieta, e isso causa uma queda na ingestão total de vitaminas e minerais a níveis que levam ao vagaroso desenvolvimento de doenças degenerativas.[6]

6 McGEE, C. T. Op. cit., p.101.

Essa frase do doutor McGee mostra como ele é um homem de boa vontade para com o açúcar. O fato de o açúcar deslocar alimentos "mais nutritivos" quer insinuar, por acaso, que o açúcar é um alimento menos nutritivo? Ou que, como a quantidade de alimentos que o açúcar desloca não é tão grande assim, se eu comer um pouquinho mais de alimentos nutritivos fica tudo bem? Acho que a ecologia clínica, a despeito da sofisticação de suas posições, "passa a mão na cabeça" do açúcar. Para McGee, a culpa do açúcar no desenvolvimento das doenças degenerativas é indireta, e essas doenças surgem da carência de nutrientes. O que esta citação tem de bom é associar o açúcar às doenças degenerativas. Faltou McGee enxergar que o açúcar está *diretamente* ligado a elas. Não porque desloca nutrientes, mas porque causa danos ao metabolismo.

O doutor Joslin e o açúcar

A hipótese básica que sustento aqui é a de que a grande causa das doenças crônicas é a dieta humana envenenada pelo açúcar. Sobre isso, vejamos o que diz o doutor Elliot Joslin, verdadeiro papa da diabetologia durante todo o século XX. Joslin morreu em 1962, e a primeira edição do seu manual sobre diabetes é de 1918. Com a palavra o doutor Joslin: "Uma correlação interessante existe entre o tipo de alimento ingerido e a instalação do diabetes". Ele exemplifica com o famoso caso dos judeus iemenitas, vítimas de diabetes depois que foram trasladados para Israel:

> Quando ficaram expostos a uma dieta ocidental que consiste em açúcar refinado em grande quantidade e carboidratos em abundância, foram vítimas de diabetes. [...] Em comuni-

> dades africanas, [a incidência de] diabetes entre os nativos é rara até que o amido e o açúcar refinado sejam consumidos. Toxinas na dieta, o metabolismo orgânico ou um metabolismo autônomo poderiam todos desempenhar um grande papel (na instalação do diabetes), maior do que neste momento podemos saber [...] O mecanismo exato do papel da dieta na instalação do diabetes é desconhecido, mas a evidência de que a dieta está implicada na doença é muito sugestiva.[7]

Apesar de o doutor Joslin achar uma correlação interessante e a evidência muito sugestiva, o fato é que a ciência nunca fez uma pesquisa séria para pôr esse assunto definitivamente em pratos limpos. E trata-se de uma pesquisa barata – basta selecionar dois grupos e de um deles suprimir a sacarose da dieta; depois é ir conferindo os resultados. Nos anos 1980, o Harvard Nurse's Study acompanhou a alimentação de 90 mil enfermeiras americanas divididas em diversos grupos durante mais de quatro anos para concluir com estardalhaço internacional que a gordura animal causava câncer de cólon. O doutor Atkins pediu a um colega seu que telefonasse e fizesse a seguinte pergunta à equipe responsável: "Doutores, quais foram as conclusões a respeito de câncer de mama e do cólon e ingestão de açúcar?" Resposta: "Não examinamos esse assunto. Não achamos que tivesse relevância". Reação indignada do doutor Atkins:

> Noventa mil enfermeiras, minuciosamente estudadas, milhões de dólares dos contribuintes gastos em institutos nacionais de saúde, e eles não estudaram o açúcar! Não estudaram porque usaram antolhos, é uma maneira medíocre de fazer ciência.[8]

7 KRALL, Leo P. Op. cit., 24.
8 ATKINS, R. C. Op. cit., 2001, p. 211.

Anamnésia

Anamnese é a "historinha" que todo doente conta ao médico sobre sua própria doença – onde está doendo, desde quando, etc. A anamnese é importante para que o médico chegue ao diagnóstico. No caso do diabetes, a anamnese vira anamnésia (híbrido da anamnese do doente com a amnésia do médico). Tanto a história do diabético quanto a do obeso são uma só: uma história de comilança de açúcar na forma de bolos e doces. A anamnese do diabético revela a etiologia do diabetes, mas os médicos aprenderam na faculdade que a síndrome metabólica é de etiologia desconhecida. Daí o tabu que envolve o assunto. Reportagens sobre diabetes que aparecem com frequência em revistas e jornais apresentam essa característica interessante, ou melhor, esse paradoxo engraçado: o jornalista que escreve a matéria dizendo uma coisa, citando autoridades médicas, e os diabéticos, quando lhes dão a palavra, com seu discurso padrão: "eu era viciado em doces", "adoro sorvetes e bolos", "sou tarado por leite condensado". Como exemplo, cito o depoimento de Elizabeth Salgueiro à revista *Veja,* edição 1.787: "Sempre fui louca por doces. Nunca mais, porém, coloquei açúcar na boca. Às vezes, sonho que estou comendo chocolate e acordo com a boca salivando". O que está faltando para a solução desse paradoxo é a coragem de médicos e cientistas da nutrição para realizar as pesquisas necessárias. Daqui do meu canto sugiro humildemente a seguinte pesquisa: verificação das estatísticas de novos casos de diabetes em adultos e crianças, inclusive diabetes tipo 1, nos dias subsequentes a datas como Páscoa, dia de São Cosme e Damião e festas de final de ano. Podia-se pesquisar também o período posterior ao lançamento das garrafas de 600 mililitros e de 3 litros de um refrigerante. Minha hipótese é que um ovo de Páscoa comido inteiro por uma criança tem efeito semelhante ao de uma injeção de aloxana (substância usada para induzir diabetes em animais de laboratório), arrebentando de uma só vez com o pâncreas da pequena infeliz.

O "excesso" de açúcar

Já mencionei aqui a advertência do médico James Hurt, no longínquo ano de 1633, sobre o perigo do "consumo exagerado" de açúcar na Inglaterra, e a do doutor Yotaka Fukuda, autor da tese de doutorado de 2004 sobre os malefícios do açúcar à saúde das pessoas, que diz que o açúcar em si é "amigo" e que o problema é o "consumo excessivo".

O consumo de açúcar entre 1633 e hoje deve ter aumentado um milhão por cento. O médico inglês usa três expressões relativas ao excesso de consumo – grandes proporções, uso desmesurado e envolvimento demasiado –, uma verdadeira obsessão. O que explicaria essa ênfase toda? E por que o discurso dos médicos é o mesmo, apesar do enorme tempo que se passou e do aumento absurdo da quantidade de açúcar envolvida?

Houve um tempo em que o consumo de açúcar era semelhante ao consumo de cocaína: os privilegiados (reis, nobres e burgueses) lambiam uma carreirinha de açúcar e se davam por satisfeitos. Depois que passou a ser produzido no Novo Mundo em escala cada vez maior, o açúcar deixou de ser lambido em carreirinhas, pulou para os boticários, nos quais fez sucesso como xarope, e depois para a mesa, primeiramente como sobremesa e depois adoçando pratos antes salgados, como aquela gororoba portuguesa à base de galinha, arroz e muito açúcar, mencionada por Gilberto Freyre.

Quanto ao excesso de açúcar, médicos e nutricionistas têm o coração e a mente imbuídos desse conceito. Trata-se de um conceito enganoso, um expediente ideológico muito usado pela indústria da doença para permitir que o açúcar prossiga fazendo mal à humanidade. "Consumo excessivo" dá a entender que existe um consumo moderado ou equilibrado de açúcar. Na verdade, o açúcar é prejudicial proporcionalmente à sua ingestão: pouco açúcar faz pouco mal, muito açúcar faz muito mal. Se houver uma exceção a essa regra, ela diz que pouco açúcar pode fazer muito mal. Aos médicos é ensinado que o açúcar só faz mal quando consumido em excesso. Daí eu pergunto: qual o ponto de danificação do açúcar? Assim como o cigarro, é impossível dizer qual o mínimo de açúcar necessário para causar dano à saúde.

Qualquer quantidade de açúcar adicionada ao alimento é excessiva na medida em que açúcar é caloria pura desacompanhada de qualquer nutriente. Basta pensar que a quantidade de açúcar que circula nos cinco litros de sangue de uma pessoa adulta é 0,1 por cento, igual a um saquinho daqueles que são oferecidos nos botequins para a gente adoçar o cafezinho, apenas 5 gramas. E que esse nível de açúcar não pode subir (hiperglicemia) nem descer (hipoglicemia). Como exemplo, a quantidade de açúcar presente em um refrigerante de 600 mililitros equivale a *mais de dez* saquinhos de 5 gramas. Um absurdo excessivo. Desse modo, cada grama de açúcar adicionado significa quatro calorias inúteis a mais. Inúteis com boa vontade. São de fato calorias nocivas, que resultarão em cárie, desequilíbrio metabólico e obesidade. Cada grama de açúcar adicionado ao alimento significa, ao mesmo tempo, um superávit calórico e um déficit nutricional de consequências patológicas.

O teste de tolerância à glicose (TTG)

Sempre achei estranho esse teste. Por que não se testa a tolerância à glicose administrando-se um copo de suco de uvas bem docinhas (sem açúcar, claro)? Ou por que o teste de tolerância à sacarose não é feito com um copo de caldo de cana espremido na hora? O nosso corpo não tem a obrigação de ser tolerante a nenhum agente adoçante químico (caso do açúcar), nem a açúcar invertido ou glicose saída de um sacarificador, do qual deve ser extraída a glicose usada pela medicina.

Quando a medicina inventou de pesquisar o índice glicêmico dos alimentos (a capacidade dos alimentos de provocar aumento dos níveis de açúcar no sangue), o "alimento" escolhido como padrão foi a glicose (uma substância química pura). Acontece que uma dose de glicose pura provocava, em alguns pacientes, sintomas de náuseas, retardo do esvaziamento gástrico em virtude da alta osmolaridade da substância, que interferiam nos resultados. Posteriormente, adotou-se o pão branco, que provoca respostas fisiológicas diferentes da glicose pura. Um dia a medicina vai adotar o pão integral, quando sacar que o trigo refinado do pão branco é também um adulterador de resultados. A mesma lógica e o mesmo raciocínio deveriam valer para o teste de tolerância à glicose.

O doutor Aderbal Sabrá, em *Diarreia na infância*, cita pesquisa realizada por McNair e colegas com esquimós da Groenlândia. Os pesquisadores estavam interessados em informações sobre incidência de má absorção de sacarose, e o método utilizado foi o famoso TTG. O livro não dá mais informações sobre a pesquisa. Por que os esquimós da Groenlândia? Certamente, por ser um povo virgem no que respeita à dieta açucarada do homem civilizado. Esquimó come muita carne e gordura – aliás, esquimó significa "comedor de carne crua", pecha que lhes foi impingida pelos índios do Canadá. O esquimó chama a si próprio de inuíte, "o povo autêntico".

A pesquisa revelou 10,5 por cento de casos de intolerância ao açúcar, taxa "surpreendentemente alta" para o doutor Sabrá.[9] Isso prova minha teoria de que nenhum corpo tem a obrigação de tolerar nenhum veneno. Agora, faça o esquimó alimentar-se da nossa dieta açucarada e 20 anos depois, de acordo com a Lei Cleave, 10 por cento dos esquimós estarão diabéticos, 50 por cento com obesidade mórbida e 90 por cento com cárie nos dentes. Depois que o laboratório Merck informou que 29,7 gramas de sacarose ou 25 gramas de glicose industrializada matam um rato de um quilo de peso, para mim TTG é a mesma coisa que TTVR, teste de tolerância a veneno de rato. Tenho minhas suspeitas também quanto a esses números, que indicam uma glicemia normal na faixa de 80 a 100 mg/dl. Não seria a glicemia normal para o cidadão que se alimenta da dieta açucarada? Pelo menos os números para diagnosticar a hiperglicemia já foram mais altos. O aumento do açucaramento da dieta forçou os médicos a chegarem a um consenso a respeito de números mais baixos. No dia em que a dieta açucarada for abolida, certamente os níveis normais da glicemia serão mais baixos.

Atkins levantou suspeitas sobre o número escolhido para diagnosticar a hipoglicemia. Para ele, a escolha desse "número mágico" (45 mg/dl) atrasou por uma geração o progresso da medicina nessa área. Ainda segundo ele, a maioria dos hipoglicêmicos não atinge nível tão baixo, mesmo quando estão acamados por causa disso.[10] Entre os sintomas "que podem ser causados" pela hipoglicemia estão depressão, fadiga, irritabilidade, nervosismo, tonturas, dor de cabeça, desmaio, sudorese, mãos e pés frios, fala arrastada, sonolência, esquecimento, insônia, preocupações, confusão, ansiedade, taquicardia, dores musculares,

9 SABRÁ, A. Op. cit., p. 40.
10 ATKINS, R. C. Op. cit., 1977, pp. 73-75.

agressividade, indecisão, crises de choro, falta de concentração, contrações musculares, perturbações digestivas, síndrome de úlcera, medos e fobias, síndrome do pânico, comportamento suicida, convulsões, alergias, vista embaçada, vício em álcool e drogas, frigidez e impotência, falta de aproveitamento escolar, terrores, pesadelos e até perda de consciência.

Esse mar de sintomas é provocado pelo singelo consumo da dieta açucarada moderna, a qual, hiperinsulinizante que é, induz à hipoglicemia reativa. A solução Atkins indica: "uma dieta pobre em carboidratos"; isenta de açúcar, digo eu. Ainda hoje a medicina recomenda açúcar para casos de crise de hipoglicemia. *Mutatis mutandi* é como querer apagar uma fogueira jogando querosene em cima. O açúcar usado como remédio originará uma nova onda de insulinemia, que provocará nova hipoglicemia que demandará nova dose de açúcar. É o conhecido ciclo do açúcar. Desconfio também do fato de se considerar normal a presença de hemoglobina glicada até o limite de 8 por cento. Não seria a tal hemoglobina uma proteína aleijada pelo açúcar da dieta açucarada? Esses povos (cada vez mais difíceis de encontrar) que não fazem uso da dieta açucarada (como os índios perdidos na Amazônia ou os esquimós siberianos) possuem no seu sangue hemoglobina glicada? Para mim, trata-se, mais uma vez de medicina construída segundo os interesses da indústria da doença.

O fato é que esses parâmetros utilizados pela medicina são precários na medida em que se aplicam a uma humanidade com o metabolismo já alterado pelo consumo da dieta açucarada moderna. Eles têm mudado historicamente por causa do avanço do açucaramento da dieta. É a medicina *ad hoc*. Uma medicina orientada para lidar com os bonecos glicosilados da civilização do açúcar.

Açúcar e crime

Alexander Schauss, editor do *International Journal of Biosocial and Medical Research,* juntamente com sua equipe, demonstrou que menores delinquentes consomem mais leite (certamente com achocolatados) que os não infratores. E descreveu os efeitos nocivos do açúcar no comportamento das crianças. Duas instituições típicas da civilização do açúcar – o National Dairy Council e a Sugar Foundation – logo entraram em cena para abafar o assunto. O doutor Schauss é autor do livro *Diet, Crime and Delinquency.*[11]

Ao longo de 12 anos trabalhando no Tribunal Municipal de Ohio, nos Estados Unidos, Barbara Reed Stiff, observando o comportamento de delinquentes, elaborou uma tese sobre a bioquímica do crime. A quase totalidade das crianças hiperativas, deprimidas, rebeldes e até adultos violentos ou criminosos vive de porcarias açucaradas: cereais matinais, doces, refrigerantes, *fast-foods*, etc. Todos esses alimentos, segundo ela, agridem a mente, desnutrem e distorcem o comportamento. Barbara Stiff criou um programa nutricional baseado no elo entre alimentos e comportamento, que ajudou milhares de pessoas. Suas ideias e experiência estão no livro de sua autoria: *Food and behaviour – a natural conection* [Comida e comportamento – uma conexão natural].

Açúcar e lavagem cerebral

Há um artigo disponível no portal Sociedade Terra Redonda (www.str.com.br) sobre lavagem cerebral de autoria de Dick Sutphen. O trecho sobre "decognição", que é um dos processos usados a princípio para apagar o conteúdo do cérebro da vítima, diz que a primeira providência é afetar a capa-

11 Fonte: www.taps.org.br/violencia07.htm

cidade de atenção e vigilância. Para tanto, é necessário causar uma disfunção no sistema nervoso que torne difícil a distinção entre fantasia e realidade. Entre as armas fisiológicas frequentemente utilizadas para modificar funções normais do cérebro, uma delas é a administração de uma "dieta pobre" (biscoitos recheados, bolos, refrigerantes, etc.), justamente o que muitas pessoas comem durante a lavagem cerebral coletiva no horário nobre da televisão aberta. "O açúcar neutraliza o sistema nervoso", explica Dick Sutphen. O açúcar é o estupefaciente usado em lavagem cerebral. Será que o pessoal da Delegacia de Repressão a Entorpecentes (DRE) sabe disso?

Capítulo 10

Cárie: uma evidência incontestável

"Se o açúcar fosse denunciado dos púlpitos científicos como um pecado, essa atitude comprometeria seriamente uma cultura industrial que se sustenta mutuamente de alimentos e medicamentos."

Robert Atkins

O ponto fraco da ditadura do açúcar é a epidemia de cárie. É uma evidência incontestável dos malefícios do açúcar. Mesmo os mais aguerridos membros da tropa de choque do açúcar reconhecem, com clara má vontade, o papel do açúcar no processo da cárie. A sorte da ditadura é que a cárie não parece a doença infecciosa e crônica que ela é, e muito menos a mais disseminada epidemia, e nem sequer chama a atenção o que tem de humilhante para o ser humano a agressão que as cáries e a perda de dentes representam.

O ramo odontológico da indústria da doença também achou seu expediente ideológico diversionista que é considerar a vítima da dieta açucarada culpada de maus hábitos de higiene bucal. Ainda hoje há toda uma mitologia odontológica que engana muita gente, inclusive os dentistas, com explicações fantasiosas a respeito das cáries. Por outro lado, é do seio da própria odontologia que a verdade está emergindo, espero que para fazer submergir a dieta açucarada e a epidemia de cáries. Al Capone não foi preso pelo FBI, mas pelo imposto de renda. A ditadura do açúcar é mais difícil de ser atacada como causa de outras doenças crônicas, mas a epidemia de cárie pode ser o ponto fraco que, atacado, poderá por fim ao império do açúcar.

Açúcar e cárie dentária: a paranoia e a parafernália

O homem das cavernas, os esquimós da Groenlândia, os araucanos do Chile, os romanos do tempo de Júlio César, os ingleses do tempo do rei Henrique VIII, os pigmeus africanos, os franceses do tempo de Carlos Magno, os chineses da dinastia Ming – todos eles iam descansar, ou fazer amor, ou fazer a guerra depois de comer, fosse peixe cru, frango ou veado assados, ou uma tigela de arroz. Os nômades, depois que comiam, iam procurar outro lugar para ficar. O homem contemporâneo fica paranoico depois que come: "Preciso escovar os dentes!", e aciona a parafernália da higiene bucal. Nenhum dos povos mencionados escovava os dentes com flúor, e eles tinham dentes perfeitos. Por que será?

Há muito tempo que se desconfia da relação entre o consumo de açúcar e a formação de cárie. Gilberto Freyre e cronistas estrangeiros já haviam notado que, no Brasil colonial, o pessoal da casa-grande, que comia muitos doces, tinha péssimos dentes, enquanto os escravos das senzalas, que chupavam cana com os dentes, "tinham-nos brancos e saudáveis". Antonio da Silva Mello, em *Alimentação, instinto e cultura,* cita uma pesquisa motivada pela relação observada entre péssimos dentes comuns entre empregados de confeitarias, "exemplo clássico", segundo ele. Para essa pesquisa, realizada *in vitro,* empregou-se uma solução fermentada de açúcar sobre a coroa de um dente que foi capaz de atacá-la e torná-la áspera em um período de apenas 17 horas.[1]

1 MELLO, A. da Silva. *Alimentação, instinto e cultura*. Rio de Janeiro: José Olympio, 1956, p. 569.

Antonio da Silva Mello diz ainda que, segundo investigações feitas em crânios de poucos séculos atrás, em diversas regiões da Europa, as cáries eram raríssimas, "e isso apesar da diversidade de alimentação e da ausência de toda e qualquer utilização de higiene dentária". Por fim, cita uma pesquisa de Pedersen, que examinou o crânio de 25 groenlandeses anteriores ao século XVIII e encontrou seus dentes em estado admirável de conservação, com apenas 0,8 por cento de cáries. O médico americano Weston Price, autor de *Nutrition and phisical degeneration* [Nutrição e degeneração física], pesquisou e descobriu que o índice de cáries entre povos "primitivos" é de 1 por cento.[2] Ou seja, historicamente a cárie tinha uma presença residual na boca da humanidade. Não dava para chamar sequer de epidemia. Com o açucaramento da dieta, tornou-se uma pandemia.

Hoje é científico, sabe-se, sem sombra de dúvida, que a cárie dentária resulta da combinação de quatro fatores: dente, bactérias cariogênicas, açúcar (açúcar e não "açúcares" ou "carboidratos pegajosos" ou "fermentáveis") e tempo (deste ninguém foge). Quanto ao dente, acho engraçado considerá-lo um "fator de cárie", embora seja verdade que, se não fosse ele, não haveria cáries. A cariologia fala cavilosamente em dente "suscetível", o que deixa uma brecha para que existam dentes especiais que resistam ao assédio do açúcar. A participação dos microrganismos ficou demonstrada por pesquisas em ratos nascidos de cesariana e criados em câmaras assépticas; portanto, livres de germes. Nesses animais, não se formava a cárie, embora eles recebessem dieta cariogênica "rica em carboidratos". Se, entretanto, na saliva eram introduzidas bactérias, ao cabo de certo período apareciam indícios de cárie. Como contraprova, foi constatado que a cárie não aparecia quando a dieta cariogênica era levada diretamente ao estômago dos

2 MELLO, A. da Silva. *O que devemos comer*. Rio de Janeiro: Civilização Brasileira, 1964, p. 223.

animais, por meio de sonda. Em ambas as experiências, a separação dos termos do binômio carboidratos-bactéria levou a resultado negativo.[3]

O que faz com que os carboidratos tenham fama de cariogênicos é a presença do açúcar refinado. A sacarose é a única molécula capaz de produzir a placa bacteriana. Uma pesquisa barata e simples, que dispensa assepsia, sondas e cesarianas, colocaria isso em pratos limpos. Pegue dois grupos de ratos normais com as respectivas bocas cheias de dentes e de bactérias e a um deles forneça carboidrato açucarado e ao outro, carboidrato natural sem açúcar. As cáries aparecerão apenas nos ratos que se alimentarem da dieta açucarada.

As pesquisas sobre a "cariogenicidade" do amido, levadas adiante pelo doutor Lingström, até hoje iludem muitos dentistas, levando-os a crer que feijão ou banana causam cárie. Tais pesquisas usaram cobaias com salivação deficiente e raiz exposta. Nessas condições, as cobaias "podem desenvolver cárie". Na boca de uma pessoa normal, a queda no pH causada pelo amido é insignificante, não atingindo o nível crítico. O trabalho da saliva faz rapidamente o pH voltar ao normal, de modo que o carboidrato fermentável cariogênico não é o amido, e sim a sacarose. Todos os estudos de cariologia que não consideram separadamente a sacarose e os carboidratos fermentáveis, a glicose e os outros açúcares geraram conhecimento-lixo que serve para confundir dentistas.

O dente é a vítima. A bactéria mais popular é a *Streptococcus mutans*, tão generalizada na boca de todos (graças à dieta açucarada, veremos isso mais adiante) que constitui a flora bacteriana bucal. Em colônias chamadas de placas bacterianas, elas se fixam na superfície do dente com a ajuda do açúcar e produzem os ácidos orgânicos que desmineralizarão o esmalte dos dentes e depois os furarão. Em linguagem técnica, a bacté-

3 BOGLIOLO, L. *Patologia*. Rio de Janeiro: Guanabara Koogan, 1981, p.1.134.

ria cariogênica contém a enzima GTF (glicosiltranferase), que fermenta a sacarose e produz ácidos. Os monômeros de glicose e frutose resultantes da quebra do açúcar são rearrumados, formando PEC (polissacarídeo extracelular), que nada mais é que a conhecida placa bacteriana; e também são polimerizados em glicogênio e amilopectina, ou PIC (polissacarídeo intracelular), usados pelas bactérias como reserva energética para os períodos em que não ingerimos açúcar. Com isso, outras bactérias são atraídas para a festa, aumentando a espessura da placa e conferindo-lhe consistência gelatinosa e maturidade. Pronto, está armado o circo para a produção da cárie dentária. O personagem principal é o açúcar, pois sem ele o espetáculo não acontece. O açúcar é a condição *sine qua non* para que a cárie seja produzida.

É isso aí: você pode consumir quaisquer outros açúcares (frutose, glicose, galactose, maltose, lactose, mel, etc.) que com eles a *S. mutans* não consegue produzir cáries. É um caso pessoal: o parceiro dela é o açúcar refinado (ou bruto), e fim de papo. Sem açúcar na comida, você pode se dar ao luxo de jantar e ir dormir sem necessidade de escovar os dentes. E não terá pesadelos com cárie. As doutoras Marli Pugliesi Piccolo e Gláucia Garcia, do portal *Guia do bebê*, são conclusivas: "É impossível haver cáries na ausência de açúcar".

A causa da paranoia

Chama-se Curva de Stephan a representação gráfica do mergulho que o consumo de alimentos açucarados causa no nível de acidez bucal mensurado em pH. É conhecimento velho da cariologia (data de 1940), mas é de fundamental importância para explicar o que acontece na civilização do açúcar. Bastam apenas dez minutos (menos tempo que uma criança passa com um pirulito na boca) para que uma porcaria açucarada faça o pH bucal cair de 7 para 4,5 e leve quase uma hora para voltar ao normal. O nível crítico em que começa o processo de desmineralização dos dentes é um pH entre 5,5 e 5,7. Com isso, o açúcar oferece às bactérias cariogênicas uma larga margem de folga. Enquanto é necessária quase uma hora para a saliva fazer o pH voltar ao normal (com seu trabalho de limpeza e alcalinização), bastam apenas 15 minutos para que tenha início o processo de desmineralização do esmalte. Isso em um cenário idílico. Em trabalho disponível no portal Scielo chamado "Estudo preliminar do potencial cariogênico de preparações doces da merenda escolar através do pH da saliva", os pesquisadores Cristiane Lázaro e colegas, da Universidade Federal Fluminense (UFF), diante da queda do pH provocada pelo doce de leite, afirmaram: "O período de 60 minutos de testes não foi suficiente para observar o início da recuperação do pH".

Curva de Stephan

Variações de pH na placa dental resultado da metabolização do açúcar da dieta pelas bactérias presentes no biofilme dental

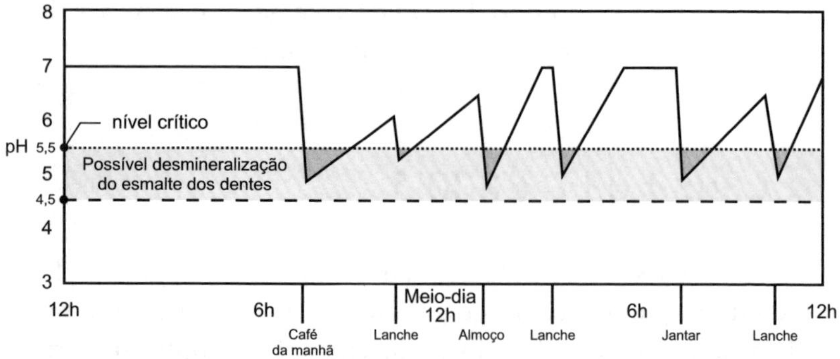

Fonte: Universidade Estadual de Campinas (Unicamp), Faculdade de Odontologia de Piracicaba

Esse fato é o que justifica a paranoia que manda escovar os dentes imediatamente após as refeições. Será que as crianças que chupam pirulito na rua em seguida procuram um banheiro para escovar os dentes? Mas o drama não para por aí. Após cada refeição ou lanche açucarado, esse mergulho do pH se repete, e isso faz com que o pH seja mantido abaixo do nível crítico. Representado-se graficamente, desenha-se uma verdadeira "gangorra" de Stephan.

A "montanha-russa" de Stephan é a acidez bucal que mergulha a cada refeição ou lanche a um nível que permite folgadamente o início do processo de desmineralização em apenas 15 minutos, ao passo que a saliva precisa de quase uma hora para fazer o pH voltar ao normal. Os bonecos de açúcar ficam paranoicos com as cáries e às voltas com a parafernália odontológica (escova de dentes, creme dental, fio dental, flúor, etc.). Com tudo isso, não há a eliminação das cáries, apenas uma redução tão insignificante em termos de economia nacional que deixa margem ao florescimento de uma pujante indústria de próteses, implantes, ortodontia e até clareamento a raio laser. No contexto da dieta açucarada moderna, o trabalho dos dentistas assemelha-se um pouco ao trabalho de enxugar gelo.

Tal situação esquizofrênica não existiria se não houvesse sacarose adicionada à dieta. O tempo de eliminação dos açúcares da boca varia de acordo com os alimentos. Frutas (mesmo as cítricas) e vegetais têm um tempo de eliminação de aproximadamente cinco minutos. A propaganda de marcas de creme dental e enxaguante bucal sobre a erosão ácida é enganadora. O principal fator de erosão ácida é o açúcar, que não é mencionado nos anúncios. O destaque é dado às frutas cítricas, ao vinho, enquanto os refrigerantes entram no final da fila sem especificar se são adoçados com açúcar ou adoçante. Uma dieta isenta de sacarose não oferece as condições necessárias ao aparecimento nem de erosão ácida nem de cáries. Quando o açúcar for parar na lata de lixo com açucareiro e tudo, a paranoia da higiene bucal e a parafernália odontológica irão junto.

A cárie de mamadeira com açúcar

Não sei por que a odontologia chama as cáries que destroem rapidamente os dentes de leite das crianças de cárie de mamadeira, já que a mamadeira não transmite cáries. É o conteúdo da mamadeira que importa. Durante décadas, dentistas e até pediatras foram enganados por falsas pesquisas que diziam que até a amamentação noturna causava cáries. No portal Scielo encontra-se disponível a pesquisa de Nilza M. E. Ribeiro e Manoel A. S. Ribeiro intitulada: "Aleitamento materno e cárie do lactente e do pré-escolar: uma revisão crítica".

Publicado originalmente no *Jornal de Pediatria*, esse trabalho mostra que não tinham fundamentos científicos as pesquisas que apontavam para a amamentação noturna como causa de cárie. Outras pesquisas revelaram que os dentes dos bebês não ficam aguardando uma fictícia janela de infecção cronológica. Se for ofertado açúcar ao bebê, as cáries aparecem já no primeiro dentinho de leite. É o açúcar presente no alimento dado na mamadeira o responsável pelas cáries. Quem tem filho recém-nascido, está esperando um ou pretende engravidar deve prestar atenção às palavras do cirurgião-dentista doutor Andrew Pacheco:

> Se não houver açúcar na dieta do bebê, os tipos de bactéria que vão iniciar a colonização sobre os dentes não são cariogênicos. Quanto mais tempo essas bactérias não cariogênicas puderem permanecer na boca, sem que as bactérias causadoras de cárie se estabeleçam, melhor. Os dentes vão

> se tornar mais fortes por meio de uma maior maturação do esmalte dentário. Os dentes, logo que erupcionam, são mais passíveis de se cariarem. O tecido dentário é mais poroso nessa época, menos mineralizado, e, portanto, se logo ao nascerem já houver açúcar na alimentação, a cárie se instala e rapidamente destrói os dentes. As bactérias normais da flora bucal vão competir e tentar impedir que as bactérias cariogênicas se instalem. Só vão perder [essa guerra] graças ao açúcar.[4]

A Organização Mundial da Saúde (OMS) define cárie como uma doença infecciosa crônico-degenerativa e chama a bactéria *Streptococcus mutans* de sacarose-dependente. Tal bactéria cariogênica é classificada pela moderna odontologia como "bactéria suplementar" (de população inferior a 1 por cento). O que faz com que ela se multiplique e seja promovida ao time das "bactérias indígenas", passando a ser dominante na flora bucal, é o ambiente proporcionado pela dieta açucarada moderna. É graças ao açúcar que acontece a colonização da cavidade bucal por essas bactérias. O *habitat* dessas bactérias é o ambiente ácido proporcionado pela dieta açucarada, e por isso elas são chamadas de acidúricas. Em seguida, o açúcar faz o papel do cimento que vai ajudar as bactérias a se fixarem na superfície dos dentes. E, finalmente, a quebra das moléculas de sacarose proporciona às bactérias os ácidos necessários à desmineralização do esmalte e os tijolos (os monômeros) com os quais a placa bacteriana e o estoque de energia são construídos. Ou seja, o açúcar primeiro cria o exército inimigo e, em seguida, oferece as armas para a produção da cárie dentária. Só o açúcar faz isso, nenhum outro alimento.

A *Streptococcus mutans* não faz segredo disso, é um ser mutante. Foi achada pela primeira vez na boca de um menino inglês comedor de *pretzels,* no início do século passado. Sou

4 PACHECO, Andrew. Op. cit.

da teoria de que tal bactéria jamais seria encontrada na boca de um menino ianomâmi. Os mutantes são uma espécie de aposta que a natureza faz quando há uma mudança nas condições ambientais justamente para produzir as criaturas que sobreviverão nas novas condições, que se revelam inóspitas. Desse ponto de vista teórico, a bactéria *S. mutans* seria filha do ambiente bucal ácido típico da civilização do açúcar. E, como o açucaramento da dieta humana é progressivo, têm surgido cepas mais agressivas ainda desse mutante acidogênico e acidúrico. O açúcar e a *S. mutans* foram feitos um para o outro, assim como a flor para o beija-flor.

A *Streptococcus mutans* é transmissível, e, no caso dos bebês, o agente transmissor é a mamãe, qualquer membro da família, amigos ou a babá que levaram essas bactérias, juntamente com beijos ou compartilhamento de talheres; basta o gesto de soprar uma colher com uma papinha ainda quente para que haja a transmissão. Aliás, o açúcar é tão cariogênico que não precisa sequer tocar nos dentes para provocar cárie. Charles McGee cita pesquisas sobre adição de açúcar refinado à ração de ratos brancos lactantes que foi seguida do surgimento de cárie quando os dentes nasceram. Também a injeção intra-abdominal de sacarose provocou aumento nas taxas de cárie. Isso se explica porque a resistência de um dente às cáries depende do metabolismo dental interno, sendo essencial, no mecanismo de defesa, a corrente de fluido da parte interna do dente. O açúcar provoca uma reversão na corrente normal de fluidos, debilitando o esmalte do dente e facilitando a vida das bactérias cariogênicas.[5]

E ainda dentro do capítulo do mal que o açúcar faz por vias endógenas, o inferno causado pelas proteínas glicadas (reação de Maillard) atinge quase todos os tecidos do corpo humano e não poderia deixar de incluir a boca. Proteínas gli-

5 McGEE, C. T. Op. cit., p. 82.

cadas são proteínas "aleijadas" depois de incorporar glicose por meio de uma reação simples na presença de oxigênio. Com sua estrutura modificada, essas células têm suas funções biológicas também alteradas e são responsáveis por diversas patologias. Os AGEs, produtos finais da glicação avançada de proteínas, em última instância comprometem os vasos capilares, o tecido conjuntivo, o colágeno, a hemoglobina, a membrana basal e, claro, os tecidos periodontais.

O edentulismo no Brasil

Só mesmo no Brasil ocorre o inusitado fato de dirigentes políticos exigirem que o povo (e também os soldados) tenha o direito de fazer três refeições por dia e de exibir um sorriso com a boca cheia de dentes, mesmo que sejam os dentes de plástico de uma dentadura, para forçar a vir à tona o grave problema da saúde bucal no país. A epidemia de cárie dentária é a mais disseminada e vergonhosa das que infelicitam a raça humana. Raro é o ser humano que tem seus dentes todos inteiros, já que a cárie dentária atinge a quase totalidade da raça humana. A ausência total ou parcial de dentes na boca é um verdadeiro crime.

Há um bordão que diz que a saúde começa pela boca, e de fato a cárie dentária abre a janela por onde passam muitas doenças. Uma pessoa desdentada tem a mastigação e a digestão dos alimentos prejudicados, o que pode levar ao desenvolvimento de doenças como úlceras gástricas, câncer de boca, labirintites, gengivites e periodontites (inflamação do tecido que fixa o dente e que pode levar à sua perda). Essas duas últimas podem ser causa de endocardite bacteriana (a doença do coração que mata). Aproximadamente 40 por cento dos casos dessa doença registrados no Instituto do Coração (Incor) têm origem em patologias da boca. O mesmo percentual, 40 por cento, dos casos de infecção hospitalar é de origem dentária. E finalmente o banguela é vítima de discriminação social: uma pessoa sem dentes tem dificuldade de competir no mercado de trabalho e até no mercado afetivo, tem sua dicção e sua imagem prejudicadas e consequentemente baixa autoestima. Um atentado à dignidade do ser humano.

Dá-se o nome de edentulismo, ou edentia, à ausência total de dentes observada na velhice. Não se sabe quantos brasileiros hoje não possuem um dente sequer na boca para contar essa triste história. O edentulismo tem um aspecto perverso, que é o mito vigente de que a perda de dentes nos velhos é consequência natural da idade. Em artigo publicado pelo *Jornal do Brasil*, em 5 de janeiro de 2007, dois secretários do Ministério da Saúde associam o edentulismo à velhice e ao consumo de bebidas alcoólicas. O edentulismo, na verdade, é o anticlímax de um processo de perda gradual dos dentes que tem início com as cáries que já atacam o primeiro dentinho de leite do bebê. O avanço da idade é acompanhado do aumento do índice de dentes cariados e obturados, e da redução do número de dentes. No Brasil, em média, um jovem de 18 anos tem 18 por cento dos dentes cariados e 7 por cento extraídos. Entre os adultos de 44 a 53 anos, o número de cáries diminui para 7 por cento, mas não é porque os mais velhos comem menos açúcar. A razão é mais tétrica: eles já não possuem 48 por cento dos dentes. E 50 por cento do grupo etário com idade entre 50 e 59 anos são totalmente desdentados. Vinte por cento do povo brasileiro não possui dente nenhum na boca, quantidade equivalente ao tamanho da população da Argentina.[6]

O aspecto mais perverso do edentulismo é reservado aos pobres. No final da vida, quem tem algum dinheiro pode esperar a morte chegar, com a boca cheia de dentes, embora

6 Jornal *Folha Universal*, de 29 de fevereiro de 2004.

sejam dentes de plástico e com parafusos em vez de raízes. A Organização Mundial da Saúde (OMS) considera a média de cáries em dentes permanentes por criança aos 12 anos para investigar a situação da doença nos diversos países. Os países campeões do mundo em matéria de cárie são Peru (7), Chile (6,7) e Honduras (6,4). O Brasil figura ao lado de Equador, Ilhas Maurício e Suriname, empatados em 4,9 cáries por boca. Não é preciso muita perspicácia para ver que estamos diante de um grupo de países pobres ou remediados, mas consumidores de muito açúcar. Agora vejamos os índices de países consumidores da dieta açucarada, porém ricos: Finlândia com 1,2, Dinamarca com 1,3, Inglaterra com 1,4, Holanda com 1,7 e Estados Unidos com 1,8. Conclusão: países grandes consumidores de açúcar, cuja população tem dinheiro para bancar a parafernália odontológica, têm seus índices de cáries bastante reduzidos.

Finalmente, vejamos quem são os verdadeiros campeões do mundo em matéria de *ausência de cáries:* Togo e Ruanda com 0,3, Gana, Lesoto, Libéria e Uganda empatados com 0,4. Ou seja: é só no coração da África, onde a dieta açucarada moderna não chegou ainda, que se encontra essa maravilha que é um ser humano sem cáries nos dentes. O óbvio é ululante: a expansão da cárie dentária no mundo acompanha o avanço do açucaramento da dieta humana. Para efeito de comparação, em um dos nossos campeões em ausência de cáries, Ruanda, o consumo anual de açúcar em 2005 foi de ridículo 1,5 quilo – eu disse 1,5 quilo – por pessoa durante um ano inteiro! O campeão de cáries, o Peru, em 2005, consumiu em média 32 quilos por pessoa. O Brasil consumiu 59,2 quilos; Cuba, 62,6 quilos; Japão, 18,8 quilos; Israel, por sua vez, consumiu 65,7 quilos; os Estados Unidos consumiram 32,3 quilos; e Cingapura, 73,4 quilos.

Esse dado sobre os Estados Unidos me intrigou, pois estava acostumado com a informação de que o consumo *per capita* americano era de 80 e até 100 quilos anuais. É possível que

32,3 quilos sejam apenas o açúcar de consumo direto. Afinal, o açúcar oculto nos alimentos industrializados é uma incógnita. Acontece que desde o *Sugar blues*, de William Dufty, os americanos são bombardeados com informações sobre o açúcar. Lá existe uma ampla bibliografia e até filmografia de crítica ao açúcar. Certamente o consumo americano de açúcar deve estar caindo de ano para ano. O doutor Atkins criou uma indústria de alimentos *low carb*. A dieta *Sugar busters* gerou uma série de livros. Há também uma vasta cultura contra o açúcar, como mostram a doutora Nancy Appleton, o doutor Mercola, Kevin Trudeau, os adventistas, os macrobióticos e os naturalistas. Basta pensarmos que o filme *Super size me* levou o McDonalds a criar uma linha *diet* no seu cardápio. E a indústria de refrigerantes, mesmo já tendo sua versão *light*, criou a versão "zero açúcar".

A mulher de ciência e a indústria da doença

A odontopediatra gaúcha Carolina Covolo da Costa, que trabalha no hospital Moinhos de Vento, em Porto Alegre, estranhou o aparecimento de casos de cárie dental e erosão ácida em crianças às quais estava sendo administrado um determinado xarope indicado para rinite alérgica (coriza, espirros e prurido nasal). Em sua tese de doutorado, defendida na Universidade Federal de Santa Catarina (UFSC), Carolina da Costa relacionou a erosão ácida e as cáries ao uso do xarope. Esse e outros remédios similares possuem 30 por cento de açúcar em sua fórmula; o açúcar foi apontado como o causador das cáries, e a acidez do próprio xarope, pela erosão ácida.

A tese da doutora Carolina rendeu um artigo na renomada revista científica *General Dentistry* e também polêmica.

A fabricante do xarope estrilou. Em nota, botou a culpa nas crianças, por não terem escovado os dentes. E, em mensagem à revista eletrônica *Ciência Hoje*, disse ainda que a acidez não ocorria em razão do xarope, mas sim do açúcar, e, finalmente, que o problema acontece com qualquer substância que contenha sacarose em sua composição, seja alimento, bebida ou medicamento. A doutora retorquiu que o mesmo xarope vendido na Europa não contém açúcar, e que escovar os dentes não é suficiente, sendo necessária a aplicação de flúor.

Esse é um caso emblemático, que expõe as vísceras da indústria da doença. A doutora bem intencionada sem querer botou o dedo na ferida da cultura industrial que se sustenta mutuamente de alimentos e medicamentos. Três coisas chamam atenção: o fato de nem os homens da multinacional farmacêutica e nem a odontopediatra serem capazes de enxergar que estamos diante de uma substância patogênica presente em alimentos, bebidas e remédios, e que a solução é eliminá-la e não simplesmente escovar os dentes ou colocar flúor. Finalmente uma perguntinha: por que será que uma mesma empresa poupa as crianças europeias e fomenta as cáries e a erosão ácida nos dentes dos filhotes dos tupinambás?[7]

A odontologia é uma ciência em desenvolvimento. Em sua evolução, ela conheceu três épocas: a idade do boticão (o alicate do dentista), na qual dor de dente e cárie eram solucionados com a extração do dente; a idade do mercúrio, na qual as cáries eram obturadas; e a fase atual, que é a idade do flúor, na qual se faz uso de toda uma parafernália química e mecânica para ver se se impede a ação das bactérias cariogênicas. A odontologia atual acredita que a cárie é um problema "de origem bacteriológica" (culparam a bactéria *S. mutans*). Espero que depois destas linhas mal traçadas os odontólogos percebam que a cárie é um problema de origem "química" – ela só

7 Página da revista *Ciência Hoje* na internet. Reportagem de Sandoval Poletto, de 16 de agosto de 2006.

passou a existir depois que a humanidade começou a adicionar aos alimentos uma substância química cariogênica.

O uso da parafernália da higiene bucal não consegue erradicar a epidemia de cárie. A cariologia se conforma em ter por objetivo o "controle" das cáries. Para tanto, pede às pessoas que diminuam o consumo de açúcar, que não comam alimentos doces do tipo pegajoso entre as refeições, que escovem os dentes, que usem fio dental, que façam bochecho com bactericidas, que apliquem flúor e selante nos dentes e que, especialmente, façam visitas regulares ao dentista. E quando a cárie, a despeito de tudo isso, aparece, os dentistas não fazem diferente dos outros médicos: em vez de considerarem que você foi vítima da dieta açucarada, consideram-no culpado de má higiene bucal. É o ramo odontológico da indústria da doença.

Se a humanidade quiser não apenas controlar, mas *erradicar* de uma vez por todas essa que é a mais vergonhosa, disseminada e humilhante das epidemias, a solução está ao alcance das mãos: "Se o objetivo é resolver definitivamente o problema, deveríamos optar pela eliminação total do açúcar", como diz o bravo cirurgião-dentista gaúcho doutor Andrew Pacheco.[8]

8 Artigo de Iruretagoyena, MA, em Salud Dental para Todos, www.sdpt.net

Capítulo 11

Diabetes

"E por que razão não proibir o uso generalizado do açúcar como alimento, eliminando, assim, para sempre o perigo de adquirir diabetes?"

Georges Ohsawa

Antigamente, quando se comia menos açúcar, um indivíduo levava no mínimo 50 anos para ficar diabético – me refiro ao diabetes tipo 2. O diabetes era conhecido como doença que dava em velhos. Com o aumento do consumo de açúcar, agora se leva muito menos tempo. Isso bagunçou os esquemas classificatórios que a medicina criou para os diabéticos. A tipologia antiga era rica: havia o tipo infantil e o adulto, o pré-diabético, o assintomático, o químico, o obeso, o gestacional, o do recém-nascido, o insípido, o florido e o bronzeado. Tinha até o diabético "emocional". Depois evoluiu para basicamente dois graus: o tipo 1 e o tipo 2. E acaba de entrar em cena o tipo 3, que tem a ver com o mal de Alzheimer. Mas há um outro tipo novíssimo de diabetes, que mistura sintomas típicos dos diabetes infantil e adulto.

A confusão no meio-campo começou com o DJIM – Diabetes Juvenil de Incidência na Maturidade. Hoje o diabetes não escolhe idade nem sexo, nem etnia ou profissão para aparecer. Quanto mais açucarada for a dieta, maior será a incidência de diabetes. E é cada vez mais comum a diabetologia falar em diabetes não classificado.Todos nós somos condenados a ingerir uma dieta açucarada desde que nascemos, isso na hipótese feliz de que nossas mães tenham escapado do diabetes gestacional, situação em que o açúcar chega pelo cordão umbilical. Possivelmente, já nascemos envenenados pelo açúcar ingerido por nossos pais e quiçá com sequelas genéticas em razão do consumo de açúcar por nossos avós.

Teoria geral do diabetes

Antigamente, quando o consumo era menor, o açúcar da dieta agia como um veneno administrado homeopaticamente. Hoje, com a aceleração do açucaramento da ração humana, as doses são cavalares mesmo. O alimento, como sabemos, é ao mesmo tempo o cimento que constrói o corpo e o combustível que o movimenta; o açúcar é um adulterador desse cimento e do metabolismo energético. Como dissemos, o envenenamento pelo açúcar começa cedo, com a adição de açúcar ao mingau servido em mamadeiras ou com as papinhas industrializadas oferecidas a crianças que deveriam estar mamando no peito da mãe. O objetivo é viciar o pimpolho ainda no colo da mãe. Mais tarde, essa criança, em vez de leite puro, vai querer achocolatado, e no lugar de uma fruta vai preferir sorvete ou doce.

A ingestão diária da dieta açucarada leva ao distúrbio do metabolismo pelo caminho do descontrole do funcionamento do sistema glandular endócrino. Combinado com o processo de glicação não enzimática de proteínas, são abertas assim as portas para as doenças crônicas, metabólicas e degenerativas. Como o açúcar é ingerido em doses diferenciadas e cada pessoa tem uma individualidade biológica, ele atinge as pessoas também diferenciadamente. Em um recém-nascido, por exemplo, uma colher de sopa de açúcar (que alguns livros de puericultura, como foi mencionado, prescrevem como remédio caseiro) é uma verdadeira *overdose* de veneno, que responde pelo estranho tipo de diabetes que ataca recém-nascidos, uma condição que regride quando passa o efeito da bomba de açúcar.

Diante de açúcar, e especialmente de porcarias açucaradas, crianças não têm limites: elas vivem expostas a doses cavalares desse produto. Em um pâncreas já esfalfado pelo consumo cotidiano de açúcar, uma dose cavalar (ovo de Páscoa, lata de leite condensado) arrebenta com ele de modo definitivo. É o diabetes tipo 1, pelo menos o idiopático. Mesmo que alguém aparente ter aguentado o tranco durante a infância e por um milagre ter ficado livre das cáries, da obesidade e do diabetes infantil, isso não quer dizer que seja imune ao açúcar: ele continua a desenvolver seu lento trabalho de destruição, via glicação degenerativa, roubando minerais, vitaminas e até desidratando o organismo. Há um termo militar que se aplica bem ao caso: trabalho de sapa; é o que o açúcar faz em seu corpo.

Se o incauto comedor de açúcar é mulher, e quando grávida ela passar a "comer por dois" e sem querer comer açúcar em dobro, vai habilitar-se a contrair diabetes gestacional; e, se continuar comendo açúcar, terá um bebê macrossômico, uma teratologia causada pelo açúcar que encharca o organismo da grávida diabética. O diabetes gestacional é outro tipo de diabetes passageiro: depois que a criança nasce, a mãe volta a ingerir as doses "normais" de açúcar e o diabetes desaparece. O terceiro tipo de diabetes transitório é o que some depois que um obeso diabético para de comer açúcar e emagrece: juntamente com o açúcar vai embora a doença.

O diabetes tipo 2 se instala tão lenta e silenciosamente que você não percebe. É comum o caso de morte de pessoas que ficaram diabéticas sem perceber e que continuaram se alimentando da dieta açucarada. Pequenas coisas, como dificuldade de reter a urina, um arranhão na pele que demora a cicatrizar, dormência ou formigamento nas extremidades do corpo que as pessoas costumam atribuir à velhice que vem chegando são, na verdade, sintomas que prenunciam o diabetes. Ainda não é a doença; se a pessoa nesse ponto parasse de comer açúcar, mandaria o diabetes para o espaço. Inocente, incauta e abandonada pelo Ministério da Saúde, continua se alimentando da dieta assassina, até que um dia um "empurrãozinho", tipo um pudim de leite condensado, fará o papel da gota de açúcar que faltava para transbordar o pote. O pâncreas entrega os pontos e se rende ao bombardeio: você contraiu diabetes. Os sintomas são conhecidos: boca seca, muita sede, perda de peso, visão turva, fadiga, muita urina e muita fome. Essa cornucópia de sintomas significa que seu pâncreas se escangalhou por causa do regime de trabalho forçado a que foi submetido ao longo de sua vida. Ou porque as células beta foram prejudicadas pela glicação degenerativa.

O diabetes não tem cura. Resta parar de comer açúcar, comer com moderação alimentos naturais e integrais, fazer exercícios ou, em casos mais graves, tomar comprimidos antiglicemiantes e até injeções de insulina com o objetivo de prolongar a vida. Não tem cura, mas tem prevenção. Se desde a infância o açúcar for afastado da dieta de uma pessoa, ela jamais ficará diabética, mesmo com "histórico familiar". Ficará livre também de cárie dentária, obesidade mórbida e outras mazelas crônicas e degenerativas. O aumento da insulina é uma reação do pâncreas ao veneno calórico que foi adicionado ao alimento. A intolerância à glicose ocorre quando o organismo começa a fraquejar e a deteriorar-se diante do assédio continuado desse veneno. Para alguns autores, a glicação degenerativa de proteínas que afeta as células beta do pâncreas, a própria insulina e seus receptores explicam tanto a hiperinsulinemia quanto a resistência à insulina e outras comorbidades.

Quando todo o povo voltar a se alimentar de comida normal, isto é, sem açúcar, todas as doenças que o açúcar provoca desaparecerão. É tautológico, mas tem gente que não enxerga. Isso será um verdadeiro "chute no pau da barraca" da indústria da doença. A exploração do homem pelo homem passa pela administração de uma dieta que o torna um ser adoentado para em seguida ganhar dinheiro com isso. A dieta açucarada moderna é a mais perfeita forma de controle social jamais inventada pelo capitalismo. Todos conhecemos a máxima "dividir para governar". Nos dias de hoje, seria adaptada para "enfraquecer e adoecer para dominar". Uma população de bonecos de açúcar que, quando não está doente, gastando tempo e dinheiro com médicos e medicamentos, está preocupada em não ficar doente, às voltas com higiene bucal, hábitos alimentares e de vida saudáveis, um povo assim tem menos tempo e saúde para se preocupar com democracia ou revolução. Sônia Hirsch acertou na mosca quando disse: "Nosso doce prazer não é só nossa sentença de morte. É a maior fonte de lucros de um sistema [...] que só visa ao poder para ter mais lucros". E conclui: "Por isso a doença interessa tanto. A saúde não, a saúde é subversiva porque não dá lucro a ninguém".[1]

Diabetologia ontem e hoje

Desde que existe, a diabetologia nunca aceitou a tese de que o consumo de açúcar explica a etiologia da doença. No tempo do doutor Joslin, verdadeiro papa da disciplina, a diabetologia fazia umas generalizações que hoje vemos como folclóricas. Os judeus, como já vimos, eram apresentados como uma "raça" de alta incidência de diabetes, ao contrário de negros, indianos, japoneses e chineses. Trabalhadores braçais se-

1 HIRSCH, Sônia. *Sem açúcar, com afeto*. Rio de Janeiro: Correcotia, 1984, p. 31.

riam mais resistentes ao diabetes que trabalhadores urbanos e intelectuais. Mulheres solteiras seriam menos afetadas que as casadas e, no geral, as mulheres seriam mais vitimadas que os homens. Povos "primitivos" desconheciam a doença. A diabetologia concluiu que o diabetes chegava a ser uma doença característica de países "civilizados", cujos povos eram "mais bem alimentados". A propósito dessa última conclusão o médico brasileiro Francisco Arduíno disse, de maneira jocosa, assumida por ele mesmo, que "diabetes não é para quem quer, mas para quem pode".[2]

Com o avanço do conhecimento, houve uma tendência na diabetologia de abandonar essas afirmações pelo que elas tinham de inconsistentes. Por exemplo, grupos de japoneses que imigraram para o Havaí e a Califórnia e aderiram à dieta açucarada dos americanos começaram a ficar diabéticos e a morrer de doenças do coração. Para ficar aqui por perto, a revista *Endocrinologia & Metabolismo* menciona estudo com um grupo de nipo-brasileiros residente em Bauru, em São Paulo, acompanhado durante sete anos. Desnecessário dizer o que esses nisseis e sanseis comem. Mas a conclusão do estudo, feito pela Universidade Federal de São Paulo, diz que "a epidemia de diabetes melito atinge proporções alarmantes entre os nipobrasileiros. Ao lado de fatores genéticos, a adiposidade central deve estar contribuindo para este caso".[3] Ainda não se fizeram pesquisas comparando os casos de diabetes entre japoneses antes e depois do açucaramento da culinária daquele país. Hoje, a cozinha típica japonesa está fortemente adulterada pelo açúcar: o caldo que dá liga ao arroz de *sushis* e *sashimis,* os molhos de conservas e outros molhos como o *shoyu*, peixes processados para fazer imitação de outros alimentos, tudo leva açúcar. Com isso, o mito japonês caiu por terra.

---

2 ARDUÍNO, F. *Conheça seu diabetes*. Porto Alegre: Globo, 1965, p. 13.

3 Endocrinologia & Metabolismo, v. 45, nº 5, Suplemento 1, p. S560, outubro de 2001.

Os judeus americanos, que comem açúcar, de fato são fortes candidatos ao diabetes, mas judeus da península arábica, comedores de carne, não. Povos "primitivos", em geral, são livres de doenças crônicas; já os índios da tribo pima, os mais "civilizados" dos Estados Unidos, são conhecidos pelos altos índices de diabetes. Segundo a diabetologia de hoje, ao contrário da de ontem, os negros ficam diabéticos mais que os brancos. A medicina silencia sobre essa reviravolta na predisposição genética dos negros e é cega e surda diante do óbvio ululante: eles estão comendo mais açúcar. Negros americanos, por exemplo, comedores de *fast-food*, são gordos, diabéticos e cardíacos, o que não ocorre com os negros africanos, que comem carne de pangolim e correm atrás de veados.

Quanto aos trabalhadores braçais *versus* os intelectuais, é claro que enquanto o trabalhador brasileiro, por exemplo, comia carne-seca com abóbora ou feijão com arroz e carne era menos atingido pelo diabetes. Hoje, almoçando um prato feito acompanhado por um refrigerante de 600 mililitros e uma sobremesa de pudim de leite condensado... O diabetes vai de vento em popa. O avanço do açucaramento da dieta da humanidade empastelou todas essas diferenças que a diabetologia clássica enxergava, tanto no que diz respeito à incidência do diabetes quanto à própria classificação dos diabéticos. Hoje, fica diabético qualquer indivíduo de qualquer povo, de qualquer lugar, de qualquer faixa etária, de qualquer sexo ou profissão, a depender apenas da quantidade de açúcar que esteja ingerindo e, é claro, de diferenças biológicas individuais. A diabetologia de hoje é uma ciência sofisticada, às voltas com autofosforilação de receptores de insulina, mutações no DNA mitocondrial, anormalidades no cromossomo 6, agenesia congênita das ilhas pancreáticas, ou transmissão autossômica. Mas, tal qual a velha diabetologia, desconhece a etiologia do diabetes, embora ambas compartilhem a certeza de que o açúcar não tem nada que ver com isso.

A nova diabetologia desconfia até do leite de vaca.[4] Já o leite condensado está acima de qualquer suspeita. Acalento a hipótese de que uma lata de leite condensado ingerida por uma criança também tem um efeito semelhante ao de uma injeção de aloxana em um rato de laboratório. É só falar com o IBGE e conferir se houve ou não aumento nas estatísticas de novos casos de diabetes infantil posterior à popularização do produto.

Os judeus e o diabetes

Os judeus frequentavam a literatura diabetológica do tempo do doutor Joslin. Quando se comparava a incidência de diabetes entre os diversos povos, os judeus eram apresentados como afeitos ao diabetes, ao contrário de negros, indianos, japoneses e chineses, "raças" nas quais a incidência de diabetes era menor. É conhecida a história dos judeus iemenitas, nômades que se alimentavam basicamente de carnes e não sabiam o que era diabetes. Ao chegarem a Israel, passaram a fazer uso da dieta açucarada moderna (Israel se orgulha de ser um Estado moderno), e começaram a contrair diabetes e outras doenças crônicas e degenerativas.

O povo judeu tem 5.770 anos de história. Já os traficantes de açúcar entraram em cena de forma organizada há uns 500 anos apenas. No entanto, apesar de serem uns fedelhos em termos históricos, esses traficantes vêm conseguindo adulterar a cozinha de todos os povos do planeta, inclusive a do povo judeu. A cozinha judaica moderna encontra-se conspurcada pelo açúcar. Alguns pratos são confeccionados usando como medida a famigerada "xícara de açúcar" e não mais o mel das

4 Ibidem, p. S561.

abelhas. Pratos antes salgados hoje levam açúcar. E até o vinho servido na páscoa judaica, consagrado pelo rabino e tudo, tem a sua versão suave, que quer dizer açucarada.

O que impressiona é que os judeus são rigorosos no que diz respeito à alimentação. As leis do *kashrut*, prescrições tradicionais referentes aos hábitos alimentares, segundo a interpretação mais plausível, visam à saúde do "povo eleito" e proíbem alimentos "sujos", que possam trazer doenças. Acontece que essas leis são do tempo de Moisés, e o açúcar é uma novidade química não só para os judeus como para a humanidade. E, como hoje quase toda a humanidade consome a ração açucarada moderna, os judeus não escaparam dessa regra. Os rabinos modernos estão tendo de interpretar as leis do *kashrut* e determinar, no universo de guloseimas que é um supermercado moderno, o que é e o que não é *kosher*.

Mas o açúcar, que consegue enganar até médicos e nutricionistas, enganou também os rabinos. Eles, mais preocupados com a lactose presente nos alimentos industrializados, esqueceram-se da sacarose. Em página da internet sobre alimentos *kasher* encontra-se com todas as letras o texto de um rabino:

> Todos os tipos de açúcar existentes no mercado, tais como açúcar líquido, açúcar invertido, açúcar refinado, açúcar cristal, açúcar demerara, açúcar mascavo e açúcar de confeiteiro são *kosher*.

Só faltou colocar um quipá em cima da tampa do açucareiro.

Nenhum tipo de açúcar industrializado, do bruto ao refinado, pode ser considerado *kosher*, primeiramente porque sabemos que ele não é puro. O açúcar bruto contém sujeira grossa, e o refinado lixo químico fino. E, mesmo que um dia os traficantes de açúcar consigam refinar um tipo completamente puro, ainda assim não poderia ser considerado *kosher*, porque, sendo o combustível usado pelas bactérias cariogênicas, provocando o funcionamento anormal do pâncreas e infernizando o organismo com uma infinidade de males, o açúcar atenta contra a saúde. Logo, não pode ser considerado *kosher*, e sim, dando continuidade ao vocabulário judaico, *terefá* (alimento considerado impuro pelas leis rituais).[5]

Diabetes e guerra

Durante as duas guerras mundiais, no mundo civilizado houve uma queda no número de novos casos de diabetes. O açúcar faltava na mesa e nos supermercados dos civis, embora não faltasse nas mochilas dos soldados, porque era tido como grande fonte de energia. Os índices de casos de diabetes entre soldados aumentaram. O médico brasileiro Francisco Arduíno, autor do livro *Conheça seu diabetes*, tirou desse fato uma conclusão engraçada. Para ele, houve falta de alimentos em geral, e o diabetes seria uma doença que prevalece em povos "bem alimentados". Em suas palavras, "numa situação de carência alimentar como sói acontecer em guerras, é natural que diminua o índice de novos casos de diabetes". O doutor Arduíno estava convencido de que a incidência de diabetes aumenta com a "melhora das condições sociais e consequentemente da alimentação".

Apesar de sua boa vontade, a conclusão do doutor Arduíno é paradoxal. Como uma melhor alimentação pode gerar diabetes? Ele não conhecia o conceito de dieta açucarada moderna, que daria consistência a suas conclusões. No mundo de hoje, quanto mais bem alimentado, mais açúcar está ingerindo o cidadão. Está resolvido o paradoxo: a dieta açucarada moderna é uma dieta diabetogênica. A escassez de comida durante as guerras foi um mal que, pelo menos nesse aspecto, veio para o bem.

---

5 SCHESINGER, Hugo. *Pequeno vocabulário do judaísmo*. São Paulo: Edições Paulinas, 1987.

Angola é aqui

Angola foi palco de uma das últimas guerras em que se engalfinharam as duas superpotências que patrocinavam a Guerra Fria. Com o fim do conflito em Angola, uma das sequelas que restaram foi o problema dos mutilados. Muitos milhares de angolanos perderam pés e pernas por causa das minas que coalhavam o território do país, uma herança tétrica da guerra civil. O problema adquiriu uma dimensão tal que chamou a atenção da princesa Diana, da Inglaterra, que visitou Angola e pediu ajuda internacional.

O Brasil não enfrentou nenhuma guerra civil aberta no tempo mencionado, mas tem também sua legião de mutilados. Muitos milhares de brasileiros perdem, por amputação não traumática, dedos, pés ou pernas por causa de gangrena diabética. Consta que nos Estados Unidos todo ano mais de 80 mil cidadãos perdem as extremidades inferiores por causa disso. Não há dados estatísticos no Brasil, mas sei que apenas um hospital no Rio de Janeiro, o Hospital da Lagoa, amputa membros de mais de 2 mil pessoas por ano.

Aposto como os mutilados da ditadura do açúcar são em número maior que o de mutilados de todas as guerras que já tivemos até hoje. Só vamos poder comparar quando a cortina de açúcar for rasgada. As estatísticas da destruição que as doenças do açúcar causam são escamoteadas à população. Aliás, não só à população. Caro leitor, se você é médico, sabe o número de brasileiros que perdem membros por causa de gangrena diabética? Quantos fazem hemodiálise por causa de nefropatia diabética? Quantos ficam cegos por causa de retinopatia diabética? Quantos ficam aleijados por causa de neuropatia diabética? Quantos morrem por causa de cardiopatias ou acidentes vasculares cerebrais por serem diabéticos? Quantas são as vítimas da mais disseminada e vergonhosa forma de amputação, a dentária?

Os ratos diabéticos

O doutor Robert Atkins cita pesquisa de 1972 publicada na revista *Metabolism*, na qual a equipe do doutor M. Cohen conseguiu gerar uma estirpe completa de ratos diabéticos, alimentando-os com açúcar e acasalando seletivamente os animais mais sensíveis a esse produto. Outros estudos publicados entre 1964 e 1972 sobre as pesquisas feitas com ratos demonstraram que todo o processo começa com a deterioração da tolerância à glicose, geralmente compensada com hiperinsulinismo e que continua tragicamente na direção do diabetes.[6] Se o avanço da ditadura da dieta açucarada não for interrompido logo, a humanidade um dia não passará de uma raça de seres diabéticos, obesos, hipertensos e desdentados.

Impotência e açúcar

Todo mundo sabe que entre as complicações do diabetes estão diversas neuropatias, retinopatias, nefropatias, e que isso significa que o diabético pode ficar cego, ter os pés amputados e ficar impotente. Já esta complicação do diabetes é novidade: a doença de Peyronie, distúrbio que atinge principalmente homens a partir dos 50 anos. Trata-se de uma doença degenerativa, que afeta a elasticidade do pênis, provavelmente por glicação dos tecidos. Se a elasticidade for mais afetada em um dos lados, no momento da ereção o pênis vai entortar para esse lado afetado. Se o comprometimento afetar o pênis como um todo, o resultado será um encolhimento: ele ficará menor. É comum, no decorrer da doença,

6 ATKINS, R. C. Op. cit., 2001, p. 149.

crônica e progressiva, o pênis perder até cinco centímetros de comprimento. No decorrer da evolução dessa doença, o homem pode ficar impotente.[7]

Paulada na ADA

A American Diabetes Association (ADA) edita um manual intitulado *Guia completo sobre diabetes*, cuja tradução brasileira adquiri. Mas confesso que foi uma frustração. O livro é cheio de quadros sobre diversos assuntos, e dois deles nos interessam diretamente e deixam claro a que veio o guia. O quadro da página 28 comenta a frase "o gosto por doces é uma marca de minha família. Meu pai ficou diabético de tanto comer açúcar". Essa assertiva é correta e faz parte da anamnese de todo diabético. Entretanto, o comentário tendencioso do manual começa com o conhecido blá-blá-blá da diabetologia para dar, em seguida, o recado principal: "comer muito açúcar não causa diabetes", e, prosseguindo na defesa do indefensável: "Faz pouca diferença se os quilos a mais [do obeso] provêm de balas, biscoitos ou bolinhos de carne".

Para os médicos adeptos da teoria das calorias, a obesidade é uma só, tenha você consumido carne ou açúcar. Ao contrário: o açúcar branco, principalmente, e secundariamente o trigo e o arroz brancos são responsáveis pela gordura branca e pela obesidade mórbida. O gordo que come carne é um gordo saudável, cheio de gordura marrom. Aguardemos as pesquisas que venham a esclarecer o assunto. A carne alimenta a humanidade desde que ela existe, enquanto o açúcar é apenas um agente químico que foi acrescentado ao pão nosso de cada dia há apenas poucos séculos.

7 SANTOS, Bayard F. *A medida do homem*. Porto Alegre: Imprensa Livre, 2000, p. 155.

Em outro trecho, o guia reproduz uma declaração:

> Quando tinha diabetes do tipo 2, eu disse não ao açúcar. Acabou-se o açúcar no chá, acabaram-se os bolos, biscoitos e tortas, e nada de geleia na torrada. Até mudei a marca do meu creme de amendoim favorito porque tinha açúcar.

Uma decisão dessas devia ser tomada por todos, não apenas pelos diabéticos. Isso significaria uma vida saudável, longe de médicos, remédios e hospitais. Mas o manualzão da ADA classifica essa medida de "extrema" e aconselha: "Podem-se incluir alimentos açucarados no plano alimentar do diabético". Para continuar a defender o indefensável, novo blá-blá-blá diabetológico, que inclui algumas confusões conceituais.

O guia diz, por exemplo, que "açúcares como frutose e sacarose e os amidos são digeridos no mesmo ritmo". Na verdade, a frutose não precisa de digestão nenhuma; do jeito que entra pela boca vai para o sangue, isso no intestino delgado. A frutose tem, inclusive, um meio próprio de absorção diferente do da glicose. A sacarose, vulgo açúcar, necessita de digestão, ou, como diriam os químicos, precisa ser hidrolisada por meio ácido ou enzimático, e o amido, que pode ter milhares de moléculas de glicose, necessita de uma digestão muito mais complexa e demorada.

Para completar o absurdo, diz o manualzão que o açúcar tem "pouquíssimo valor nutritivo". Fico encabulado de ter de corrigir a American Diabetes Association, mas o valor nutritivo do açúcar é *zero*! Ou melhor, é abaixo de zero, na medida em que, além de não acrescentar nada, vai subtrair nutrientes do organismo de quem o ingeriu. Eles têm a coragem de propor aos diabéticos que consumam açúcar moderadamente, desde que em troca comam menos alimentos de verdade, como pão ou carne. Ou, pior ainda, compensem a ingestão do veneno doce com o antídoto, isto é, a injeção de insulina. *Mondo cane* é isso aí.

Só existem três categorias de alimentos: carboidratos, gorduras e proteínas. Logo, qualquer pirâmide alimentar teria de ter apenas três blocos. A indústria da doença inventou a famosa dieta balanceada, ou equilibrada, baseada na famosa pirâmide, mais ou menos nas seguintes proporções: entre 50 e 60 por cento de carboidratos; entre 25 e 30 por cento de gorduras; e entre 15 e 20 por cento de proteínas. Até aí, tudo bem, só que essa é uma seara complicada. Segundo a nutricionista Rebeca de Angelis,

> cada população muda as proporções de sua alimentação em gorduras e carboidratos de acordo com hábitos, disponibilidade, clima, etc. [...] em certos locais o alimento principal é carne e peixe. [...] grande parte das populações asiáticas, da América Latina e do Oriente Médio, obtém 80 por cento ou mais do total calórico de grãos, tubérculos e raízes [...]; a distribuição gordura-carboidrato varia em média de 10 a 50 por cento das calorias totais para diferentes populações.[8]

A pirâmide alimentar da American Diabetes Association tem seis blocos; tem até um cantinho para doces, álcool e gorduras. Ora, nem álcool nem açúcar são alimentos. Ainda bem que a ADA não teve a coragem de recomendar porções de álcool nem de açúcar, apenas pede parcimônia. A gordura, o alimento nobre dos ácidos graxos e das vitaminas A, D, E e K, está encarcerada entre os doces e o álcool. Chamo atenção para o detalhe de que, no contexto da dieta açucarada moderna, todos os blocos da pirâmide, sem exceção, estão contaminados pelo açúcar. No bloco dos vegetais, os enlatados (milho, ervilhas) levam açúcar. Entre os laticínios encontramos iogurtes e queijos açucarados. No bloco das carnes, os embutidos (presuntos, mortadelas, etc.) contêm açúcar. Sucos e até polpa de frutas são também igualmente adulterados com açúcar; e

8 ANGELIS, R. C. Op. cit., pp. 24 e 30.

especialmente a base da pirâmide, onde ficam os cereais refinados, é o paraíso do açúcar. Matando a charada, a pirâmide da ADA é toda açucarada, com rima e tudo.

A pirâmide na qual se baseiam a ADA, médicos e nutricionistas de todo o mundo foi criada pelo Departamento de Agricultura dos Estados Unidos (USDA) em 1992. Lá, como aqui, existe dualidade de poderes entre os ministérios da agricultura (que representa interesses econômicos) e as agências que cuidam de saúde (FDA lá e Anvisa aqui). De modo que a pirâmide dos alimentos foi influenciada pelos grupos de interesses da indústria de alimentos e do agronegócio. Essa pirâmide, que valoriza os carboidratos e condena as gorduras, e que levou os Estados Unidos e muitos países a uma epidemia, quase pandemia, de obesidade, começou a ser desconstruída. Walter Willett, da Escola de Saúde Pública da Universidade de Harvard, autor do livro *Coma, beba e seja saudável,* propõe uma verdadeira inversão na velha pirâmide, recomendando restrição severa aos cereais refinados. E ataca a pirâmide tradicional: "É uma vergonha, a pirâmide está errada!", disse a repórteres. Ainda segundo Willett, "Ela contribuiu para a obesidade, saúde deficiente e mortes precoces desnecessárias".[9]

9 Fonte: *Scientific American Brasil* e revista *Veja on-line*.

Capítulo 12

A doce degeneração humana

"Sem a glicose natural dos cereais, legumes e frutas a gente não anda, não pensa, não funciona. Já com o açúcar refinado a gente anda, a gente pensa, a gente funciona... mal."

Sônia Hirsch

Minha hipótese para explicar a etiologia não de uma doença apenas, mas de uma era patológica da história da humanidade – a era das doenças crônicas e degenerativas –, é uma hipótese monocausal: o consumo de uma dieta açucarada. As doenças crônicas são o "Novo Testamento" da patologia humana. É um volume mais grosso que o "Velho Testamento" – o volume das doenças infectocontagiosas, sendo que esta está minguando à medida que as doenças infecciosas vão sendo curadas e erradicadas. E o "Novo Testamento" tende a engrossar à medida que o açucaramento da dieta vai se aprofundando e novas doenças vão surgindo. Como pode uma causa única pretender explicar um leque tão amplo de doenças?

O que assegura que o açúcar alcance toda a raça humana é o fato de ele estar misturado aos alimentos. Todo mundo é obrigado a comer, do bebê ao ancião, do pigmeu ao nômade siberiano. Uma agressão mais universal que essa só se o açúcar pudesse ser dissolvido na atmosfera e todo mundo fosse obrigado a respirá-lo. O principal mecanismo pelo qual o açúcar realiza seu papel de agressor sistêmico, maciço e universal, mecanismo por meio do qual ele literalmente lesa a humanidade inteira, é o que está descrito a seguir.

Uma coisa é uma pessoa produzir excesso de lágrimas ao descascar uma cebola; produzir excesso de suor ao entrar numa sauna; produzir excesso de saliva ao ingerir uma guloseima. Outra coisa bem diferente, e fico pasmo que os médicos não estejam atentos a isso, é toda a população viver do consumo de uma ração açucarada e suas glândulas endócrinas produzirem permanentemente hormônios metabólicos em excesso – hormônios que afetam o metabolismo energético, o das gorduras e o das proteínas.

Vejamos o que isso significa:

> Todas as funções das células em particular e do organismo em geral estão na estrita dependência do metabolismo; o metabolismo representa, pois, a própria razão da existência dos seres vivos.[1]

A dieta açucarada moderna está mexendo com a razão da existência da raça humana. Uma prova cabal da eficácia dessa brincadeira são as epidemias de cárie dentária, obesidade e diabetes. A cárie atinge a quase toda a raça humana e a obesidade uns 40 por cento das populações urbanas (60 por cento se considerarmos o sobrepeso). O diabetes anda tão popular que já inventaram o aparelho de telefone celular que monitora a glicemia.

As epidemias de cárie e obesidade dependem de propriedades prosaicas do açúcar. As cáries existem graças ao fato de o açúcar ser um excelente cimento fixador de bactérias e fornecedor de ácidos e energia para as bactérias cariogênicas. A obesidade se nutre das mesmas calorias que as bactérias da boca. Os tópicos a seguir dão conta de outros malefícios menos conhecidos que as epidemias de obesidade e de cárie dentária,

1 MAFFEI, Walter. *Os fundamentos da medicina*. São Paulo: Procienx, 1967, p. 105.

mas que apontam para o açúcar como um agressor sistêmico: a festa dos radicais livres que o aporte de glicose da dieta açucarada propicia, a glicosilação degenerativa de proteínas e a inflamação generalizada subreptícia, todos mecanismos intermediários de um sem-número de doenças crônicas.

Açúcar e radicais livres

O consumo diário compulsório da dieta açucarada moderna contribui para encharcar de glicose o organismo das pessoas. Vamos ver, com ajuda do doutor Helion Póvoa, o que acontece lá por dentro. Segundo ele, *todos nós* possuímos a hemoglobina glicada (antes, glicosilada), não só os diabéticos. Seguindo uma linha de pesquisas inaugurada pelo médico italiano doutor Ceriello, em 1991, sobre o papel dos radicais livres nos diabéticos, o doutor Póvoa conjecturou que, se eram os radicais livres que formavam a hemoglobina glicada, pessoas que sofrem de excesso de radicais livres certamente deviam passar por esse problema. E, de fato, ele constatou em pesquisas próprias que o estresse oxidativo tem a ver com o aumento da glicação, *mesmo em não diabéticos*. Muitos trabalhos posteriores, nessa linha de pesquisa, relacionaram problemas renais à glicação da membrana basal (proteína no rim). Outros trabalhos comprovaram que a arterioesclerose é causada pela glicação do colágeno e que a catarata é uma glicação do cristalino, e assim por diante.

Quando adicionada a uma proteína, a glicose reage e se incorpora a ela. No caso da hemoglobina, quando glicada, ela tem seu trabalho de transporte de oxigênio pulmonar inibido, prejudicando, dessa forma, todo o organismo, especialmente as extremidades do corpo. As pesquisas do médico italiano Ceriello, corroboradas pelo nosso doutor Póvoa, demonstraram que o fenômeno da glicação é uma mera reação de oxidação causada por radicais livres na presença de proteínas e açúcar, uma reação simples que acontece até fora do organismo e dispensa catalisadores químicos ou enzimas.[2]

Na página Cidades on-line, Carlos Humberto Longobardi de Vilhena diz que especialistas em diabetes e metabolismo vêm alertando para o fato de que o diabetes, longe de ser um distúrbio apenas pancreático, se comporta muito mais como uma doença vascular. E que o açúcar alto é um grave fator de risco, já que é causa importante de anóxia tissular (baixa oxigenação dos tecidos) e de aumento de formação de radicais livres em nível tissular. Moral da história: acabando com a farra de açúcar na alimentação, teremos menos glicose para atazanar nossas proteínas e nossos tecidos.

A inflamação ampla, geral e irrestrita

A inflamação clássica é o processo pelo qual o organismo reage a um agente infeccioso, a concentração das células do sistema imunológico no local da agressão. Um processo localizado no qual ocorre um afluxo de sangue, o local fica intumescido e vermelho, o sistema imunológico aciona os anticorpos e tudo termina quando ocorre a reparação e não existe mais o risco de infecção. Essa inflamação é um sinal de saúde e capacidade de autorregeneração do organismo. Mas trataremos de um outro processo inflamatório que não se limita a uma determinada área do corpo, uma inflamação generalizada e descontrolada.

Em artigo de revisão bibliográfica disponível no site da Associação Brasileira de Medicina Complementar, intitulado "Inflamação crônica subclínica – peste bubônica do século

2 PÓVOA, Helion. *A chave da longevidade*. Rio de Janeiro: Objetiva, 2000.

XXI – mecanismo intermediário da maioria das moléstias que afligem a humanidade", José de Felippe Júnior chama atenção para o que seria uma peste moderna que está ceifando milhões de vidas, como acontecia com as pestes históricas da Idade Média. A peste dos dias de hoje seria o conjunto das doenças crônicas, metabólicas e degenerativas. E Felippe Júnior, após consultar mais de 300 trabalhos científicos produzidos por mais de mil autores, pretende ter apontado o mecanismo comum intermediário de todas essas doenças, ou de quase todas. O denominador comum das doenças não transmissíveis seria uma inflamação sistêmica, clinicamente silenciosa, que está se alastrando por toda a população.

A inflamação crônica subclínica não é infecciosa nem transmissível, mas se alastra na população. Subclínica quer dizer que se trata de uma inflamação oculta, dissimulada, sorrateira, de difícil diagnóstico. A inflamação crônica subclínica pode induzir a alterações da membrana celular ou do metabolismo celular, que em última instância provocarão uma diminuição da produção de trifosfato de adenosina (ATP), com a consequente diminuição ou perda de função de células, tecidos ou órgãos afetados. Essa lesão tissular incipiente carrega a semente de uma futura doença. Segundo Felippe Júnior, a medicina convencional limita-se a identificar os sintomas e as complicações do processo inflamatório e a administrar drogas modernas e caras, causadoras de efeitos colaterais. E o ideal seria apontar os mecanismos causadores da inflamação geral dissimulada.

Outro médico, o doutor Cyro Masci (www.masci.com.br), diz sobre a inflamação generalizada que o aparecimento de radicais livres em consequência de agressores do organismo tende a gerar uma reação em cadeia rumo ao estresse oxidativo, que é capaz de provocar lesões nas estruturas das células e até nos genes (DNA). Por alguma razão desconhecida, o sistema imunológico fica desregulado e libera enzimas, normalmente destinadas a atacar bactérias invasoras, enzimas estas que causarão danos ao organismo saudável. Há fortes indícios, segundo o doutor Masci, de que o acúmulo de lesões provocadas pelos radicais livres ao longo da vida acelere o processo de envelhecimento e o aparecimento de doenças degenerativas.

Ainda sobre a teoria da inflamação geral, continua o doutor Masci, o acúmulo de colesterol nas paredes das artérias do coração, a arteriosclerose, já foi considerado o principal causador do estreitamento dos vasos, mas hoje em dia acredita-se que o principal responsável seja uma inflamação da parede das artérias, e o colesterol acumulado talvez seja uma tentativa frustrada do organismo de corrigir essa inflamação. A asma, que já foi explicada e tratada como estreitamento dos brônquios, hoje é aceita como um distúrbio inflamatório. A síndrome do intestino irritável, com seu quadro de diarreia, dor e distensão abdominal, pode derivar de uma inflamação microscópica de toda a mucosa do intestino.

Segundo Felippe Júnior, a PCR, ou proteína C-reativa, é tida classicamente como um marcador sistêmico de inflamação, infecção e lesão celular, e também um fiel marcador da inflamação crônica sub-reptícia, a inflamação generalizada de baixo grau que antecede a maioria das doenças não transmissíveis. Sua proposta é fazer uso dos níveis séricos da PCR, detectados na clínica diária por meio da dosagem da PCR ultrassensível, como ponto de apoio da estratégia terapêutica. O objetivo da ação do terapeuta é interferir nos fatores que provocam aumento da PCR ao mesmo tempo em que trata de males atuais, atuar na prevenção da maioria das vindouras doenças não transmissíveis. Em outras palavras, monitorar o aumento da proteína C-reativa para prevenir o aparecimento de doenças.

O médico José de Felippe Júnior ficou feliz com a descoberta que fez nos 300 trabalhos científicos por ele consultados e viu até a possibilidade de uma vitória da medicina sobre a "peste bubônica do século XXI". Mas a inflamação sistêmica sub-reptícia, apesar de ser um mecanismo único que precede o leque amplo das doenças crônicas, não é a causa delas. Em minha opinião, o fato de a inflamação crônica subclínica não ser infecciosa nem transmissível, mas mesmo assim estar grassando a ponto de atingir toda a população, sugere que a humanidade está exposta a um único agente causador de natureza democrática. Os 300 cientistas estudados chegaram cada um a uma conclusão diferente ao apontar as causas da inflamação.

Entre as principais causas de inflamação crônica generalizada, Felippe Júnior arrolou mais de 50 fatores. Erros de estilo de vida e de dieta, entre os quais alta ingestão de proteínas, ingestão de carne processada, alta ingestão de gorduras saturadas, alta ingestão de alimentos de alto índice glicêmico, ingestão de refrigerantes açucarados, ingestão de refrigerantes *diet*, presença de gorduras trans na dieta, baixa ingestão de arginina, baixa ingestão de fibras, baixa ingestão de frutas, baixa ingestão de alimentos crus e vegetais amarelos, baixa ingestão de cereais integrais, alta ingestão de carboidratos refinados, baixa ingestão de ômega-3, alta ingestão de ômega-6, pouca atividade física, baixo condicionamento físico, tabagismo, tabagismo passivo, poluição do ar e sonora, alta ou baixa ingestão de álcool, moderado ou alto consumo de café, aspartame, alergia e intolerância alimentar, privação de sono, influência de campos eletromagnéticos, influência de zonas geopatogênicas, influência dos cruzamentos de Hartman, resistência insulínica ou hiperinsulinemia, sobrepeso ou obesidade, estresse intenso ou lento, glicemia alta ou normal e glicação, radicais livres, metais tóxicos, excesso de ferro ou de cobre, deficiência de vitaminas antioxidantes, deficiência de vitaminas A e D, de flavonoides e de ácidos graxos essenciais, deficiência de dehidroepiandrosterona, infecção crônica focal, periodontite, envelhecimento, uso de drogas, estrógenos exógenos e quimioterapia, altas altitudes, anemia, desidratação, hipovolemia (esses três últimos fatores tendo a ver com hipóxia).

Tamanha diversidade de fatores etiológicos lembra o ambiente panpatogênico da ecologia clínica. Imagine o desespero do médico com o nível sérico de PCR de seu cliente na mão e diante de si esse emaranhado de fatores causais possíveis. Tal diversidade chega a beirar o folclórico. Além dos clássicos estilo de vida e dieta (mais ou menos rica em fibras, carne embutida, café, álcool, carga glicêmica, minerais, vitaminas, etc.), fatores demográficos, geográficos, etários, étnicos, toxicológicos, zonas geopatogênicas, etc. Ou seja, por trás da pluralidade das doenças crônicas foi apontado um mecanismo intermediário único e por trás do mecanismo único, uma pluralidade de fatores causais. Analisando essas possíveis causas de inflamação crônica subclínica e estabelecendo relações entre elas, entendo claramente que o consumo da dieta açucarada moderna é o causador básico dessa inflamação sistêmica.

Senão vejamos: a dieta açucarada moderna é uma dieta pobre em vitaminas e minerais, rica em carnes embutidas, gorduras trans, pobre em fibras e alimentos crus e vegetais naturais e integrais, etc. Ou seja, o conceito de consumo da dieta açucarada unifica uma infinidade de itens arrolados por Felippe Júnior. Fatores que são consequência do consumo de açúcar, como obesidade e alterações da glicemia e da insulina, são apontados por ele como causadores de inflamação. No emaranhado de fatores etiológicos citados entrou a dieta açucarada moderna sob o nome de dieta americana, uma dieta inflamatória em contraposição à dieta mediterrânea, anti-inflamatória. Acontece que hoje não existe mais uma dieta mediterrânea sem açúcar. A dieta açucarada é universal, ou, se não é ainda universal, caminha a passos largos nessa direção. Quanto a outros fatores apontados, como morar em altas altitudes, expor-se a poluição sonora e do ar, pouca atividade física, morar em zonas geopatogênicas, tabagismo, campos eletromagnéticos, etc., todos podem ser entendidos como fatores variáveis. Há uma grande diferença entre quem mora em cidade serrana ou do litoral, entre quem fuma ou não, se usa ou não telefone celular se se trata de um consumidor da dieta açucarada ou não. Com certeza, os pesquisadores que investigaram aqueles que atravessaram os cruzamentos de Hartman não procuraram saber se eles comiam açúcar ou não.

Finalmente, os mecanismos pelos quais o açúcar é um grande fator de inflamação já são bem conhecidos e passam pelo aumento da glicemia em si, a osmolaridade da glicose que agride o endotélio vascular, os distúrbios hormonais e metabólicos, a glicação de proteínas e a consequente produção de AGEs e radicais livres, e o papel deles na inflamação ampla geral e irrestrita. Nos textos dos dois médicos citados, o açúcar sempre aparece como um sujeito oculto. Para o doutor Masci:

> Idealmente, deveríamos eliminar a ingestão de alimentos ricos em ômega-6 e pobres em ômega-3, o que inclui todos os alimentos de *fast-food*, biscoitos industrializados doces ou salgados, doces industrializados e de padaria, balas e todo alimento frito em restaurantes.

E, para Felippe Júnior: "A dieta de estilo americano aumenta drasticamente a inflamação". Ambos referem-se à nossa dieta açucarada moderna.

Açúcar e homeostase

A doutora Nancy Appleton é uma médica americana que joga duro contra o açúcar. Os títulos de seus livros já dizem tudo: *Lick the sugar habit* [Detone o hábito do açúcar]; *Sweet suicide* [Doce suicídio]; *Suicide by sugar* [Suicídio pelo açúcar]. Ela é a divulgadora da lista: *146 Reasons why sugar is ruining your health* [146 razões pelas quais o açúcar acaba com sua saúde].

O que levou a doutora Nancy a uma postura tão radical contra o açúcar? Uma experiência pessoal. Ela era alérgica a alguns alimentos, tinha coriza quando comia cebola crua, suas juntas doíam e certos pontos de seu corpo inchavam. E, por ocasião de seus estudos sobre os princípios da homeostase e das pesquisas sobre o equilíbrio de minerais em seu próprio corpo, fez descobertas surpreendentes: que o açúcar era responsável por ataques diários ao seu sistema imunológico, e como ela costumava consumir cebolas fritas, que levam açúcar para ficar douradas, seu corpo, por causa do açúcar, passou a classificar as cebolas como invasores estranhos, o que gerou, assim, a alergia.

Ao longo de sua pesquisa, ela descobriu que tal disfunção do sistema imunológico pode ocorrer em virtude de vários tipos de alimentos constantes em nossa dieta, mas que o principal culpado é o açúcar. Muitas pessoas desenvolvem alergias a alimentos normais por causa do açúcar adicionado a eles. Segundo a doutora Appleton, as alergias que temos são precursoras e avisos de complicações mais sérias que teremos posteriormente na vida. E o consumo abusivo de açúcar faz com que o trato gastrointestinal fique permeável, permitindo que partículas não metabolizadas de alimentos entrem na corrente sanguínea. Imediatamente, o sistema imunológico reage e envia leucócitos e outros anticorpos para lidar com essa ameaça. E, enquanto o sistema imunológico está ocupado nessa frente de batalha, ele fica prejudicado em sua guerra nas outras frentes para as quais foi programado: eliminar vírus de uma nova gripe, atacar células cancerosas, fungos como a *Candida albicans,* ou lidar com ferimentos.

Ainda segundo ela, toda a energia do sistema imunológico é exaurida por conta dos refrigerantes, dos biscoitos e do bolo de chocolate nosso de cada dia. O consumo dessa dieta propicia uma complicação dupla porque, além de uma série de alergias, ela modifica as relações entre os minerais no seu corpo. Os minerais trabalham em uma ligação de dependência uns em relação aos outros. Uns minerais precisam de outros para poder exercer suas funções. Cada processo no seu corpo é governado por hormônios e enzimas que dependem de minerais, e, havendo desequilíbrio mineral, o corpo não trabalha bem. O selênio, por exemplo, é fundamental para a ação da serotonina nas células nervosas, tão necessárias para que possamos pensar com clareza ao longo de uma prova final. Mas você bebeu muito refrigerante e perdeu um pouco do cobre que ajuda o selênio... Esse exemplo ilustra que seu corpo entrará em colapso ao longo do tempo se os minerais e outros nutrientes não estiverem balanceados, ou em homeostase.

Os sistemas digestório e imunológico são, em geral, os primeiros a sentir os efeitos dessa falta de equilíbrio que torna o seu corpo incapaz de processar a comida e se proteger dos invasores estrangeiros. As consequências são alergias e doenças. A doutora Appleton costuma dizer: "Coloque seu organismo em homeostase e seu corpo curará a si próprio". Muitos médicos, entretanto, não acreditam que adultos tenham alergias por causa da ausência de sintomas. Porém, os testes realizados pela doutora Appleton mostraram que o excesso de cálcio secretado na urina e as várias imunoglobulinas (anticorpos detectados no sangue), têm denunciado reações alérgicas mesmo quando o paciente não relata qualquer sintoma (condição subclínica). A doença segue-se à alergia porque uma fraqueza imunológica desencadeia outra. Uma alergia ao leite pode significar um excesso de cálcio que dê origem a uma placa dentária; ou à lactose, que pode exacerbar sua resposta insulínica. Uma pessoa pode ser alérgica a qualquer coisa se abusar dela ao ingeri-la com açúcar.

Algumas alergias não são permanentes. A doutora Appleton relata que a alergia dela às cebolas finalmente desapareceu após vários anos depois que ela afastou esse alimento de sua dieta e eliminou o açúcar. Appleton destaca-se por abordar o ataque do açúcar a um mecanismo sistêmico: a homeostase mineral do corpo. O açúcar faz isso porque é um ladrão de nutrientes e, graças ao roubo de minerais, compromete o metabolismo, diversos sistemas (endócrino, imunológico), diversas homeostases (osmótica, ácido-base, etc.). E como é comum acontecer na indústria da doença, já tem gente ganhando dinheiro com isso. Já existem no mercado farmacêutico diversos polivitamínicos para corrigir essa falha. O mais famoso deles, em um folheto de propaganda, cita pesquisa da USP[3] segundo a qual dois em cada três brasileiros adultos podem não ingerir os minerais necessários a uma boa saúde. O polivitamínico oferece todas as vitaminas e minerais. Duas pessoas em cada três no Brasil totalizam mais de 120 milhões de brasileiros com deficiências desses nutrientes. Tal abrangência atesta a gravidade da situação.[4]

Açúcar e candidíase

Segundo o doutor Atkins, 60 por cento de seus pacientes tinham resistência à glicose e 30 por cento deles apresentavam proliferação do fungo *Candida albicans;* além disso, nos Estados Unidos os médicos evitavam diagnosticar a doença por causa da sua origem iatrogênica (consequência de tratamento médico). A *Candida albicans* é encontrada normalmente no corpo humano e compreende em geral 10 por cento do espectro de microrganismos do trato intestinal. A proliferação para além desse limite dá-se em consequência de fatores como uso prolongado de antibióticos, contato com o mercúrio usado em obturações de prata nos dentes, uso de anticoncepcional, uso de predinizona e outros esteroides e principalmente quando uma pessoa é exposta a uma dieta rica em açúcar e cereais refinados.

3 Pinheiro M. M. et al. "Nutrient intakes related to osteoporotic fractures in men and women". Unifesp/EPM, 2009
4 Fonte: www.nancyappleton.com

Os antibióticos destroem os lactobacilos da flora intestinal que inibem a proliferação do fungo. As pílulas anticoncepcionais também. E o mercúrio compromete o sistema imunológico, facilitando a vida do fungo. Já o açúcar, o doutor Atkins não deixava por menos. Segundo ele:

> O açúcar constitui o maior fator de proliferação no caso dos fungos. Os que estão infestados pela cândida devem manter distância de sorvete, bombons, bolos, xarope de milho, frutose, xarope de maçã, melado, etc.[5]

Ainda segundo o doutor Atkins, a lista de problemas que a proliferação do fungo pode deflagrar é vastíssima e inclui, a título de amostra, sem querer aterrorizar mas já aterrorizando os que gostam de açúcar: letargia, fadiga, depressão, dificuldade de concentração, dor de cabeça, prisão de ventre, dor de barriga, diarreia, gases, problemas respiratórios, do trato urinário e dos órgãos genitais. O sintoma mais comum é a barriga inchada, especialmente o baixo ventre protuberante, denunciador de gases no intestino grosso.

Açúcar na contramão

Antigamente, quando um doente estava nas últimas, tão mal a ponto de não mais poder alimentar-se pela via natural, isto é, pela boca, a criatividade médica desenvolveu a arte de introduzir alimentos pelo reto – no bom sentido. Ninguém deve pensar, todavia, que seja possível alguém sobreviver indefinidamente sendo alimentado pela contramão do tubo digestivo. A parte do alimento aproveitada pelo reto, segundo especialistas, é de aproximadamente um quarto do total. E o

5 ATKINS, R. C. Op. cit., 2001, p. 160.

tratamento não poderia se prolongar por mais de dez dias sob pena de perda de eficácia. A eficácia dos clisteres alimentícios era muito relativa, e, segundo o doutor Adamastor Barboza, "sua valia é menos material que moral" e visava "proporcionar a paz de espírito àqueles que, vendo-se privados de alimentação *per os* [pela boca], temem perecer por carência alimentar".[6]

Pelo ânus, por meio de sonda de borracha mole lubrificada com azeite, introduzia-se tudo que é tipo de alimento: gema de ovo, leite, sal de cozinha, vinho, amido e, claro, açúcar. Não aleatoriamente, mas obedecendo a fórmulas prescritas por especialistas. Não obstante, havia um porém: o açúcar não podia ser usado em concentrações maiores que 10 a 15 gramas para cada 300 centímetros cúbicos de líquido, sob pena de atuar como irritante da mucosa intestinal. Mesmo assim, após a administração de açúcar via retal, era comum acontecer o aparecimento de glicosúria (açúcar na urina). Mas o doutor Adamastor sai em defesa do açúcar:

> Não cuidemos que haja diabetes, isto é em razão de que a penetração do açúcar na economia se dá em parte pela veia hemorroidária inferior, a qual, como sabemos, não é tributária do sistema porta.

Resumindo: o tubo digestivo começa na boca e termina no ânus. Na entrada, isto é, na boca, o açúcar provoca cárie dentária; chegando ao estômago, tem o dom de irritar as mucosas gástricas e acidificar o bolo alimentar, provocando uma série de distúrbios na digestão. A carga de calorias inúteis adicionadas pelo açúcar vai bagunçar o funcionamento do sistema endócrino, forçando a produção de insulina extra. No duodeno, o açúcar pode ser responsável por diarreias provocadas por desequilíbrios osmolares. E, na reta final, ou melhor, no reto, finalmente o açúcar irrita as delicadas mucosas do ânus, como acabamos de

6 BARBOSA, Adamastor. *Regimes e doenças*. Rio de Janeiro: Leite Ribeiro, 1923, p. 277.

ver. Moral da história: o açúcar é um pó branco que faz estragos na entrada, no interior e na saída do tubo digestivo.

Açúcar e câncer

O doutor German Otto Warburg, ganhador do Prêmio Nobel de Medicina de 1931, provou, pela primeira vez, que células cancerosas se alimentam de açúcar ou, como queiram, de glicose, e não de oxigênio como as células normais. A glicose abundantemente fornecida pela dieta açucarada nossa de cada dia proporciona o combustível preferido pelo tecido canceroso. O doutor Joseph Mercola (www.mercola.com), autor do livro *Programa total de saúde*, falando da descoberta do doutor Warburg, diz que a ideia-chave da tese é que os tumores malignos possuem um metabolismo energético diferente, de natureza anaeróbica, em que a glicose é usada como combustível, liberando ácido lático como subproduto.

O ácido lático produzido pela queima da glicose pelas células cancerosas é transportado até o fígado. Essa conversão de glicose a lactato gera uma baixa no pH dos tecidos cancerosos. Ainda segundo a exposição do doutor Mercola, esse metabolismo ineficiente rende menos energia que o metabolismo normal, no qual a molécula de glicose é completamente oxidada aerobicamente. Isso faz com que o paciente de câncer sinta-se cansado e subnutrido. E, conclusivo, o doutor Mercola diz: "Eu acredito que muitos pacientes de câncer teriam uma melhora significativa se controlassem a fonte do combustível preferido do câncer, a glicose".

Sob a ditadura da civilização do açúcar as conclusões do grande cientista, ganhador do Prêmio Nobel, tendem a ficar no limbo. A palavra de ordem é: assestem as baterias contra a gordura, o bode expiatório preferido por nove em cada dez médicos do planeta. Mas o anatematizado doutor Atkins diz que "estudos conduzidos em Marselha, Paris, Japão e Bélgica fracassaram sem exceção em mostrar qualquer relação entre ingestão de gordura e câncer de cólon". O estudo belga, feito em 1989, conseguiu apontar aquele que é, para o doutor Atkins, o verdadeiro criminoso: os oligossacarídeos, termo técnico que quer dizer "açúcar", "o carcinógeno mais frequentemente consumido no mundo ocidental", segundo o saudoso doutor Atkins.[7]

Em fevereiro de 2006, a revista da Associação Médica Americana (AMA) divulgou os resultados de uma pesquisa que envolveu 49 mil mulheres ao longo de oito anos. Constatou-se que a prática de dieta pobre em gorduras não influencia em nada no que diz respeito à prevenção de câncer. A notícia chocou meio mundo e deu origem a editoriais de jornais e capas de revistas. Isso porque a grande maioria das pessoas estava já acostumada com a ladainha da gordura saturada e do colesterol. A pesquisa foi financiada pelo governo e custou 415 milhões de dólares.

O doutor Robert Atkins cita ainda o cientista russo Vladimir M. Dilman, que, em um trabalho publicado nos *Anais da Academia de Ciências de Nova York,* fornece provas convincentes de que carboidrato induz ao câncer. As pesquisas do cientista russo mostravam que pacientes com câncer de mama produziam 22 por cento mais insulina, os de câncer de cólon tinham 29 por cento mais triglicerídeos e os de câncer de cólon, reto e endometrial tinham duas vezes mais probabilidade de dar à luz bebês macrossômicos. Tais manifestações são sintomas de distúrbios no metabolismo do açúcar, segundo o doutor Atkins. É ainda ele quem nos revela que os mecanismos endócrinos que ligam o açúcar ao câncer, descritos nas revistas médicas, estão sendo levianamente ignorados. Essas manobras de encobrimento da verdade, para ele, eram "certamente nada mais que fanatismo, uma característica geral entre cientistas dedicados".

7 ATKINS, R. C. OP. CIT., 2001, p. 210.

No final de 2005, a justiça da Califórnia recebeu um processo com a proposta do procurador-geral Bill Lockyer de que a venda de batata frita fosse acompanhada de advertência sobre o risco de câncer por causa do teor elevado de acrilamida presente no produto. A acrilamida, segundo reportagem do jornal *O Globo*,[8] encontra-se em qualquer alimento à base de carboidrato frito ou assado, como sucrilhos, banana ou batata frita, pães e biscoitos. A batata frita foi escolhida por apresentar elevados teores da substância tida como cancerígena e por ser um alimento muito consumido pelo povo norte-americano. A reação química que origina o produto cancerígeno é a glicação de proteínas acelerada pelo calor (reação de Maillard). Tanto é assim que a batata *chips*, que não é batata frita, mas sim um purê açucarado com forma de batata fatiada e que é depois assado, contém 500 vezes mais acrilamida que a batata frita normal. Aposto que o pão que concentra mais acrilamida é doce. Os "cereais" matinais e os biscoitos portadores da substância carcinogênica são todos porcaria açucarada.

E tem mais: o uso de açúcar no cozimento de alimentos origina um produto químico denominado 5-hidroximethil-2-furaldeído (HMF), que age como iniciador e promotor de câncer de cólon.[9] A matéria do jornal *O Globo* ao mesmo tempo em que divulgava que o problema estava relacionado a carboidrato frito ou assado no quadro "Saiba mais sobre a acrilamida", dizia que a substância cancerígena é subproduto de uma reação química que envolve o aminoácido natural aspargina e "certos açúcares como a glicose". A conclusão a que chego é a seguinte: fritura em si não é o maior problema (talvez seja apenas mais uma paranoia criada pela doutrina da demonização da gordura), mas pegue qualquer alimento (carboidrato, gordura ou proteína), acrescente açúcar e aqueça (cozimento,

8 Jornal *O Globo*. Caderno Ciência e Vida. Rio de Janeiro, 22 de setembro de 2005, p. 34.

9 ZANG, X. M. Artigo publicado em *Carcinogenesis* 14 (4), abril de 1993, pp. 773-5.

assadura ou fritura) e o resultado será o surgimento de substâncias cancerígenas provocadas pela reação de Maillard, que ainda não foi completamente mapeada pela bioquímica.

Açúcar e memória

Altos níveis de açúcar no sangue prejudicam a memória e provocam o encolhimento do hipocampo. "Nós demonstramos que a regulagem da glicose está associada com disfunções de memória e com o encolhimento do hipocampo", afirma o doutor Antonio Convit, professor de psiquiatria e diretor médico do Centro para a Saúde do Cérebro da Universidade de Nova York.

> Nosso estudo indica que essa deficiência pode contribuir para falhas de memória que ocorrem com o envelhecimento e levanta a possibilidade de que melhorar a tolerância à glicose pode acabar com problemas cognitivos associados à idade. [10]

A pesquisa estudou 30 homens e mulheres não diabéticos com idades entre 53 e 89 anos, mas alguns deles com níveis de açúcar no sangue mais altos que o normal (pré-diabéticos). O grupo teve o cérebro escaneado por ressonância magnética para medir o tamanho do hipocampo. O grupo com altos níveis de glicose mostrou um hipocampo menor e teve resultados piores nos testes de memória recente. O hipocampo, segundo os pesquisadores, é uma área particularmente vulnerável e que pode sofrer danos com o tempo. Portanto, quem não quiser ter problemas de memória ou ficar caduco mais cedo já sabe o caminho: parar de comer açúcar. O doutor Convit fala em "melhorar a tolerância à

10 Revista *on-line*: Procedimentos da Academia Nacional de Ciência, segundo site da BBC de 4 de fevereiro de 2003.

glicose". Isso significa tolerância ao bombardeio da glicose da dieta açucarada moderna. É melhor eliminar o açúcar e poupar o organismo.

E por falar em hipocampo, a doutora Suzanne de la Monte, da Escola Médica de Brown, nos Estados Unidos, vem seguindo uma linha de pesquisa que aponta para as causas do mal de Alzheimer, até aqui de etiopatogenia desconhecida. Essa doença crônica e degenerativa leva à perda de memória e à demência. Segundo ela, a falta de insulina cerebral ou a resistência à sua ação leva à degeneração do hipocampo e ao desenvolvimento da doença. A isso estão chamando de diabetes tipo III. A meu ver, esse é mais um caso para a folha corrida do açúcar. A glicação degenerativa de proteínas certamente deve explicar esse processo. A gente sabe que tanto o próprio hormônio quanto seus receptores, e até a própria estrutura dos órgãos que servem de base, são vítimas da ação destrutiva do mar de glicose e frutose da dieta açucarada.

Açúcar e sistema imunológico

A doutora Eliza Biazzi, autora do livro *Diabetes: um guia prático,* cita pesquisas realizadas em laboratórios da universidade californiana de Lomalinda, nos Estados Unidos, que demonstraram que o açúcar enfraquece a capacidade do sistema de defesa do corpo humano. Segundo essas pesquisas, cada célula de defesa do organismo, os leucócitos, valentes guerreiros, tem capacidade para abater 14 bactérias nocivas. No entanto, basta a ingestão de seis colheres de chá de açúcar para que nosso guerreiro fique enfraquecido e só consiga destruir dez soldados inimigos. Se o consumo de açúcar subir para 24 colheres de chá, nossa célula de defesa só conseguirá abater uma bactéria nociva, abrindo, com isso, os flancos da nossa saúde aos exércitos inimigos responsáveis doenças.

Açúcar e doenças cardíacas

Pesquisa citada pelo doutor Atkins: em 1969, o doutor Sheldon Reiser realizou um estudo com voluntários que demonstrou que uma dieta que fornecia 18 por cento de suas calorias do açúcar produzia concentrações significativamente mais altas de lipídios e insulina do que uma dieta com apenas 5 por cento de calorias extraídas de açúcar.[11] Na Islândia, doenças cardíacas e diabetes eram quase desconhecidas até a década de 1930, embora a dieta típica islandesa fosse riquíssima em gordura. Em princípios da década de 1920, a dieta açucarada "civilizada" chegou por lá; e perto de 20 anos depois chegaram as modernas doenças degenerativas. Na Iugoslávia e na Polônia, as altas taxas de doenças cardíacas, em meados do século XX, foram concomitantes à quadruplicação da ingestão de açúcar, que ocorreu a despeito de uma queda no consumo de gordura animal.

Açúcar e mau colesterol

O mau colesterol, o temível colesterol LDL, pouca gente sabe disso, não passa de proteínas de baixa densidade modificadas pelo açúcar. O colesterol, que normalmente é um formador de membranas celulares e de hormônios, aleijado pelo processo conhecido como glicação não enzimática de proteínas, passa a fazer mal, tornando-se fortemente aterogênico, isto é, entupidor de vasos sanguíneos. Quando você pergunta ao seu médico o que fazer para aumentar o nível do colesterol bom (HDL), ele recomenda exercícios físicos.

11 ATKINS, R. C. Op. cit., 2001, pp. 184 e 205.

Com isso, você queima o açúcar que aleijaria as partículas do colesterol LDL, aumentando relativamente o nível de colesterol bom. Um médico afinado com nossa filosofia nutricional pediria a você para eliminar o açúcar de sua dieta, cortando assim o mal pela raiz.

Sacarose no sangue

O açúcar do açucareiro (sacarose) é uma coisa, e a glicose do sangue é outra. Com efeito, a sacarose ingerida é transformada pelo organismo em glicose e vai parar no sangue. Mas pode acontecer de a sacarose ir parar diretamente no sangue. O resultado disso é um desastre. Já vimos com o doutor Yotaka Fukuda que especialmente as crianças são vítimas desse desastre. A dieta açucarada exige dos bebês um grande esforço enzimático para o qual seu organismo não foi preparado pela natureza. As moléculas de sacarose não metabolizadas são incorporadas ao organismo via pinocitose. Como o organismo humano considera a sacarose *corpo estranho*, o sistema imunológico entra em ação para expulsá-lo, e, nesse processo, é desencadeada uma série de manifestações alérgicas.

Mário Sanchez, autor de *Medicina nutricional*, diz que a sacarose no sangue causa um choque violento, seguido de sudorese, queda de pressão, hiperinsulinemia, queima de terminais nervosos, ocasionando uma depleção de vitamina B (responsável pelo tônus nervoso). Segundo ele, é comum a sacarose passar inteira para a corrente sanguínea. Diante disso tudo, fica claro agora que o consumo da dieta açucarada é um comportamento de risco.

Açúcar antibiótico

Na página da *Revista Vittalle* na internet, somos informados sobre pesquisa a respeito da ação antibacteriana da sacarose, de autoria de Rodrigues, Bobek, Schwersz e Calegari.

Objetivos do trabalho:

- determinar a ação bacteriana da sacarose;
- avaliar a atividade exercida por esse carboidrato sobre germes gram-positivos e gram-negativos;
- caracterizar seu mecanismo de ação.

Conclusão dos pesquisadores como hipótese a respeito do mecanismo de ação:

a) efeito bactericida em razão da elevada pressão osmótica das soluções concentradas de açúcar;
b) efeito bacteriostático por inibição da atividade enzimática;
c) efeito de captação das partículas microbianas (similar ao uso de camadas de gases).

Esta última hipótese, sugerida pelo efeito do açúcar *in vivo,* deverá ser testada. Sugiro pesquisa a respeito do comportamento desse agente bacteriostático de alta osmolaridade no organismo humano, especialmente no das crianças.

Estreptozotocina e açúcar

A estreptozotocina (STZ) é, em jargão médico, uma droga citotóxica seletiva das células beta do pâncreas. Pela administração dessa droga é possível induzir diabetes em ratos de laboratório de três formas:

- ação tóxica: uma dose única elevada (50 mg/kg) provoca diabetes irreversível em 24 horas;
- ação inflamatória: doses baixas, repetidas, provocam, algum tempo depois, um diabetes semelhante ao tipo 1;
- dose baixa no período neonatal: os ratos, quando adultos, desenvolvem um diabetes semelhante ao tipo 2.[12]

Qualquer semelhança com os seguintes fatos será mera coincidência?

- ação tóxica: existem indícios de casos de desenvolvimento de diabetes tipo 1 em crianças após a ingestão de uma lata de leite condensado de uma só vez;
- ação lenta: refrigerantes, sorvetes, bolos e doces consumidos normalmente todos os dias provocam diabetes tipo 2, seja na infância, seja na juventude ou na idade adulta.

Obesidade nos Estados Unidos

Vira e mexe, tenho me deparado com matérias de jornal a respeito de obesidade em geral e obesidade infantil em particular. Obesidade, todos sabem, está virando uma espécie de praga tanto nos países desenvolvidos quanto nos aspirantes ao desenvolvimento. No Rio de Janeiro, houve um prefeito que entrou nessa guerra e até pediu à Riotur que eliminasse a exigência de que o rei Momo seja gordo, além de outras providências, como proibir a venda de porcarias açucaradas em cantinas de escolas públicas e proibir sua propaganda nos arredores das escolas.

12 DUARTE, Rui. Op. cit., p. 36.

Em todo o mundo têm pipocado iniciativas de combate à obesidade; leis com esse propósito estão surgindo; já tem gente até levando à barra dos tribunais a indústria de alimentos e cadeias de lanchonetes tipo *fast-food*. As matérias jornalísticas atiram para todos os lados. Quem lê essas reportagens tenho certeza de que deve se sentir como cego no meio de um tiroteio. Engraçado é que no que se diz há sempre o endosso de autoridades médicas. Em reportagem publicada originalmente no *New York Times* e reproduzida no jornal *O Globo* de 28 de junho de 2003, são citados Paul Rozin, professor de psicologia da Universidade da Pensilvânia, Brian Wasnink, professor de ciência nutricional da Universidade de Illinois, Kelly Brownel, professor de psicologia da Universidade de Yale, "especialista em desordens alimentares", e, finalmente, Margo Wootan, diretora de política nutricional do Centro de Ciência para o Interesse Público. Toda essa equipe da psicologia e da nutrologia para dizer as seguintes bobagens:

- As pessoas estão obesas por causa do tamanho do saco de pipoca, tão grande que é chamado de balde.
- Os refrigerantes também são servidos em "baldes".
- O tamanho dos sanduíches é também exagerado.
- As porções de alimentos, em geral, idem.
- O preço baixo e as promoções estimulam as pessoas a comer mais.
- Outros fatores são a disponibilidade e a grande variedade de alimentos oferecidos à população.

Em resumo, nos Estados Unidos existiria uma cultura pela qual a comida é oferecida em grandes quantidades e em todos os lugares. O professor Kelly Brownel classifica a sociedade americana, no que diz respeito à comida, de ambiente tóxico. Agora é a minha vez. O problema é a obesidade, e, no entanto, não se tocou na palavra açúcar, o que é natural, e não se falou também em gordura nem em fritura nem em colesterol, o que é de estranhar. Acho que a história da carochinha da gordura e do colesterol caiu no ridículo depois dos livros dos doutores Atkins e McCully. A indústria da doença, pelo visto, está procurando novos bodes expiatórios para manter oculto o veneno da alimentação do homem moderno; agora a culpa é da oferta generosa de comida em todos os lugares e a toda hora. Não é mais a questão dos maus hábitos alimentares. O boneco de açúcar é, nesse caso, um idiota completo: se lhe for oferecido um X-tudo de um palmo de altura e uma tubaína de 980 mililitros, ele come e bebe.

O cidadão americano médio anda consumindo perto dos 80 quilos de açúcar por ano. Retire todo esse açúcar de sua dieta que ela ficará livre de aproximadamente 800 calorias inúteis ingeridas diariamente, calorias essas geradas exclusivamente pelo açúcar, que só serve para originar doenças. Não é preciso diminuir o tamanho do sanduíche nem do saco de pipoca. Quando se come um sanduíche que leva dois hambúrgueres, queijo, salada, picles, mostarda, *ketchup* e pão com gergelim, come-se açúcar seis vezes. É difícil apontar algum desses ingredientes que não contenha açúcar. O que tem de ser diminuído, ou melhor, suprimido, é o açúcar.

Barriga de cerveja

O caderno Jornal da Família, do jornal *O Globo* de 23 de novembro de 2003, trata em matéria de capa do assunto cerveja e barriga. Os dois títulos são: "Cerveja não dá barriga" e "A genética é a culpada". O motivo da matéria foi uma pesquisa realizada por cientistas britânicos da University College of London na República Tcheca que envolveu mais de 2.300 bebedores de cerveja, entre homens e mulheres. As felizardas cobaias tchecas bebiam até 7 litros de cerveja por semana e não desenvolveram barriga nenhuma. Os cientistas britânicos concluíram que cerveja não dá barriga.

Mas como os brasileiros, baseados no senso comum e na observação, sabem que cerveja dá barriga, a reportagem do jornal *O Globo*, sempre citando autoridades e personalidades, arranjou uma série de hipóteses e explicações para as concretas barrigas dos brasileiros. As causas apontadas eram as mais variadas, dependendo do personagem consultado: ora era a genética, ora a culpa era do tira-gosto. Para a cervejetariana Bia Paes Leme, por exemplo, não se deve misturar sólidos e líquidos. E, finalmente, como era de esperar, foram lembrados os bodes expiatórios de sempre – a gordura e o estilo de vida sedentário. Um tema tão interessante: cerveja, barriga e obesidade. E o açúcar, mais uma vez, ficou de fora.

Será que a cerveja tcheca usada na pesquisa era cerveja mesmo ou essa água suja de açúcar que aqui no Brasil chamam de cerveja? Sou capaz de apostar que era cerveja de verdade. Logo, a conclusão dos cientistas britânicos foi a de que a cerveja sem açúcar não dá barriga. No Brasil, quem bebe cerveja e come tira-gostos como pizza, linguiça, *nuggets*, presunto ou qualquer outra carne embutida, biscoitos salgados, amendoim japonês, todos conspurcados com açúcar, em vez de estar se divertindo e comemorando a vida está, na verdade, praticando suicídio lento.

Agora, a matéria em questão, é bem verdade, traz uma informação preciosa sem citar a fonte, provavelmente um dos médicos consultados. No quadro sobre tipos de barriga está dito que o barrigão tipo avental, aquela barriga flácida e que chega a dobrar por cima da calça, é resultado do "consumo excessivo" de doces e pudins. Confortou-me ler isso, posto que defendo que obesidade não é doença. Uma pessoa pode ser gordinha ou gordona e ser saudável. A pessoa que é obesa mórbida é a consumidora da dieta açucarada moderna – o açúcar branco é o causador da gordura branca patológica. Quem não come açúcar e é bom de garfo acumula gordura marrom, uma gordura saudável, vascularizada, que se achava que era privilégio de bebês e esquimós, mas que se descobriu recentemente estar presente entrelaçada a músculos de pessoas saudáveis.

Capítulo 13

As mulheres e o açúcar

"É raro ver uma menina alimentar-se racionalmente de peixe, carne e vinho. Comem doce e alface, jantam as sobremesas. A gulodice do açúcar, dos bolos, das natas, é uma perpétua desnutrição. Lisboa é uma cidade doceira, como Paris é uma cidade intelectual. Paris cria a ideia e Lisboa, o pastel. Daí a grande quantidade de doenças de estômago e de maus dentes. A deterioração pelo doce começa aos quatro anos."

Eça de Queirós

As mulheres, em geral, gostam muito de açúcar, mas a recíproca não é verdadeira. O açúcar está associado a uma série de condições que infernizam sua vida: celulite, tensão pré-menstrual (TPM), enxaqueca, estrias, rugas. Nas mulheres grávidas, o mal que o açúcar faz é em dobro, e significa pré-eclâmpsia, endometriose, diabetes gestacional e bebê macrossômico. Mesmo que o açúcar estivesse envolvido apenas com problemas que atingem as mulheres individualmente, já seria motivo suficiente para preocupação. A gravidade da situação é que ela está atingindo o ser humano no delicado momento da reprodução da espécie e comprometendo o futuro da humanidade.

Celulite

Celulite nada mais é que células do tecido subcutâneo com gordura armazenada, um quadro infeccioso da pele associado a alterações metabólicas do tecido subcutâneo e a distúrbios endócrinos. A celulite forma-se na camada profunda da pele, no tecido gorduroso entre a derme e os músculos. Uma alteração misteriosa do metabolismo dessa camada de gordura origina a celulite. Aposto como a glicação não enzimática de proteínas (GNP) tem culpa nesse cartório. O colágeno também está presente na derme e é uma das primeiras vítimas da glicação. Um crescimento desordenado de células de gordura interrompe a circulação, congestionando o tecido e dando origem aos buracos e nódulos típicos da celulite.

Todo mundo sabe que gordura nada mais é que o "excesso" de açúcar ingerido. Na internet, são raras as informações científicas sobre celulite: 99,9 por cento delas repetem o discurso da indústria da doença. Como exceção à regra, temos o doutor Antonio Herbert Lancha Junior, que recomenda: "Se o objetivo é reduzir a celulite, evite longos períodos de jejum. Evite também alimentos com muito açúcar". O irônico da coisa é que funciona a todo o vapor uma indústria que movimenta bilhões de dólares no mundo inteiro por conta da celulite, com tratamentos mirabolantes e caros para combatê-la, quando a solução é tão simples e barata: a primeira providência da mulherada que quer se ver livre da celulite é largar o açúcar.

Estrias

Entre as causas possíveis das estrias, um esgarçamento da pele, estão o desequilíbrio hormonal e a malformação do colágeno. O desequilíbrio endócrino age sobre a atividade dos fibroblastos, células de tecido conjuntivo que formam as fibras elásticas e colágenas. Colágeno e elastina são células de sustentação localizadas nas camadas mais profundas da pele. Quando elas se rompem, o reflexo na superfície da pele são as estrias. O açúcar é suspeito do crime das estrias por duas razões básicas: uma porque é um notório bagunceiro dos sistemas hormonais, e outra é a

GNP a que fica exposto o colágeno, proteína que ajuda a conferir elasticidade e viço à pele.

Mulheres que não desejam ter seu corpo todo estriado têm na dieta isenta de açúcar o melhor caminho: a prevenção, posto que a dieta açucarada moderna responde por uma enxurrada de glicose inútil e radicais livres nocivos ao organismo. "O segredo é não comer açúcar, fazer exercícios, comer verduras..." resume Patrícia Rittes, dermatologista da Sociedade Brasileira de Dermatologia e da Academia Americana de Dermatologia, respondendo à pergunta de uma internauta sobre estrias em um bate-papo *on-line* pelo portal Terra (www.terra.com.br).

Enxaqueca

Outro fantasma na vida de muitas mulheres é a enxaqueca. As bebidas alcoólicas encabeçam a lista de fatores que desencadeiam as crises de enxaqueca. O vinho tinto é o campeão de reclamações, embora bebidas destiladas também contribuam. Os médicos que lidam com o problema não se dão conta, mas o vinho tinto envolvido com certeza é o suave, e quando a bebida for destilada deve ser outra porcaria açucarada tipo caipirinha ou coquetel de frutas, que as mulheres adoram.

O doutor Edgar Raffaelli Jr., fundador e presidente honorário da Sociedade Brasileira de Cefaleia, em entrevista ao site www.cente.med.br, diz:

> Existe, porém, um inimigo que, em geral, as pessoas desconhecem e custam a identificar: o açúcar. Como o controle da glicemia depende também do sistema límbico e o hipotálamo desses pacientes funciona mal, as oscilações bruscas da taxa de açúcar no sangue são fatores importantes para deflagrar a crise.

Mais adiante, o médico explica melhor o que acontece:

> Uma hipoglicemia reacional evidencia o fato de o açúcar ter sido queimado em excesso por ter agido como agressor do sistema. Portanto, a conduta acertada é ingerir menos açúcar.

Sou mais radical: visto que todos os alimentos, até tanajura frita, já fornecem a energia de que o corpo precisa, qualquer quantidade de açúcar ingerida entra como agressora do sistema. Portanto, a conduta acertada é zerar o açúcar. Uma gordinha anônima, em depoimento à comunidade Açúcar Mata!, não me deixa mentir: "Só sei que nessa de não comer mais açúcar, a minha crise de enxaqueca sumiu... juro!!!".

Endometriose

A endometriose é uma doença crônica muito comum, caracterizada pela presença de tecido de estrutura semelhante ao endométrio (mucosa que reveste as paredes internas do útero) em diversas áreas do aparelho genital feminino: peritonial, ovariana e septo retrovaginal. A endometriose pode provocar dores menstruais e causar fibrose em toda a pelve, envolvendo os ovários, fazendo com que o óvulo normal não possa ser liberado, sendo, portanto, causa de infertilidade feminina. A *Folha de S. Paulo*, no caderno Equilíbrio, trouxe certa vez um depoimento comovente da fisioterapeuta Ana Tereza à doutora Cláudia Colucci:

> Eu tenho endometriose e, quando recebi o diagnóstico, já nem queria mais tratamento algum, pois já tinha tido um natimorto, dois abortos e uma gravidez ectópica. Fiquei um ano sem comer açúcar e quando já nem acreditava, pude ser mãe.

Menopausa, menstruação e TPM

O nome do site é Canal Saúde[1]. Nele encontro interessante texto de Lúcia Fávero, do qual destaco este trecho:

> O açúcar é muito prejudicial para quem está enfrentando os problemas da menopausa. Ele provoca uma flutuação hormonal no pâncreas que leva à baixa de estrógeno. Além disso, o açúcar provoca lentidão dos elementos químicos dos hormônios, prejudicando o trabalho das suprarrenais e também atuando para baixar o nível de estrógeno. O açúcar não faz falta ao organismo. O açúcar é um vício (dos mais fáceis de abolir). O segredo está em cortar definitivamente a utilização do açúcar na alimentação.

Fico feliz quando encontro um site como esse. Defendemos a mesma causa: açúcar zero. Quanto à menstruação e à tensão pré-menstrual (TPM), na página do jornal cearense *O Povo* na internet, leio matéria de 1º de janeiro de 2003 sobre esses assuntos. Como armas para combater a TPM, entre outras providências, como dormir bem, o doutor Carlos Antunes, ginecologista e homeopata, pede atenção para a ingestão de açúcar. Segundo ele, para cada três colherinhas de açúcar refinado o organismo tem de se livrar de 100 microgramas de toxinas, e a capacidade de eliminação do organismo é de apenas 60 microgramas. Essas toxinas são subproduto do tratamento químico pelo qual o açúcar passa até ficar branco. É o lixo químico fino do açúcar.

1 www.canalsaude.com.br.

Pré-eclâmpsia (ex-toxemia gravídica)

Associando pré-eclâmpsia à obesidade, resistência insulínica e trigliceridemia, o doutor T. Clausen, do Hospital da Universidade de Ullevaal, em Oslo, na Noruega, orientou uma equipe de pesquisadores, partindo da hipótese de que a ingestão de calorias de alimentos ricos em sacarose ou ácidos graxos poli-insaturados, independentemente considerados, aumentaria o risco de pré-eclâmpsia. Nas mulheres grávidas, os testes confirmaram que o consumo de açúcar está associado ao aumento do risco de desenvolver pré-eclâmpsia. Segundo o doutor Clausen, os ácidos graxos poli-insaturados também contribuem. Os pesquisadores não observaram relações entre outros nutrientes energéticos e o risco do distúrbio. E concluíram que

> os padrões dietéticos cada vez mais prevalentes em diversas partes do mundo podem afetar adversamente os muitos esforços para reduzir as complicações hipertensivas durante a gravidez.

Em outras palavras, a dieta açucarada moderna está ofendendo a humanidade desde o ventre materno.

Picamalácia

Picamalácia é aquele estranho desejo que as mulheres grávidas têm de comer coisas estranhas. Isso tem a ver com o lado patológico da coisa. É quando as gestantes querem comer coisas absurdas, como barro, palito de fósforo, bolinhas de naftalina, cabelo, etc. Para alguns autores, o instinto explicaria esse comportamento; assim, por exemplo, a necessidade orgânica de algum mineral levaria uma grávida a comer argila. Mas a ciência médica não concorda com a tese. Existe também o lado folclórico da coisa, que diz que o consumo de certos alimentos condicionaria alterações na criança. Por exemplo, determinados alimentos ajudariam a "clarear" a criança – caso típico de folclore racista. Outros alimentos auxiliariam a "expulsar" o pimpolho na hora do parto, abreviando as dores da mãe.

O desejo de comer comida normal, frutas fora de época, por exemplo, não é considerado picamalácia. Segundo o livro *Nutrição na gravidez e na lactação*, entre os alimentos mais desejados pelas grávidas estão os doces, e esses desejos ou aversões "não são necessariamente prejudiciais". Já comer amido, coisa comum entre as negras americanas, é tido como sintoma de picamalácia e tem até nome próprio: amilofagia. Se comessem terra ou barro seria geofagia. Comer amido, ainda segundo o livro, "pode provocar obesidade".[2]

O amido, até onde sei, é alimento, contém proteínas, vitaminas, sais minerais, fibras e ainda libera glicose lentamente; logo, ingerir um alimento normal não poderia caracterizar uma doença. A não ser que amilofagia se refira à mania de comer amido cru. Mesmo assim, comer gordura ou proteínas cruas daria nas picamalácias lipidiofagia e protidiofagia, o que não acontece. Então, comer doce na gravidez não é "necessariamente prejudicial", ao passo que comer amido é patologia e "pode provocar obesidade". A meu ver, temos aqui um claro exemplo de um texto de nutrologia escrito segundo os interesses dos traficantes de açúcar, ou seja, não se trata de ciência, e sim de ideologia. Proponho a colocação dessa ciência em pratos limpos. Assim sendo, o desejo de ingerir amido deve ser considerado um desejo normal, quiçá manifestação instintiva da gestante da necessidade de nutrientes; e o desejo de comer doces deve ser considerado uma perigosa manifestação de picamalácia, que expõe as mulheres grávidas ao risco de obesidade, diabetes ges-

2 WORTHINGTON, B. S. R. *Nutrição na gravidez e lactação*. Rio de Janeiro: Ed. Guanabara, 1988, p. 60.

tacional, bebês macrossômicos e pré-eclâmpsia. Sugiro como nome próprio para esta patologia *sucrofagia* ou *sacarinofagia*.

Diabetes gestacional

O diabetes gestacional eu considero um assunto da maior gravidade, justamente porque atinge a humanidade no sagrado momento da reprodução da espécie. Não vejo, porém, a seriedade necessária no trato desse assunto. Por exemplo, um número especial sobre diabetes da revista *Saúde*, já na capa, ao lado do rosto perfeito da modelo, traz uma chamada insidiosa: "Com moderação, dá até para liberar o açúcar". Liberar açúcar para diabéticos devia ser considerado crime e o pedido de moderação, uma atenuante. Na apresentação, Lúcia Helena de Oliveira, diretora de redação, diz que o número de diabéticos "só aumenta justamente porque o mundo está cada vez mais gordo". E está cada vez mais gordo porque a dieta está cada vez mais doce. Alguém duvida?

A indigitada revista informa que o diabetes gestacional atinge 2 por cento das grávidas. O médico Dráuzio Varela acompanhou a gravidez de cinco mulheres para um programa de TV e uma delas apresentou a síndrome – justamente a que mantinha a geladeira abastecida de chocolate. Uma das cinco significa 20 por cento (bem mais que os 2 por cento). Na cidade do Recife, o número de casos de diabetes gestacional já passa de 130 mil por ano; será que essa cifra significa só 2 por cento dos nascimentos daquela cidade? Ou a indústria da doença não teria interesse em diminuir a real dimensão do problema?

E quanto à etiologia do diabetes gestacional? Segundo a teoria geral que informa este livro, é o consumo aumentado de açúcar pelas mulheres grávidas. Todos sabemos que muitas gestantes comem mais, comem por dois, *et pour cause,* comem mais açúcar. A revista consultou Mauro Sancovsky, ginecologista e obstetra especializado em diabetes do Hospital Israelita Albert Einstein, de São Paulo. Segundo ele,

> é a partir da segunda metade da gravidez que a mulher terá mais glicose no sangue para atender ao bebê que está crescendo. As mães que desenvolvem o diabetes gestacional não conseguem adaptar sua produção de insulina a essa fase.

Eu pergunto: de onde vem essa glicose? Do que ela come ou da depleção de glicogênio ou gordura? Aposto que é da dieta açucarada. A natureza não dá ponto sem nó: se o organismo da grávida providenciasse mais glicose a partir de suas reservas, o pâncreas seria instado a produzir mais insulina. A brecha do sistema é a boca, por onde as mulheres mandam açúcar para dentro. E esse fermento biológico doce é que faz o bebê "crescer demais".

Minha hipótese é fácil de ser derrubada por meio de uma pesquisa barata: basta isolar dois grupos de gestantes e de um deles retirar a sacarose refinada da dieta. Meu prognóstico: só surgirão casos de diabetes gestacional no grupo das comedoras de açúcar. Vale o axioma: quanto maior for a quantidade de açúcar ingerida, maior será o número de casos de diabetes gestacional. E ainda – qual jogador de xadrez que, seguro de seu jogo, oferece uma peça importante ao adversário – deixo incluir no grupo das grávidas açúcar zero aquelas que os médicos entendem como portadoras de "predisposição genética", ou seja, as filhas e netas de diabéticos.

Vejamos agora os estragos que o açúcar faz no ser humano no nascedouro, uma tremenda covardia. A seguir, uma relação das morbidades e distúrbios do recém-nascido de mãe diabética. Tudo começa com o próprio bebê agigantado, pesando mais de 4 quilos, que não deve ser saudado como um bebê supernutrido, mas pranteado como uma manifestação teratológica causada pelo açúcar. Aqui vai a relação: trauma obstétrico, parto difícil por causa da distocia do ombro, asfixia (e suas terríveis consequências), fraturas ósseas, cefalematoma, hemorragias subdural, ocular, de órgãos abdominais e da genitália externa, hipocalcemia e magnesemia, paralisias facial, diafragmática e cerebral, lesões no plexo braquial e dos nervos do braço, malformações cardíaca, renal, esquelética e do sistema nervoso. Sobrou alguma coisa? E isso se o bichinho sobreviver em vez de engrossar as estatísticas da mortalidade infantil.

Bebê balofo

A distrofia farinácea é um quadro clínico descrito pela escola pediátrica alemã do século XX. As crianças vítimas dessa condição são gordinhas e apresentam um falso aspecto de saúde. Trata-se de uma gordura balofa e flácida, por causa do edema que a acompanha, sobressaindo nas extremidades sob a forma de inchaço no dorso dos pés, das mãos e das pálpebras. São crianças frágeis. Basta uma infecçãozinha de garganta para redundar em vômitos e diarreia, que podem levar à morte. Isso acontece com crianças que, em vez de se alimentar do leite da mãe, são obrigadas a ingerir alimentos industrializados.[3]

Rugas de açúcar

Em reportagem da revista *Veja* de 29 de setembro de 2004, intitulada "Doutor Celebridade", conhecemos o doutor Nicholas Perricone, dermatologista de estrelas internacionais e inventor do creme do "efeito Cinderela". Segundo a *Veja*, Perricone é dono de um império que movimentou, só em

3 MAFFEI, Walter. Op. cit., p. 170.

2004, 70 milhões de dólares. Com mais de uma centena de substâncias patenteadas em todo o mundo, sua linha de produtos de beleza está nas prateleiras de lojas de grife. Um pote de creme pode chegar a custar 570 dólares. Seu livro *O fim das rugas* ficou 25 semanas na lista dos mais vendidos nos Estados Unidos; outro *best-seller* dele é *Rejuvenescimento total*.

O doutor Perricone é autor de uma interessante teoria sobre envelhecimento: ele seria o resultado de sucessivas inflamações das células. O remédio? Além dos cremes e loções criados por ele, uma dieta alimentar rica em frutas, verduras, legumes, alguns tipos de proteína (como a da clara de ovo) e muito salmão. O peixe é riquíssimo em dimetilaminoetanol, o nome da substância conhecida pela sigla DMAE, base dos cremes de Perricone. Na curta entrevista que Perricone deu à revista *Veja* por telefone, ao ser questionado sobre qual é a base de sua teoria antienvelhecimento, o médico respondeu:

> Depois de 20 anos de pesquisas, concluí que o envelhecimento se deve a inflamações causadas por substâncias tóxicas. O açúcar é um dos grandes vilões nesse processo. Tanto que pessoas com diabetes, que sofrem de excesso de açúcar no sangue, envelhecem numa velocidade um terço maior que as não diabéticas. Em um de meus livros, digo que as rugas, por exemplo, são uma doença resultante dessa inflamação e, como tal, podem ser curadas.

Que maravilha! A substância química que vimos focalizando tem mais essa propriedade. Vamos arranjar um nome para ela? Gerontogênica? Seniligênica? Rugogênica?

O tratamento do doutor Perricone funciona pela razão básica de que ele pede que se retire da dieta o fator patogênico, que é... todo mundo já sabe. Com isso, ele estanca o processo de glicação degenerativa das suas clientes. Os cremes de 500 dólares são o "chantili" com o qual o homem ganha o dinheiro dele. Caro leitor, se você zerar o açúcar, tanto faz comer salmão ou sardinha, o efeito Cinderela vai acontecer. Quanto às mulheres que não abandonarem a dieta açucarada, terão de encarar o efeito bruxa malvada.

Açúcar e varizes

Escleroterapia é o nome dado ao tratamento para a eliminação de varizes que consiste em injetar nos vasos afetados uma substância esclerosante, que pode ser trombogênica, detergente, osmótica ou química. O esclerosante osmótico mais popular é a glicose. Diz-se que é osmótico porque a glicose concentrada desidrata as células do endotélio venoso, ressecando-as e destruindo-as. O objetivo do tratamento é fibrosar os tecidos; a glicose lesa o endotélio, a fibrina inflama e vira fibrose.

No site da Sociedade Brasileira de Angiologia e de Cirurgia Vascular (www.jvascbr.com.br) há um artigo de Cleusa Belczak e colegas: "Variação da glicemia após sessão de escleroterapia realizada com 10 mililitros de glicose hipertônica a 75 por cento". O artigo conta uma experiência que envolveu um grupo de 35 mulheres não diabéticas, em jejum, com idade entre 30 e 69 anos. Os resultados apresentaram uma variação média da glicemia de 42,8 mg/dl (49 por cento). Houve casos em que a taxa de glicose pulou de 76 para 143 mg/dl.

Nas conclusões, diante desse "efeito colateral" da injeção de glicose nas veias, os autores advertem para o "grande erro" de se encarar essa modalidade terapêutica como um procedimento meramente estético. Microvarizes podem ser um sinal de um problema venoso crônico. Gostaria de endossar a advertência de Cleuza e companhia e chamar a atenção para o enorme erro de se adoçar alimentos com um pó que é 100 por cento fonte desse perigoso esclerosante osmótico.

Capítulo 14

Os defensores do açúcar em ação

"De 2 quilos de açúcar por ano passou-se a 80 quilos por pessoa por ano, em apenas 11 gerações. Essa pode ser talvez a mais drástica mudança dietética na evolução do homem."

Robert Atkins

O nutrólogo da Universidade de Harvard

Considero o doutor Fredrick Stare um representante preeminente da tropa de choque da defesa do açúcar. Em primeiro lugar, porque o homem não é pouco: é nada menos que membro fundador do Departamento de Nutrição da Universidade de Harvard. Em segundo, porque é autor de uma piada que entrou para a história. Um conceito importante a que chegou a resistência à sucroditadura foi o de que açúcar não nutre, sendo apenas calorias vazias. E o doutor Stare se saiu com esta:

> Não é correto pensar nele como calorias vazias. Os açúcares são, na verdade, calorias cheias – cheias de energia! [...] Já que o açúcar raramente é consumido sozinho, torna mais saborosos muitos alimentos, tais como sorvetes, bolos e biscoitos, que são ricos nos elementos nutritivos que faltam ao açúcar.[1]

1 STARE, F. J. *Gordo ou magro?* Rio de Janeiro: CM/LTC, 1989, p. 54.

Nas duas citações o que percebemos? Na primeira, um cinismo entusiasmado, e, na segunda, o reconhecimento envergonhado de que açúcar é caloria vazia mesmo, pois no açúcar não apenas *faltam* nutrientes como quer o doutor: eles estão completamente *ausentes*. E o homem ainda tem coragem de socorrer-se nos "elementos nutritivos" de belas porcarias açucaradas.

William Dufty cita trecho de uma entrevista dele à revista *W*, versão quinzenal de *Women's Wear Daily*, na qual o doutor Stare, diante da crise do petróleo de 1973, propõe aos americanos uma estranha solução:

> Devemos cultivar alimentos que requeiram o mínimo possível de terras para a produção de um máximo de energia. Por exemplo, são necessários 0,15 acres de terra para produzir 1 milhão de calorias de açúcar; são necessários 17 acres de terra para produzir 1 milhão de calorias de carne. Calorias são energia, e eu recomendaria que a maioria das pessoas, suavemente, dobrasse seu consumo diário de açúcar.

E, depois de manifestar a esperança de que o governo americano aprovasse a adição de vitaminas ao açúcar, sapecou: "Não existe um alimento perfeito, nem mesmo o leite materno".[2] A defesa que o doutor Stare faz do açúcar não para por aí. Segundo ele,

> recentemente, o açúcar vem sendo injustamente acusado de uma série de distúrbios, inclusive diabetes, hipoglicemia, moléstias cardíacas, cáries dentárias, incapacidades de aprendizagem e, claro, obesidade. Conforme as pesquisas científicas têm demonstrado constantemente, a única dessas doenças em que o açúcar pode realmente ser um fator determinante é a cárie dentária.[3]

2 DUFTY, W. Op. cit., p. 123.
3 STARE, F. J. Op. cit., p. 53.

O doutor Stare pecou ao falar em pesquisas científicas sem mencionar as fontes. Se o açúcar fosse causador apenas de cárie, um verdadeiro flagelo que atinge o grosso da humanidade, já seria motivo suficiente para se expulsar esse elemento da dieta humana. Afinal, a saúde não começa pela boca? Cárie não é uma ponte para uma série de doenças?

Mesmo admitindo que o açúcar provoca cáries, ele ainda faz uma ressalva, mas a emenda fica pior que o soneto: "Mesmo assim, os açúcares pegajosos – ou amidos – comidos entre as refeições, e não seguidos da devida limpeza dos dentes, são responsáveis por ela". Na ressalva, doutor Stare nega o papel do açúcar e põe a culpa das cáries nos "açucares pegajosos ou amidos". Já deu para perceber que o homem, apesar de médico, talvez não conhecesse muito ou não quisesse revelar o que conhece. Mas, a despeito disso, não é ignorante, e adverte, com clara má vontade:

> No entanto, uma palavra de advertência é devida: quantidades excessivas de açúcar – ou de qualquer outra substância – podem perturbar o processo metabólico de tal modo que influenciem o aparecimento ou desenvolvimento de certas condições clínicas adversas.

O químico da Universidade de Pittsburgh

"Será que alguém poderia, por favor, me explicar por que, quando os componentes do melado são retirados, a sacarose pura restante de repente passa a ser ruim e danosa à saúde?" Essa pergunta, em tom sincero, foi feita pelo professor de química da

Universidade de Pittsburgh, Robert Wolke, e está em seu livro *O que Einstein disse ao seu cozinheiro – a ciência na cozinha.* E acrescenta que a afirmação de que o açúcar refinado faz mal, para ele, "é um mistério". É uma "afirmação sem sentido".

Se essa pergunta, quase um apelo, fosse feita por um leigo, eu acharia natural, mas vinda de um professor de química de uma universidade americana, fiquei tentado a responder. O livro do professor Wolke é sobre cozinha. Ninguém se interessa por cozinha sem gostar de comer. O homem deve ser um *gourmet.* É difícil você achar um *gourmet* que fale mal de açúcar. E certamente o *gourmet* falou mais alto que o químico. O cerne da pergunta do professor é "por que a sacarose pura passa a ser danosa?" Respondo com outra pergunta. Nós respiramos uma mistura de oxigênio, hidrogênio e nitrogênio. Alguém poderia, por favor, me explicar por que se alguém ficar respirando oxigênio puro vai morrer? A sacarose passa a ser danosa exatamente depois de pura; misturada no caldo de cana, ela não faz mal a ninguém. Acho difícil que o professor Wolke tenha acesso à minha resposta e, como lhe respondi com outra pergunta, continuarei com minha tentativa por outros meios. Como do lado de cá estou euzinho, e do outro um professor de química da tropa de choque do açúcar, faço como um bom lutador de *krav-magá* e ataco no ponto fraco do açúcar, a cárie dentária.

Durante muito tempo, houve dúvidas, apesar do óbvio ululante de que açúcar produzia cárie. Hoje o processo foi desnudado e está cientificamente estabelecido. É condição *sine qua non* a presença de açúcar para que possa haver cárie. Infelizmente, professor Wolke, a sacarose contida na cenoura, no abacaxi ou na maçã não provoca cáries; só a sacarose pura que restou do processo de refino do caldo de cana depois que os componentes do melaço foram retirados. A gente não sabe como o professor reagiria. Talvez ele dissesse: "Mas quem produz a cárie não é o açúcar e sim a bactéria cariogênica". Eu rebateria dizendo que de fato é a bactéria *Streptococcus mutans* quem produz a cárie;

acontece que ela só produz cárie com a ajuda da sacarose pura. Ela não produz cárie nem com a sacarose natural do caldo de cana, nem com outros açúcares (glicose, frutose e lactose). A sacarose pura e refinada é cúmplice do crime de cárie dental. E agora, professor? Daria para admitir que o açúcar é ruim e danoso para a saúde? Ainda não? Então vou continuar. A sacarose que o senhor chama de pura na verdade não é 100 por cento pura, e sim apenas 99,5 por cento. Ela tem 0,5 por cento de impurezas, mas como eu jogo duro contra o açúcar, chamo-as de lixo químico fino. Por exemplo, de acordo com o Inmetro, a sacarose tem 0,005 por cento de metais pesados; os outros componentes desse lixinho químico residual o leitor pode ver no tópico sobre toxicologia do açúcar. As quantidades são muito pequenas, mas é material tóxico; e as pessoas andam consumindo muito açúcar. O cidadão americano, por exemplo, consome anualmente 80 quilos de açúcar; logo, ele ingeriu homeopaticamente, ao longo de um ano, uma boa dose de veneno.

Finalizando, é de estranhar que o homem, sendo químico, desconheça a reação de Maillard, os corpos de Amadori, a base de Schiff e os AGEs, ou produtos finais de glicação avançada – a série de reações químicas em cadeia provocada pelo excesso de glicose no corpo humano, cujo resultado é a glicação degenerativa de proteínas, uma enxurrada de radicais livres e estresse oxidativo. Se ele fizesse uma pesquisa, veria que apenas 29,7 gramas de sacarose pura matam um rato de 1 quilo de peso. Ele teria de admitir que, pelo menos para a cobaia da pesquisa, a sacarose refinada fez muito mal.

O médico brasileiro

O doutor John Yudkin, médico britânico e autor do livro *Sweet and dangerous* [Doce e perigoso], é um herói da resistência à ditadura do açúcar. Desde os anos 1960, ele vem denunciando o papel do açúcar como causador de uma série de doenças, entre elas as cardiovasculares. Segundo ele, os portadores de doenças coronarianas são grandes comedores de açúcar, e os que mais morrem desse mal são, justamente, aqueles que mais comem açúcar. Tudo isso por causa das alterações vasculares induzidas pelo consumo da doce droga.

O médico brasileiro Flávio Rotman, contestando Yudkin, diz que "nenhum estudo de vulto foi levado realmente a cabo sobre o efeito de uma dieta baixa em sacarose e a incidência de doença coronariana arterioesclerótica". É verdade. E nem o contrário foi feito, segundo ele: "Um estudo prospectivo para explorar a possível relação entre a ingestão de sacarose e a incidência de infarto".[4] Pedir uma pesquisa séria sobre o efeito de uma dieta *isenta* de sacarose no contexto da ditadura do açúcar certamente é querer demais. No livro de sua autoria *A prevenção do infarto para jovens*, o doutor Rotman menciona vários estudos que "falharam em suportar" a hipótese do doutor Yudkin. Segundo Rotman,

> desde o nascimento da hipótese de Yudkin, sugerindo a associação entre consumo de sacarose e doença coronariana, foi reportado por vários pesquisadores, em vários trabalhos, que, estatisticamente, o consumo de açúcar nos portadores de coronariopatia não era maior que nos indivíduos considerados normais. [...] Em animais também não foi possível induzir arteriosclerose pela ingestão acentuada de açúcar refinado. [...] Nenhum efeito, a longo prazo, de uma dieta rica em hidratos de carbono ou sacarose, na incidência da doença coronariana, foi devidamente comprovado. [...] Sabe-se hoje que a relação entre a ingestão de sacarose e a prevalência de infarto do miocárdio sempre esteve mais ligada às mudanças da ingestão de gorduras do que à ingestão propriamente dita de sacarose. [...] Indivíduos com doença coronariana não demonstram melho-

4 ROTMAN, F. Op. cit., p. 57.

> ra clínica nem redução na frequência de novos infartos quando a sacarose ou outros carboidratos são basicamente reduzidos, e não existe nenhuma evidência em autópsias para suportar uma relação entre ingestão de carboidratos e sacarose com o infarto do miocardio [...] Em populações que consomem grandes quantidades de sacarose, a média de consumo não excede 18 por cento da energia total da alimentação diária, e em bases individuais o consumo de sacarose nunca conseguiu exceder 30 por cento da energia consumida em um dia.

Ele sai também em defesa das partes componentes da sacarose obtidas por hidrólise, a glicose e a frutose. Sobre a glicose: "Se realmente a glicose encontrada na sacarose (açúcar refinado) está implicada na gênese da arteriosclerose, o amido das frutas, os legumes e os cereais devem estar também". E em defesa da frutose: "Sobre o consumo crônico da frutose encontrada na sacarose, o trabalho de Nikkila, na Finlândia, foi devidamente claro ao não demonstrar qualquer efeito sobre a incidência de infarto". Veja o mais curioso disso tudo. Ao concluir o capítulo no qual trata desses assuntos, Rotman diz que "mesmo com os fatos acima relacionados, somos propensos a restringir globalmente não só o açúcar refinado como a gordura saturada da dieta de prevenção do infarto do miocárdio".

Ele defende ainda que o açúcar deve ser abolido da dieta do obeso e do diabético. E para as pessoas normais "dos povos ocidentalizados, o açúcar e produtos açucarados não devem ultrapassar 7 por cento das calorias totais nas 24 horas". Deu para entender? O homem defende a sacarose, mas propõe uma redução drástica do consumo da droga. É menos que a proposta da OMS, que defende uma redução para 10 por cento das calorias totais ingeridas. Vejamos o que significam os 7 por cento de açúcar por dia. Na atual dieta de 2.000 calorias, 7 por cento equivalem a 140 calorias, ou módicos 35 gramas de açúcar. Há refrigerante de 600 mililitros que possuem mais que o dobro dessa quantidade de açúcar. Reduzir o consumo de açúcar para 7 ou 10 por cento é apenas querer que o açúcar faça um pouco menos mal do que está fazendo e garantir uma reserva de mercado para seus traficantes. Zerar o consumo é melhor.

Os três mosqueteiros do índice glicêmico

Chamo de três mosqueteiros as nutrólogas Jennie Brand-Miller e Kaye Foster-Powel e o diabetólogo Stephen Colagiuri. Jennie já publicou 16 livros e 140 artigos em revistas científicas e atualmente lidera uma equipe de 12 pesquisadores interessada em carboidratos; Kaye, por sua vez, é formada e fez pesquisas pela Universidade de Sydney, Austrália. Stephen, também da mesma universidade, é autor de mais de cem estudos científicos. Todos são especialistas em índice glicêmico e escreveram o livro *A nova revolução da glicose*, um inventário de sofismas que vendeu mais de 1 milhão de exemplares.

O índice glicêmico pretende calcular o impacto na glicemia (açúcar no sangue) causado pelos diferentes alimentos. Determinados carboidratos fazem a concentração de açúcar no sangue subir mais que outros. As razões são várias: o teor de carboidrato do alimento, o fato de o cereal ser refinado ou integral, de o grão do cereal estar inteiro ou triturado, de estar mais ou menos cozido, do tipo de amido (amilose ou amilopectina), de o prato de carboidrato estar ou não acompanhado de gordura ou açúcar, etc. Dos alimentos que fazem a taxa de açúcar no sangue subir muito diz-se que têm um IG (índice glicêmico) alto; o contrário é IG baixo. Batata frita, por exemplo, tem um índice glicêmico mais baixo que o da batata cozida. Essa informação surpreende algumas pessoas acostumadas com a demonização da batata frita, mas é que a gordura que impregna as fritas diminui a velocidade da digestão, fazendo com que o açúcar suba mais devagar no sangue.

A pesquisa do índice glicêmico baseia-se na comparação dos diversos carboidratos com um alimento de referência. O alimento escolhido como padrão foi a glicose pura (uma substância isolada quimicamente). Por causa dos problemas que a ingestão de glicose pura causava, outros pesquisadores passaram a usar o pão branco como padrão. Mas, segundo os três mosqueteiros, terminou prevalecendo a glicose. O índice glicêmico da glicose foi definido como sendo igual a 100, e todos os alimentos são classificados em uma tabela de 0 a 100.

Alguns alimentos têm espantosamente índice glicêmico acima de 100. Os três mosqueteiros não dão detalhes, apenas falam em "alimentos que contêm amido", que são "digeridos na velocidade da luz". Uma perguntinha: por que esse fabuloso amido não foi escolhido como padrão? São os mistérios da ciência. Outro mistério é o fato de alguns alimentos, como laticínios e porcarias açucaradas – chamados por eles de "alimentos apetitosos e densos de energia" –, apresentarem ao mesmo tempo baixo índice glicêmico e provocar altas taxas de insulina. Para os três mosqueteiros, isso "talvez seja um bom resultado, pois o aumento da insulina contribui para o nível baixo da glicemia".[5] O que é mistério para essa trinca de qualificadíssimos nutrólogos australianos não o é para um modesto médico português, o doutor Emílio Peres. Para ele, o açúcar engana o organismo, fazendo-o pensar que está diante de uma "enorme quantidade de amido e exige do pâncreas uma produção exagerada e excessiva de insulina" (vide tópico sobre a IDR de açúcar).

O cálculo do índice glicêmico dos carboidratos não seria apenas uma curiosidade científica? Um corpo novo e curioso de conhecimentos poderia ser criado classificando-se os ali-

5 Brand-Miller, J. et al. *A nova revolução da glicose*. Rio de Janeiro, Campus / Elsevier, 2003, pp.75-76.

mentos quanto à reação provocada na quantidade de insulina no sangue e medindo-se o índice insulinogênico; ou quanto à reação nos sucos gástricos, para ajudar quem sofre de azia a elaborar uma dieta. Poderíamos até citar o índice cocogênico, para classificar os alimentos quanto ao potencial de gerar fezes. Isso ajudaria aqueles que sofrem de prisão de ventre. Que tal?

Para os três mosqueteiros, "o açúcar tem um problema de imagem". Não à toa, o livro *A nova revolução da glicose* é uma verdadeira peça de propaganda do açúcar. Logo no começo, eles se propõem a "derrubar alguns mitos", entre eles (para mim verdades):

a) o açúcar é um veneno para diabéticos;
b) o açúcar causa diabetes;
c) o açúcar engorda;
d) as dietas ricas em açúcar são menos nutritivas.

No meio e no fim do livro há seções de perguntas e respostas, várias delas sobre açúcar. E o açúcar é defendido com argumentos que são um primor: "O açúcar não tem propriedades engordativas especiais".[6] Ora, como ninguém come açúcar puro, ele tem exatamente isso – propriedade obesificante em pó que as pessoas adicionam aos alimentos. E se fosse só isso seria ótimo; o açúcar tem também propriedade cariogênica, insulinogênica, e outras patogenias. Outro primor:

> Estudos mostram que dietas ricas em açúcares (provenientes de diversos alimentos, entre eles laticínios e frutas) geralmente têm níveis mais altos de micronutrientes, como cálcio, riboflavina e vitamina C, do que dietas pobres em açúcar.

Entendeu? Eles estão dizendo algo parecido com: ponha açúcar no seu ovo que essa beleza açucarada se tornará um alimento riquíssimo, e começam a citar os nutrientes... do ovo!

6 Ibem, p.16.

Conspícuos membros da tropa de choque, os três mosqueteiros, em seu livro, são pródigos na propaganda do açúcar. Chegam ao ponto de *prescrever* o consumo de açúcar. "Nosso conselho é utilizar o açúcar como meio de aumentar a palatabilidade de alimentos nutritivos (como o açúcar mascavo no mingau, o mel nos cereais ou a geleia no pão)". Não entendi, pois falam de açúcar e põem a mãe natureza no meio (o mel). A verdade é o contrário disso aí, o açúcar é usado para conferir palatabilidade a belas porcarias que, sem ele, seriam intragáveis. Para eles, é normal um adulto consumir entre 50 e 60 gramas de açúcar (200 ou 240 calorias) por dia. E crianças, entre 30 e 50 gramas (120 ou 200 calorias) por dia, sendo essas quantidades consideradas por eles um patamar "moderado". Para avaliarmos o tamanho desse absurdo, o doutor Flávio Rotman, insuspeito porque membro da tropa de choque, recomenda para adultos apenas "no máximo" 7 por cento das calorias totais em 24 horas. E quando eles falam em açúcar, com certeza estão pensando apenas no açucareiro. Ninguém sabe o teor de açúcar, por exemplo, do presunto, o qual se encontra, além de camuflado, abafado por outro sabor forte que é o sal.

Segundo os três mosqueteiros, os problemas de imagem do açúcar devem-se a pesquisas com ratos que utilizaram "quantidades incríveis de açúcar puro". Não é verdade. Quem criou "problemas de imagem" para os adoçantes foram pesquisas que utilizaram "quantidades incríveis" de adoçante por longos períodos, resultando em câncer nos bichinhos. As pesquisas sobre o açúcar são feitas por gente séria e muitas vezes ignoradas pela mídia. A dose de açúcar para matar (não apenas provocar câncer) um rato de 1 quilo de peso (um legítimo gabiru) é de apenas 29,7 gramas. Isso está registrado no site da Merck. O doutor Bart Hoebel, da Universidade de Princeton (como já foi abordado no capítulo "*Pegando pesado*"), provou que açúcar causa dependência mesmo em soluções açucaradas com apenas 25 por cento de sacarose. E isso não é nada. O mais triste é o problema de imagem que o açúcar está a infligir ao ser humano como um todo, deformando-lhe a silhueta com a obesidade mórbida e o sorriso com a destruição dos seus dentes.

Concluindo, eu diria que essa teoria do índice glicêmico não serviu para nada, tamanha é a variedade de fatores que fazem com que a glicemia suba ou desça mais ou menos rapidamente, inclusive a quantidade da porção. Inventaram o conceito de carga glicêmica para resolver esse problema, mas não adiantou. Uma dieta que toma por base essa teoria não chegou a ser levada a sério por nenhuma instância da ciência dos alimentos; serviu apenas para badalar o fato de que o açúcar é um "alimento" de baixo índice glicêmico, mas silenciou completamente para o fato de que a ração açucarada que alimenta a humanidade contemporânea é uma ração de alto índice glicêmico por causa do açúcar.

Capítulo 15

O que dizem as autoridades

"Aquilo que foi destruído pelo açúcar está perdido e não pode ser recuperado."

Robert Boisler

A Ingestão Diária Recomendável (IDR) de açúcar

Em uma página internética d'além-mar sobre os "níveis seguros" do consumo diário de açúcar,[1] há um texto que fala de erros alimentares, no qual um médico português, Emílio Peres, propõe o que nem a FDA nem a Anvisa fazem: sugerir um limite de consumo de açúcar diário para o ser humano. O doutor Peres propõe que esse limite seja de 18 gramas de consumo diário *médio* e acrescenta: "mas não todos os dias"; e ainda adverte: "Com o estômago vazio, o açúcar desnutre". Segundo ele, em algumas regiões de Portugal o consumo *per capita* de açúcar alcança 50 quilos por ano e

> nessas quantidades o açúcar assume a categoria de um tóxico e o organismo sofre com o excesso de calorias. Na presença de açúcar o organismo trabalha como se estivesse diante de uma enorme quantidade de amido e exige do pâncreas uma produção exagerada e excessiva de insulina.

1 http://csgois.web.interacesso.pt/MGFV001MASTER/textos/47/271_texto.html.

Os portugueses perdem feio para os americanos, que já comem perto de 80 quilos de açúcar a cada ano. Os 18 gramas diários propostos pelo doutor Peres como limite significam apenas 72 calorias diárias. A Organização Mundial de Saúde propõe como limite de consumo diário de açúcar apenas 10 por cento das calorias totais. Tomando por base a famosa dieta de 2.500 calorias diárias da própria ONU, teremos 250 calorias por dia, ou, aproximadamente, 60 gramas de açúcar. Um cidadão norte-americano ingere, por conta da dieta açucarada, de 600 a 800 calorias diárias de açúcar. Ele deixa de ingerir entre 150 e 200 gramas de comida de verdade, como um bife, que além de nutrir vai fornecer a energia necessária, em troca de nada, ou seja, açúcar puro. Não à toa, a obesidade nos Estados Unidos é um problema nacional. Só para servir de ilustração, uma garrafa de refrigerante de 600 mililitros carrega nada menos que 240 calorias – e olhe que uma criança mata uma garrafa dessas e mais um pacote de biscoitos recheados de uma só vez.

Crítica da análise das recomendações médico-científicas sobre o consumo de açúcar

Tenho em mãos o trabalho acadêmico *Análise das recomendações internacionais sobre o consumo de açúcares publicadas entre 1961 e 1991*, de autoria de Maria do Carmo Freire, Geoffrey Cannon e Aubrey Sheihan. Ela é do Departamento de Odontologia Social da Universidade de Goiânia, e eles são do Departamento de Epidemiologia e Saúde Pública da Universidade de Londres. O trabalho foi publicado pela

Revista de Saúde Pública da USP, e capturei-o na internet. Ele se propõe a analisar as recomendações quanto ao consumo de "açúcares extrínsecos" apresentadas em publicações médicas e científicas internacionais nos últimos 30 anos do século XX. Para tanto, foram relacionados 116 trabalhos publicados entre 1961 e 1991, originários de 37 países espalhados por Europa, Estados Unidos, América Latina e até Oceania. Só não foram incluídas publicações de difícil tradução. Os trabalhos foram analisados como um todo e abordados os seguintes temas:

a) recomendações relativas ao consumo de açúcar;
b) alimentos industrializados açucarados;
c) o tipo de açúcar a ser reduzido;
d) quantidade e frequência de consumo de açúcar;
e) substitutos do açúcar e doenças crônicas relacionadas ao consumo de açúcares.

Entre os objetivos da pesquisa estavam: verificar a relação entre o consumo de açúcares e o advento de doenças crônicas e pinçar recomendações sobre níveis seguros de consumo que possam integrar a política nacional de alimentação e nutrição. Por açúcares "extrínsecos" devemos entender o açúcar adicionado aos alimentos. Em geral, é a famigerada sacarose em forma de cristais, derretida ou invertida. Na literatura científica ela sempre aparece mimetizada entre outros "açúcares": o objetivo desse expediente é ocultar a presença ditatorial da sacarose na dieta moderna.

Quanto às recomendações sobre o consumo, o documento constatou que a grande maioria das publicações concorda que deve haver redução do consumo de açúcares. Dos 116 trabalhos analisados, nada menos que 98 recomendam redução do consumo desses açúcares extrínsecos. E esses autores, que têm conhecimento de outros trabalhos não incluídos nesses 116 e que ascendem a 150, afirmam:

> Essa conclusão é confirmada por todos os trabalhos anteriores relatados pelo Senado dos Estados Unidos, Turner, Mc Nutt, Truswelle, O' Connor e Campbell, Cannon, e pela OMS.

Trata-se de uma tendência: a grande maioria da comunidade científica internacional concorda que o consumo de "açúcares" tem de ser reduzido. E, voltando aos nossos pesquisadores: "Sendo que nenhuma publicação aconselha aumento de consumo desses produtos" – o que, aliás, seria deveras engraçado... Eles lembram também que apenas quatro publicações propõem a "exclusão" dos açúcares e são chamadas de "radicais". Se tivessem citado quais são essas publicações, declinaria aqui o nome desses heróis. Quanto aos alimentos açucarados industrializados, o resultado é muito semelhante ao item anterior. De fato, não faria sentido recomendar redução de açúcar do açucareiro e transigir com porcarias açucaradas de fábrica. Quanto ao tipo de açúcar a ser reduzido, a pesquisa notou que os termos variam desde os mais genéricos, como "carboidratos simples", aos mais precisos, como "sacarose", "glicose" e outros.

O único açúcar que impregna e confere natureza patogênica à dieta humana chama-se sacarose refinada, mas a indústria da doença usa e abusa da floresta de "açucares" para ocultar esse fato. Mas o reinado, ou melhor, o império do açúcar está chegando ao começo do fim. Dos 98 trabalhos analisados, em 32 deles a sacarose aparece como "o único açúcar a ser reduzido". Quanto à quantidade e frequência, segundo nossos pesquisadores, entre aquela grande maioria favorável à redução no consumo de "açúcares", a maior parte aceita propor uma quantidade segura de consumo diário compatível com a boa saúde. Antes de 1977, "nenhuma meta para o consumo de açúcares extrínsecos foi observada". A recomendação mais frequente é 10 por cento do total de calorias, patamar estabelecido pela própria Organização Mundial da Saúde. Nas palavras de nossos pesquisadores, a adoção desse limite demonstra "coerência com a evidência científica que relaciona o consumo de açúcares a doenças humanas", mas eles acham que melhor que a adoção de um percentual das calorias totais seria adotar limites em gramas ao dia ou quilogramas ao ano. Há quem proponha uma relação entre quantidade de açúcar e o peso da pessoa. Minha posição é a seguinte: se o açúcar faz mal, por que apenas reduzi-lo? Se faz mal deve ser abolido. O cigarro faz mal; faz sentido recomendar um ou dois cigarros por dia? Melhor parar de fumar e de comer açúcar, meus amigos.

Pulei a parte sobre "substitutos" do açúcar. Finalmente, o documento constatou que as duas doenças mais frequentemente relacionadas ao consumo de açúcares são cárie dentária e obesidade, juntamente com outras doenças crônicas como fatores de risco: diabetes, doenças coronarianas, trigliceridemia, arteriosclerose, hiperlipidemia, cálculo de vesícula e câncer.

O Ministério Público e o açúcar

O Ministério Público de São Paulo protocolou na Justiça uma ação inusitada de autoria do doutor João Lopes Guimarães Junior, da Promotoria de Justiça do Consumidor, contra a Ambev e a Coca-Cola. A ação pede que as duas empresas incluam advertências nos rótulos de refrigerantes sobre o risco de obesidade. A notícia é bem-vinda, e o promotor está de parabéns. O fato foi criado e deve provocar o debate. De minha parte, gostaria de acrescentar que se trata apenas de uma escaramuça. A guerra é contra o conjunto das doenças crônicas e é muito mais complexa. Trata-se de atacar a obesidade em suas causas. Qual é o grande causador de obesidade? Não é o refrigerante em si, mas o açúcar que ele contém. Se o refrigerante é *diet* não causa obesidade, o que não elimina o fato de continuar sendo uma bebida não nutritiva.

Se a Justiça obrigar essas empresas a adotarem tal advertência, isso será um fato positivo, especialmente porque pesquisas recentes apontam justamente que o refrigerante é o principal transportador de açúcar para a barriga das pessoas. Existem outros grandes condutores de açúcar que não podem ser ignorados. Logo, a luta contra a obesidade é um pouco mais complexa do que parece. Creio que, em uma primeira etapa, seria necessária uma campanha de esclarecimento geral sobre o que de fato é o açúcar. Sim, porque muitos médicos, dentistas, nutrólogos e químicos sabem muito pouco ou ignoram o assunto. A etapa seguinte caberia ao poder legislativo e à Anvisa: seria a hora de legislar contra a presença e o avanço do açúcar na alimentação. Sugiro, por exemplo, como primeiro regulamento, que todo e qualquer produto que contenha sacarose mencione isso no rótulo e diga em que quantidade. A indústria de alimentos, como foi dito, costuma ocultar o conteúdo de açúcar de seus produtos apresentando-o no mesmo saco dos carboidratos.

Muitos ficarão estarrecidos ao saber a quantidade de açúcar presente no que se come e também onde o açúcar está presente. Será que quem come linguiça sabe que está ingerindo açúcar? A possibilidade de as pessoas poderem quantificar o açúcar que estão ingerindo é de suma importância. Todos saberão que estão ingerindo alegremente mais de 600 calorias diárias gratuitamente só por conta do açúcar. De suma importância seria também coibir a propaganda de porcarias açucaradas na televisão, especialmente a propaganda indireta, *merchandising* em novelas e nos programas e quadros de culinária. Até telejornal tem sessão de culinária. Prestem atenção: a maioria das receitas é de pratos doces.

A literatura sobre o açúcar, inclusive a científica, está precisando passar por uma revisão, posto que vende gato por lebre. Por aí dá para ter uma ideia da luta que há pela frente. Voltando ao assunto, acho que o pontapé inicial dado pela

Justiça do Consumidor de São Paulo, se não acabar em pizza, em virtude do grupo de pressão da indústria da doença, levará a sociedade às mesmas conclusões a que cheguei: que o açúcar é o único responsável pela natureza patogênica da dieta do homem contemporâneo e que expulsá-lo da mesa é uma tarefa vital para toda a humanidade. Caso a ditadura do açúcar continue e a indústria da doença não seja desmontada, resta um consolo: as pessoas, individualmente, podem dar as costas ao açúcar. Convido você a fazê-lo e a prestar atenção às transformações que ocorrerão no seu corpo.

A Organização Mundial da Saúde e o açúcar

Em todo o mundo "civilizado", as doenças cardiovasculares são a principal causa de mortes por doença. O câncer é medalha de prata nessa olimpíada macabra, pois sozinho responde por quase 130 mil mortes por ano aqui no Brasil. E o diabetes é medalha de bronze. Porém os diabéticos, por causa de sua doença, morrem do coração, de câncer, de AVC, etc. e isso não é especificado na *causa mortis*, é possível que o diabetes seja de fato a principal causa de mortes por doenças. Câncer, doenças vasculares e diabetes são exemplos de males crônicos não transmissíveis. O leque dessas doenças de causas desconhecidas pela medicina é amplo e inclui cárie dentária, hipertensão, artrose, obesidade, etc.

A vedete das doenças crônicas eleita pela indústria da doença é a obesidade. No mundo todo, a quantidade de obesos já atinge a cifra de 300 milhões de casos. Em alguns países, como os Estados Unidos, a obesidade assume ares de pandemia; quem não é obeso apresenta, em alguma medida, "sobrepeso". Os magros em breve serão minoria. O vedetismo da obesidade deve-se ao fato de a indústria da doença ter pronto e bem amarrado um pacote ideológico para lidar com ela. A causa da epidemia de obesidade é o consumo da dieta açucarada moderna. Óbvio ululante, mas médicos e nutricionistas engolem a retórica do pacote que relaciona obesidade a maus hábitos alimentares e estilo de vida sedentário, e que trata a obesidade como "doença" de "etiologia pluricausal", quando 95 por cento dos gordos o são por causa da boca.[2] E a solução proposta: reeducação alimentar. Costumo dizer que para recomendar o consumo de frutas, verduras e legumes não precisamos de médicos; basta um filósofo naturalista.

Na verdade, o título de vedete principal das doenças crônicas deveria caber à cárie dentária: a mais disseminada, vergonhosa e humilhante de todas as epidemias. A obesidade atinge "apenas" uns 40 por cento da população. A cárie mutila quase toda a humanidade. Raro é o ser humano que tem seus dentes todos inteiros. Para a epidemia de cárie, o ramo odontológico da indústria da doença também tem um pacote de ideias prontas. É o pacote do binômio paranoia/parafernália: o medo de cáries dentárias que persegue os bonecos de açúcar e o uso da parafernália existente para o combate a elas. Mas esse não é um bom pacote e já está furado; dentistas honestos já espalharam a verdade: a causa da cárie é o açúcar. Fica claro, então, por que, sob a ditadura do próprio açúcar, não dá para vedetizar a epidemia de cáries. A vedetização da obesidade atende dessa forma aos interesses da civilização do açúcar. O *Almanaque Abril*, popular enciclopédia em um volume, vendido em bancas de jornal, simplesmente não dá informações sobre a saúde bucal dos brasileiros (nem dos estrangeiros), Mas a campanha contra a gordura está lá.

2 Certa vez, um cientista do Japão que pesquisou sobre obesidade concluiu que não existe "tendência para engordar", e sim "tendência para comer".

Em virtude do consenso da comunidade médico-científica internacional quanto à relação entre hábitos alimentares, estilo de vida e doenças crônicas, e da proporção alcançada pelo aumento dessas doenças, a Organização das Nações Unidas (ONU), por meio da Organização Mundial da Saúde (OMS), está empenhada na tentativa de levar os governos de todos os países a adotar uma estratégia global cujo objetivo seria levar as pessoas a consumir mais alimentos saudáveis e a praticar mais exercícios físicos. Segundo a doutora Lucimar Coser Cannon, assessora regional de doenças não transmissíveis da Organização Pan-Americana de Saúde (OPAS), "há evidências científicas de que essas práticas alimentares (consumo maior de frutas, verduras e legumes) previnem o câncer, o diabetes do tipo 2 e as doenças cardiovasculares". Mas ela adverte que não se trata de propor o vegetarianismo.

No verão de 2003, a OMS, juntamente com o Ministério da Saúde, lançou, no Rio de Janeiro, o Programa Global de Frutas e Vegetais como parte do Fórum Global para a Prevenção e Controle de Enfermidades Não Transmissíveis. Em anos anteriores, a OMS já havia lançado uma estratégia global que visava à redução do número de fumantes. O programa antitabagismo foi bem-sucedido. O jogo é duro contra o cigarro: a OMS e os governos do mundo inteiro, em uma ação orquestrada, estão impondo um verdadeiro cerco à indústria de cigarros e aos próprios fumantes. Hoje ambos encontram-se literalmente encurralados por proibições e mais proibições. A propaganda de cigarros está cada vez mais restrinta. O fumante agora é obrigado a dar vazão ao seu vício solitário ao ar livre. Houve tempo em que fazia parte da boa etiqueta o fumante oferecer o maço aos presentes antes de colocar o cigarro na boca. Hoje pede licença para fumar.

O Tio Sam entra na briga

Em janeiro de 2004, o comitê executivo da OMS se reuniu em Genebra, na Suíça, para discutir e aprovar diretrizes globais mais eficazes que visam a diminuir a incidência de doenças associadas ao excesso de peso. Entre as propostas discutidas, as recomendações de sempre quanto a hábitos alimentares e estilo de vida. Mas dessa vez constava da pauta a proposta de um limite para o consumo de açúcar, a criação de subsídios para reduzir os preços de alimentos saudáveis, a aprovação de impostos para encarecer os alimentos prejudiciais e a criação de limitações legais à propaganda desses alimentos. Representantes da indústria da doença questionaram o relatório da OMS e as medidas recomendadas. William Steiger, chefe da delegação americana, alegou que tais recomendações estavam baseadas em estudos incompletos. A posição americana ganhou o apoio de alguns países, como Paquistão, Brasil e Filipinas, a OMS cedeu e deu mais tempo para o debate das propostas, e a votação das diretrizes globais foi adiada para a reunião seguinte, em maio. Neville Rigby, diretor de relações públicas da Força Tarefa Internacional de Obesidade, ONG que reúne especialistas em saúde de todo o mundo, que esteve na reunião de Genebra, disse que "há evidências científicas [do papel do açúcar na obesidade] acumuladas ao longo de décadas. Eles podem ter retardado o processo, mas a tendência de impor limites é irreversível". No mesmo diapasão opinou o endocrinologista brasileiro Walmir Coutinho, vice-presidente da Federação Latino-Americana de Sociedades de Obesidade, em declaração à revista *IstoÉ*: "o respaldo à OMS é importante, e as acusações dos americanos não têm fundamento".[3]

Esse trabalho de obstrução das iniciativas da OMS já era esperado. A longa carta que William Steiger enviara ao comitê

3 *IstoÉ*, *Tribuna da Imprensa* e *Folha de S.Paulo* em suas versões na internet.

executivo criticando várias propostas da entidade, especialmente "a falta de ênfase na responsabilidade das pessoas [na escolha de seus alimentos]" apelava para o uso do velho recurso ideológico da indústria da doença de deixar o açúcar com as mãos livres e acusar suas vítimas de maus hábitos alimentares. Mas Philip James, presidente da Força Tarefa Internacional de Obesidade, acusou os Estados Unidos de estarem dando mostras de terem cedido ao *lobby* da indústria alimentícia. Em comunicado distribuído à época, James afirmou que, em 1990, a indústria do açúcar, apoiada pelo governo americano, tinha erguido um muro de oposição a propostas similares ao plano da OMS. "Foi um escândalo que agora corre o risco de se repetir", afirmou ele.

E o escândalo se repetiu: em maio de 2004, o comitê executivo da OMS não conseguiu aprovar, como queria, a "Estratégia Global para Alimentação Saudável, Atividade Física e Saúde". Mesmo sendo um documento constituído de orientações e indicações sem caráter obrigatório, como acontece com a estratégia contra o tabaco. Só por sugerir ações de caráter regulatório, fiscal e legislativo sobre o que os nutricionistas chamam de "ambiente nutricional", entre as quais *a recomendação do limite de 10 por cento para as calorias da dieta humana provenientes da sacarose (açúcar refinado)* e outras medidas para começar a cortar as asas da indústria da doença. *A proposta original da OMS foi aprovada com vetos dos traficantes de açúcar.* Perto de 50 países votaram com a OMS. Os votos que deram vitória à indústria da doença foram dos Estados Unidos, do Brasil, da Suazilândia[4] e das Ilhas Maurício. A imprensa não deu destaque ao fato – fora engabelada pela questão dos transgênicos. A verdade é que a maioria dos médicos e nutricionistas nem sequer está informada do que está em jogo. Nem os chamados formadores de opinião.

Os traficantes de açúcar sabiam o que estavam fazendo e o que estava em jogo. O *detalhe* da recomendação de um

4 A Suazilândia está entre os países mais pobres da África e, por consequência, entre os mais pobres do mundo.

limite de 10 por cento para o consumo diário do açúcar, seria uma verdadeira flechada no calcanhar de aquiles da indústria da doença. Suponhamos que a OMS tivesse conseguido aprovar a proposta do limite de calorias do açúcar. Isso desencadearia uma série de questionamentos por parte de *nosotros, el pueblo.* Por que limitar a ingestão de açúcar? Os médicos, constrangidos, teriam de dizer que o açúcar faz mal. Por que faz mal? E, se faz mal, por que apenas reduzir o consumo e não abolir de uma vez? Isso sem contar o tremendo prejuízo financeiro que os traficantes de açúcar teriam ao diminuir drasticamente a quantidade de açúcar que empurram goela abaixo da humanidade. Talvez a indústria simplesmente quebrasse. Daí o fato de terem mobilizado seu cão mais feroz, os Estados Unidos.

A doce aliança

Alguém seria capaz de imaginar Estados Unidos, Cuba e Brasil reunidos em uma frente única? De fato, parece impossível colocar representantes desses três países sentados em torno de uma mesa-redonda. Mas os três trabalhando, cada um por seu turno, em prol de um objetivo comum, já aconteceu. Não me refiro a algo parecido com três homens trabalhando pelo bem da humanidade, por exemplo, pelo cumprimento do Protocolo de Kioto, o desarmamento nuclear ou o fim da pobreza no mundo. Refiro-me aos três lutando por interesses particulares em detrimento do bem comum. Quem conseguiu costurar essa infactível aliança? Os traficantes de açúcar. Agora acredito que o espanto tenha diminuído. Vejamos os interesses comuns dos três. O Brasil é o maior produtor mundial de açúcar, Cuba e seu socialismo açúcar-dependente também sempre foi grande produtor, e os Estados Unidos, além de sua produção própria, mistura esse açúcar todo na comida e empurra goela abaixo da humanidade. As coisas começam a fazer sentido.

Essa doce aliança conseguiu vetar o ponto fundamental da estratégia da OMS. Os itens palatáveis à indústria da doença foram aprovados, como a sugestão aos governos de estimularem por meio da propaganda o consumo de alimentos saudáveis (frutas, verduras e legumes). E, para a indústria de alimentos, a recomendação de que usem menos sal, açúcar e gordura. Antes, a ditadura do açúcar usava como escudo só a gordura; agora até o velho sal da terra entrou na dança. Esse expediente de apresentar o açúcar como vilão ao lado de gordura e sal, ao mesmo tempo em que criminaliza a gordura e o sal, descriminaliza o açúcar. A imagem de alimentos é queimada para livrar a cara de um produto químico nocivo.

A OMS foi derrotada pelos votos dos Estados Unidos, do Brasil, das Ilhas Maurício e da Suazilândia. Cuba, sem cara para votar ao lado dos Estados Unidos, deu um apoio de bastidores. Como se comportou o Brasil diante desses fatos? Tenho curiosidade de saber como funciona o processo decisório. O pessoal do Ministério da Saúde (leia-se médicos) já estava de malas prontas para embarcar com o Programa Global da OMS, mas teve o tapete debaixo de seus pés puxado pelo pessoal do Ministério da Agricultura (leia-se fabricantes de açúcar). Quem encaminha a posição do Brasil é o pessoal das Relações Exteriores. Eles, diante do impasse entre os dois outros ministérios, devem ter consultado o presidente, que deve ter consultado algum assessor, que talvez tenha dito: "Existem uns médicos malucos aí dizendo que açúcar faz mal à saúde e querendo prejudicar nossos negócios. Nós somos os maiores produtores de açúcar do mundo".

Essa obra do governo não passou em brancas nuvens. Oito sociedades científicas publicaram um manifesto que se encontra na internet, nas páginas da Sociedade Brasileira de Endocrinologia e Metabolismo (SBEM - www.endocrino.org.br); Associação Médica Brasileira (AMB); Associação Brasileira para o Estudo da Obesidade (Abeso); Sociedade Brasileira de Cardiologia (SBC); Sociedade Brasileira de Diabetes (SBD); Sociedade Brasileira de Pediatria (SBP); Sociedade Brasileira de Hipertensão (SBH); e Sociedade Brasileira de Nefrologia (SBN). O manifesto, de março de 2004, esperneava contra a derrota da OMS na reunião de janeiro na qual os americanos contaram com o apoio do governo brasileiro. Segundo o documento, que expressou estranheza e decepção com o papel do governo, "interesses econômicos não devem ter precedência sobre a saúde e o bem-estar da população".

O desafio do Consea

O Brasil, em seu último governo, criou instituições voltadas para a segurança alimentar dos brasileiros. Há a Lei Orgânica de Segurança Alimentar e Nutricional (Losan), o Conselho de Segurança Alimentar e Nutricional (Consea), e o Sistema de Segurança Alimentar e Nutricional (Sisan), todos trabalhando nos planos federal, estadual e municipal para assegurar ao povo brasileiro o direito de se alimentar. Certamente, o mais básico de todos os direitos, posto que dele depende o fato de as pessoas estarem vivas. Mas o Consea tem um grande desafio pela frente. O objetivo é assegurar o acesso a alimentos saudáveis que garantam a saúde do povo. Acontece que estamos diante de uma dieta açucarada patogênica. O acesso a essa dieta fará com que o povo fique, mesmo de barriga cheia, cada vez mais desdentado, obeso, diabético, etc., como os últimos levantamentos de saúde bucal e de orçamento familiar feitos pelo IBGE têm constatado. Então, uma questão de princípio do Consea é garantir que sejam oferecidos ao povo brasileiro alimentos de verdade e não uma ração patogênica. E, dentro desse espírito, o grande objetivo do Consea será a aprovação da lei áurea nutricional: a lei que proibirá a adição de substâncias patogênicas aos alimentos. É necessário implantar o programa do Açúcar Zero. Mormente agora, depois que o IBGE constatou que o povo não está passando fome e que o Mercosul está usando como patamar ideal a medida de 2.000 calorias. A retirada do açúcar da dieta, tenho dito, é a retirada apenas de calorias inúteis e nocivas.

O Mercosul modificou aquele famoso parâmetro de 2.500 calorias ao dia recomendado pela OMS. As razões são o clima tropical, o peso e a altura de nosso povo, e também o fato de a obesidade estar grassando. O novo patamar é de 2.000 calorias por dia. Aposto que vai ter gente se privando de ácidos-graxos essenciais, vitaminas A, D, E, K e ômega-3 por causa da paranoia antigordura.

Capítulo 16

Doçura inocente

"As doenças do século XX que mais causam morte se originam do que eu chamo de envenenameno por carboidratos. O que causa isso? O principal responsável é o açúcar."

Robert Atkins

Estamos vivendo o apogeu da civilização do açúcar, o paraíso da indústria da doença, a era das doenças crônicas e degenerativas. O Rio de Janeiro, por exemplo, tem umas 5 mil farmácias e apenas 50 sebos de livros – parece que o brasileiro médio mostra-se inculto e doente. A humanidade inteira consome açúcar a gosto sem saber da enormidade de calorias desnecessárias e nocivas que ingere a contragosto, ou pelo menos sem ter consciência disso. O resultado são as "evidências epidemiológicas", que apontam na direção do aumento pavoroso da obesidade e do diabetes, aumento estarrecedor de diabetes gestacional, aumento tétrico de casos de extração de dentes e de amputação de pés e pernas. Tais estatísticas não frequentam muito a mídia, mas, no mundo inteiro, já está havendo um movimento no sentido de dar um basta a essa situação.

A Organização Mundial da Saúde (OMS) já associa essas doenças crônicas a uma "alimentação errada" e quer fazer com que o mundo coma mais frutas, verduras e legumes – e menos açúcar! Um dia, a ONU e os médicos do mundo inteiro enxergarão que o problema não é falta de educação alimentar, e sim o fato de que a humanidade está diante de uma dieta patogênica, e que a tarefa urgentíssima é eliminar o corpo estranho que lhe confere esse caráter.

O aspartame

De acordo com a revista eletrônica do Departamento de Química da Universidade Federal de Santa Catarina, a *QMCWEB*, o adoçante aspartame tem sido vítima de uma campanha de difamação. Diz a revista:

> Várias indústrias açucareiras espalharam na mídia e na internet uma boataria sobre "os grandes males" provocados pelo aspartame. Centenas de *spams*, via e-mail, chegam até hoje à redação da QMCWEB, alertando para os "perigos" do aspartame. Na internet, milhares de sites dedicam-se exclusivamente a incentivar o boicote ao aspartame. Sem nenhum fundamento científico, esses boatos visam denegrir a imagem desse adoçante que pode comprometer os lucros das usinas de açúcar.

O aspartame é um adoçante que se destaca por várias razões, entre elas: tem doçura semelhante à do açúcar, não deixa sabor residual desagradável e, ao contrário do açúcar, retarda ou inibe a formação de placa bacteriana e a desmineralização do esmalte dos dentes. A perseguição ao aspartame pela ditadura do açúcar tem origem remota. Em reunião de dezembro de 1968, sob a égide da ONU, a Organização Internacional do Açúcar, composta de 24 países, entre exportadores e importadores, aprovou um documento que sugeria a "observação atenta da evolução do uso de ciclamatos e outros dulcificantes artificiais". Pelo visto, a Organização Internacional do Açúcar não se limitou ao papel do papagaio na piada do português (na verdade, uma coruja que não falava, mas prestava muita atenção).[1]

Não obstante a denúncia, o pessoal da QMCWEB tem a cabeça feita: "Muitas pessoas, por motivo de saúde ou estética, precisam evitar o consumo de açúcar", diz a QMCWEB. Não são apenas os doentes e os vaidosos que precisam evitar o açúcar. Todos nós precisamos *detonar* o açúcar, produto químico nocivo à saúde.

O new sugar

No ano de 1996, um açúcar novo foi desenvolvido nos laboratórios da Faculdade de Engenharia de Alimentos da Unicamp – Universidade de Campinas (Unicamp), em São Paulo, pelos pesquisadores Gláucia Pastore e Yong Park.[2] O projeto conta com o financiamento de uma empresa privada, a Usina da Barra, de Barra Bonita, São Paulo, a maior usina de açúcar do mundo. O novo açúcar resulta de biotecnologia aplicada à produção de alimentos alternativos. O *new sugar*, como foi batizado, é obtido por meio da ação de um fungo, o *Aspergillus niger*, que secreta a enzima b-frutofuranosidase. Essa enzima, ao mesmo tempo em que divide a molécula de sacarose em suas duas componentes, glicose e frutose, liga as moléculas livres de frutose a outras de sacarose, criando com isso um novo açúcar. As moléculas livres de glicose liberadas no processo são escoimadas por uma nova purificação.

O novo açúcar produzido em laboratório pode ser o resultado de uma molécula de sacarose "enriquecida" de uma a quatro moléculas de frutose chamadas respectivamente de GF2, GF3 ou GF4. O GF2 é mais doce que os outros. O

1 Brasil/açúcar. Coleção Canavieira, nº 8, Rio de Janeiro: IAA, 1972, p. 174.
2 Revista *Saúde*. São Paulo: Abril Cultural, nº 143, p. 40, agosto de 1995.

novo produto é cientificamente classificado como um fruto-oligossacarídeo (FOS) e tem as seguintes características: é 40 por cento menos doce que o açúcar – uma aparente desvantagem, mas quem gosta de açúcar vai poder comer mais. Agora, o mais importante: o *new sugar* apresenta-se como não calórico, não cariogênico, funcional e sem gosto residual, o que significa que não provoca cárie, não engorda, pode ser usado pelos diabéticos, ajuda a flora intestinal e não tem o gostinho residual desagradável de alguns adoçantes. Maravilha da natureza! Ou melhor, da ciência! Só que o açúcar novo que usa como matéria-prima o velho açúcar do açucareiro estava prometido para 1997 e até hoje não apareceu. Agora chegou a hora da reflexão. Nós denunciamos aqui a existência de uma indústria da doença baseada em uma dieta patogênica, cujo princípio ativo é justamente o açúcar. E a solução que proponho é política: a retirada do açúcar da dieta humana.

O *new sugar* seria a solução química do problema, ao eliminar a natureza patológica do açúcar. De qualquer forma, seria o fim da indústria da doença. Por que o novo açúcar não vingou? Em minha opinião, a ditadura do açúcar tem fortíssimas razões para conspirar contra o sucesso de um empreendimento desses. O engraçado é que as pesquisas que deram origem ao novo açúcar contam com o apoio de um fabricante de açúcar; deve ter sido um equívoco. Não deixa de ser engraçado também o fato de que o açúcar, para deixar de ser nocivo, tenha de deixar de ser o que ele é – um dissacarídeo – e transformar-se em outra coisa: um tri- ou tetrassacarídeo.

Mais doce que açúcar

O sabor doce não é monopólio do açúcar. Segundo Guyton, uma infinidade de substâncias causa sabor doce:

glicóis, alcoóis, aldeídos, cetonas, amidos, ésteres, aminoácidos, ácidos sulfônicos, ácidos halogenados, sais inorgânicos de chumbo e berílio. Quase todos são substâncias orgânicas. Quanto à intensidade do dulçor, a taumatina e a monelina, proteínas extraídas de plantas africanas, são 3 mil vezes mais doces que o açúcar. E a substância P-4000 ou 4-nitrobenzeno é 5 mil vezes mais doce que o açúcar. Não é usada porque é muito tóxica. Já *O livro dos recordes,* da Guiness, dá a medalha de ouro para o *talin*, substância obtida da semente da planta *katemfe* (*Thaumatococcus daniellii*), que seria 6.150 vezes mais doce que o açúcar.

Sacarose sintética

Em 1953, o cientista canadense Raymond Urgel Lemieux descobriu como sintetizar sacarose em laboratório, provavelmente a partir de petróleo. Mas o que esse brilhante cientista conseguiu das instituições da civilização do açúcar foi o Prêmio Nobel do Esquecimento. Lemieux deixou um livro autobiográfico: *Explorations with sugar: how sweet it was* [Explorações com açúcar: como era doce]. Tal esquecimento tem explicação: se o açúcar do açucareiro fosse sintetizado de petróleo, quem ganharia dinheiro com isso seria a indústria petrolífera. Como então os traficantes de açúcar poderiam fazer uso da velha ladainha e alegar que o açúcar é um produto natural extraído da cana-de-açúcar e da beterraba?

Capítulo 17

Mitos, lendas e fatos açucarados

"Até que distância um Rolls-Royce chegaria usando gasolina de baixa qualidade? Nossa saúde e bem-estar também estão relacionados à qualidade dos nutrientes processados pelo organismo. Isso é especialmente importante quanto aos carboidratos, os quais incluem o presságio final de má saúde: o açúcar. Foi o açúcar que sobrecarregou os carboidratos com tão péssima reputação. É o açúcar que transforma o pão doce em um assassino."

Juddy Mazel

Açúcar e folclore medicinal

"De médico e de louco todo mundo tem um pouco", diz o provérbio. O açúcar hoje se encontra muito entranhado no imaginário popular. Todo mundo conhece alguma fórmula ou alguma receita feita com o habitante do açucareiro. As donas de casa lavam filtro usando açúcar à guisa de sapólio. As moças massageiam o rosto com creme que contém açúcar como esfoliante. Os espíritas dão defumador de ervas misturado com açúcar. Doentes misturam açúcar à pomada que passam na ferida crônica da perna. As lavadeiras cozinham roupas manchadas em água com açúcar. Usar açúcar misturado com um determinado refrigerante para lavar a pia ou ao defumador para fazer mais fumaça é até compreensível. Mas acho que o Ministério da Saúde deveria se pronunciar sobre o uso "medicinal" do açúcar: no famigerado soro caseiro, aplicado sobre feridas, como calmante, laxante, etc.

A mistura de água com sal resulta em um soro fisiológico natural. Uma solução de cloreto de sódio à base de 1 ou

2 gramas de sal para 1 litro de água fria acalma a sede. Em um país tropical como o Brasil, segundo o nutricionista Ruy Coutinho, "deveria ser adotado o uso de água salgada nos locais de trabalho em que o indivíduo elimine muito suor". É também, "aconselhável que, durante o verão, se fizesse uso de água salgada, na solução mencionada acima, a fim de evitar mal-estar, irritação e cansaço". Todo verão divulga-se pela televisão, em horário nobre, propaganda do famoso "soro caseiro", constituído de água, sal e açúcar. Sabendo que o açúcar é um composto químico (sacarose) que vem acompanhado de um lixinho constituído de substâncias tóxicas, possui alta osmolaridade e é cariogênico, fica a pergunta: que remédio é esse, administrado inclusive a bebês de tenra idade? O intrigante é que o tal soro caseiro é recomendado para quem sofre de diarreia, mesmo diarreia osmolar, que seria agravada pela sacarose, uma substância de alta osmolaridade. O soro de reidratação empregado em hospitais, clínicas e consultórios médicos leva em sua composição glicose, e não sacarose, sendo, portanto, diferente. É algo que deve ser considerado.

Açúcar e cromo

No site www.hospitalar.com, um artigo da doutora Sylvana Braga intitulado "Cromo, uma esperança natural para diabéticos e obesos" já começa afirmando que o cromo participa do metabolismo do diabetes, potencializando os efeitos da insulina, melhorando a captação de glicose pelas células e agindo nos receptores insulínicos da membrana celular. Segundo a doutora Sylvana, em 1994, John Vincent, médico da Universidade do Alabama, nos Estados Unidos, associou a deficiência de cromo na alimentação à intolerância à glicose.

A dieta açucarada moderna imposta a quase toda a humanidade é pobre em cromo, assim como em uma infinidade de minerais, vitaminas e oligoelementos. A alimentação rica em cromo diminui a formação de tecido adiposo (gordura branca mórbida) e aumenta a saudável gordura marrom, termogênica e vascularizada. O cromo tem sido utilizado na preparação de atletas, posto que, ao potencializar a insulina, aumenta a massa muscular e o desempenho. Pesquisas sobre o uso de cromo têm sido realizadas em todo o mundo, da Áustria a Israel. O site da American Diabetes Association (ADA) aborda todas elas. O doutor Atkins já sabia das virtudes do cromo e receitava picolinato de cromo a seus pacientes. Esse picolinato é invenção patenteada, como sói acontecer no âmbito da indústria da doença, mas nós podemos nos abastecer de cromo usando como suplemento o velho brócolis e também levedo de cerveja.

Nas palavras da doutora Sylvana, que é reumatologista graduada pela UFRJ e pós-graduada em fisiatria, "para melhorar a absorção desse mineral é importante reduzir a ingestão de alimentos refinados, principalmente do açúcar branco". Considero essa informação um verdadeiro achado que precisa ser aprofundado. As palavras-chave, além de cromo, são gordura branca, gordura marrom e calorias negativas. Se médicos nutrólogos e químicos conseguirem sistematizar esses conhecimentos, uma verdade virá à tona: chegou a hora de dar um basta ao açúcar!

O sedentário, o obeso, o tranquilo e o gordinho

O sedentário é uma pessoa normal. Mesmo quem está parado queima calorias. É perfeitamente concebível uma vida saudável em um claustro. Pense em um monge budista, cuja atividade física mais intensa é o *tai chi chuan*. O que vai determinar uma vida sedentária saudável é a alimentação, que deve ser necessariamente frugal. Gordo também é uma pessoa normal. Pense em um lutador de sumô, um exemplo de situação-limite. A existência de um gordinho saudável depende também do que ele come. Foi só na civilização do açúcar que sedentários e gordinhos passaram a ser anatematizados.

Os médicos do *establishment* da ditadura do açúcar consideram a obesidade uma doença. Essa civilização encharca as pessoas de açúcar, com suas calorias inúteis e patogênicas, e quer impor como ideal de vida a atividade física. A dieta açucarada moderna vitima toda a sociedade com todo tipo de doença degenerativa e em seguida usa o recurso ideológico de pôr a responsabilidade nas vítimas, fazendo-as crer que a culpa de suas mazelas são seus "maus hábitos alimentares" (para atingir os gordinhos) e o "estilo de vida sedentário" (para atingir os tranquilos). A natureza não obriga ninguém a se esfalfar. Se você se alimenta saudavelmente, isto é, fica longe da dieta açucarada e é frugal, será um magro saudável; e se for guloso será um gordo saudável. Na década de 1970, o médico americano Keneth Cooper fez pessoas do mundo inteiro correrem, até que começaram a ocorrer casos de morte em seguidores fiéis da prática de corridas. O doutor Cooper escreveu depois um livro autocrítico, propondo, em vez de corridas, caminhadas.

Magro doente e obeso mórbido são os comedores de açúcar. Bebês (os que mamam, e não os que comem papinhas açucaradas industrializadas, e os esquimós que comem carne e gordura cruas) têm corpos constituídos de gordura marrom dura e saudável. Gordura branca e flácida, celulite e colesterol LDL, características de obesidade mórbida, tem quem come açúcar branco, pão branco e arroz branco. Isso não é mera coincidência.

Atividade física e açúcar

A água é um assunto de importância vital. Ela é tão essencial para o corpo que um déficit de apenas 1 por cento já é suficiente para despertar a sensação de sede. E um déficit de 20 por cento é suficiente para matar uma pessoa. Meu sobrinho Hélder teve um professor que lhe ensinou em sala de aula (peço vênia para a citação) que para digerir um copo de refrigerante o organismo humano tem de despender dois copos de água corporal. Logo, quando um adolescente bebe 600 mililitros de refrigerante, seu corpinho vai ser roubado em mais de 1 litro de água.

O doutor Turíbio Leite de Barros Neto, fundador e coordenador do Centro de Medicina da Atividade Física e do Esporte (Cemafe), em seu livro *Exercício, saúde e desempenho físico*, ao falar sobre a necessidade de hidratação durante a atividade física, recomenda que se beba muito líquido antes, durante e depois. Para aterrorizar os ativistas físicos, ele lembra que, em um dia quente, a perda de água durante o exercício é da ordem de 1 a 2 litros por hora, e que às vezes a sensação de sede se dá antes da reposição do volume hídrico necessário. Portanto, em uma situação semelhante, beba água mesmo sem ter sede. Agora vamos ao que nos interessa. O doutor Turíbio alerta que "não devemos ingerir bebidas cuja concentração seja maior que a do nosso sangue, ou seja, refrigerantes, sucos adoçados, etc." O que importa "será repor líquidos por meio da ingestão de água ou de líquidos isotônicos". Uma famosa bebida isotônica anda fazendo propaganda enganosa na TV, vendendo o produto como sendo melhor que água para abastecer atletas em atividade porque no suor o corpo perde não apenas água, mas potássio, sódio, etc. Segundo o doutor Emanoel Goldberger, autor do livro *Alterações do equilíbrio hídrico, eletrolítico e ácido-base*, "cada litro de Gatorade, por exemplo, fornece 21 mEq de íons sódio, 3 mEq de íons potássio e 50 gramas de glicose. Isso equivale a aproximadamente um grama de sal".[1]

Resumindo, beber uma garrafa de isotônico é a mesma coisa que beber água acompanhada de uma pitada de sal. O que os isotônicos apresentam como vantagem em relação à água são os carboidratos, que, na verdade, são uma desvantagem. O *Pequeno manual de nutrição*, do médico português Rui Ruas, à página 8 diz que a inclusão de sacarose ou glicose vai retardar o esvaziamento gástrico, fazendo com que a água ingerida "se mantenha indisponível" durante mais tempo. Uma alta concentração de carboidrato poderia obrigar o aparelho digestório a "reter mais água para compensar [diluir] esse meio açucarado". Em qualquer dos casos, há contribuição para a desidratação. Resta salientar que nossa primeira necessidade em esforço é repor a água perdida; o reabastecimento energético e mineral vem em segundo (ou em terceiro) plano.

Corra e morra mais rápido

O estresse a que está exposta uma pessoa normal difere muito em intensidade daquele provocado pelo exercício físico. No capítulo sobre fisiologia do esporte de seu livro, Guyton diz que os extremos de exercício extenuante, se continuados por período de tempo "ligeiramente prolongados", "facilmente" poderiam ser letais. E ainda, segundo ele, em uma pessoa com febre "extremamente alta", o metabolismo corporal aumenta apenas uns 100 por cento acima do normal. Já durante uma corrida de maratona, o metabolismo do corpo aumenta até uns 2.000 por cento acima

1 GOLDBERGER, Emanoel. *Alterações do equilíbrio hídrico, eletrolítico e ácido--base*. Rio de Janeiro: Guanabara Koogan, 1978, p. 69.

do normal. O esporte tem a ver com os limites extremos da maioria dos mecanismos corporais, conclui o autor citado.

Para quem se alimenta da dieta açucarada moderna e quer acelerar o processo de envelhecimento, o caminho é a prática de exercícios físicos. Em um boneco de açúcar, os exercícios físicos têm o dom de acelerar o envelhecimento das células. A causa é o aumento excessivo do número de radicais livres no corpo, formados durante a respiração celular. "O número de radicais livres aumenta muito, e, quando a alimentação não é adequada para atender as necessidades de antioxidantes, o dano celular se acentua e acelera o envelhecimento", explica o professor Danilo Wilhelm Filho, do Departamento de Ecologia e Zoologia da Universidade Federal de Santa Catarina (UFSC), segundo matéria jornalística disponível na página do Conselho Federal de Nutricionistas na internet. Ainda segundo essa fonte, mais de 200 doenças estão diretamente relacionadas aos radicais livres. É sabido que uma das maneiras de os radicais livres se formarem no organismo é com a queima de açúcares, quando partículas de oxigênio são liberadas e se transformam em radicais superóxidos, espécie de moléculas-vampiro, eletronicamente desequilibradas. Os radicais livres buscam outras moléculas, átomos ou compostos do corpo para se estabilizar.

Quem quiser fugir da velhice precoce já sabe: o primeiro passo é detonar o açúcar da dieta. Ele contribui duplamente para o envelhecimento: primeiro, fornecendo um substrato gratuito, inútil e nutricionalmente desnecessário; depois, quando já transformado em gordura, facilita o envelhecimento, uma vez que a obesidade em si é fator de aumento de radicais livres, segundo informa a matéria citada, que recomenda alguns alimentos ricos em vitaminas antioxidantes e minerais essenciais, entre eles a prosaica batata. Ah, sim: se você não come açúcar, ou seja, não é um boneco glicosilado, pode correr à vontade que faz bem.

O açúcar na mídia

A indústria do açúcar não precisa fazer propaganda direta, mas mesmo assim o faz, associando o produto a prazer e energia. As emissoras de televisão não ajudam muito. Nas novelas do horário nobre, é só prestar atenção: cenas de festas e jantares são frequentes, e geralmente o que aparece na frente é um bolo, um doce ou chocolate; o açúcar pode se dar ao luxo de ficar escondido. Poucas pessoas sabem que é possível fazer bolo com mel ou adoçante e que isso resulta em um bolo saudável, ao passo que o bolo feito com açúcar é patogênico. Outro dia, em uma das novelas da tarde, aparecia um ator aprendendo desajeitadamente a fazer um bolo: a colher de pau, cheia de açúcar, aparecia em *close*. E a cena se repetia minutos depois para mostrar que ele aprendera a fazer.

Outro tipo de propaganda de açúcar vem de contrabando na parte de culinária da programação. Não à toa, os próprios fabricantes de açúcar editam livros de receitas, e o critério de seleção dos pratos deve ser a quantidade de açúcar que a iguaria leva. Preste atenção a essas receitas: a medida de açúcar mais utilizada é a famigerada "xícara de açúcar". Tenho para mim que a indústria de açúcar deve contratar empresas que são espécies de usinas de ideias para descobrir os meios de aumentar o nível de açúcar da dieta. Já percebi que pratos que levam grandes quantidades de açúcar levam ao mesmo tempo sal, pimenta e vinagre. O objetivo evidentemente é abafar o dulçor e empurrar mais açúcar no prato, espécie de *maquiavelismo culinário*. Vi certa vez uma apresentadora desses programas femininos mostrar como abafar o açúcar de uma fatia de *brownie*, pasme, com azeite de oliva.

Simbolicamente, em um programa do Dia de Finados, a receita da vez era uma torta de banana que fora apresentada no dia anterior no telejornal e originara uma demanda de 100 mil pedidos pela internet. A reportagem focalizava primeiro a banana com direito a imagens de um bananal, informações de enciclopédia sobre o Brasil como grande produtor da fruta e uma nutricionista falando sobre as virtudes da banana. O que a torta apresentada tinha de novo? Era a velha torta de banana da vovó, que a cozinheira adulterou acrescentando leite condensado. Uma torta de banana se come com garfo e faca. Aquela torta era toda molenga de tanto leite condensado, de modo que quem quiser se suicidar comendo a tal torta tem de usar a colher. Impressiona a manipulação: os profissionais da nutrição são chamados para falar das virtudes nutritivas da banana para ajudar a vender uma torta encharcada de leite condensado. Já vi um apresentador mostrando um doce que só não era açúcar puro porque levava um copo de leite de coco. Outro doce que me chamou a atenção era feito com meio quilo de açúcar, pimenta e abacaxi!

Outro dia, em um jornal matinal, um *chef* mostrava como fazer coisas com chocolate: gravata-borboleta, brinco, cigarrilhas, cestinhas, tudo esculpido em chocolate. A cena para mim era um símbolo perfeito do apogeu da civilização do açúcar. A narradora lembrou a origem asteca do chocolate, falou do chocolate amargo e da famosa teobromina, mas só se esqueceu de um ingrediente... E, por ocasião da Páscoa, um supermercado colocou no ar um coral de crianças cantando aquela música de Tim Maia que diz "Eu só quero chocolate", tendo substituído o verso "não adianta vir com guaraná" por "não adianta vir com outra coisa". Um anúncio dirigido a milhões de crianças, na ditadura do açúcar, jamais faria qualquer restrição ao maior transportador de açúcar para a barriga delas. Tenho notado também o açúcar infiltrado como sujeito oculto em propaganda de coisas que nada têm nada que ver com ele. Uma propaganda de carros mostrava uma mulher grávida desejando e pedindo a seu marido balas e doces. Nenhuma advertência do Ministério da Saúde falando dos riscos de diabetes gestacional, pré-eclâmpsia e endometriose.

Um documentário brasileiro sobre obesidade era anunciado na TV. Pensei que o açúcar fosse o ator principal, mas quando fui assistir vi que ele fora cirurgicamente cortado do elenco. Obesidade, para o médico – apresentador, resulta de um superávit de calorias. O açúcar não alimenta e é pura caloria, mas quem viu o documentário não percebeu isso. O foco principal era a demonização da gordura. Uma gordinha de uns 150 quilos aparecia saboreando uma picanha suculenta de tanta gordura. Meus amigos que adoram picanha ficaram revoltados. Pena que o doutor não estava comentando outro programa, exibido dias depois, que mostrava esquimós siberianos que comem 1 quilo de carne vermelha todo dia. Carnes e gorduras não acionam a insulina, será que o doutor não sabe disso? Depois de ter endossado a paranoia antigordura dirigida a milhões, ele hoje assina um artigo autocrítico sobre a carne vermelha em sua página na internet.

No mesmo programa, pessoas magras apareciam comendo fatias de um bolo de noiva. À cozinheira que fez o bolo foi feita uma perguntinha *inocente*: queriam saber como se faz aquela misteriosa camada branca que envolve todo bolo confeitado. A doceira olhou meio incrédula e respondeu: "açúcar!". Foram mostrados filmes em preto e branco com imagens de São Paulo da década de 1920 em que não se viam obesos nas ruas. O médico apresentador deveria ter dito que naquele tempo os paulistanos consumiam em um ano a quantidade de açúcar que hoje comem em um mês, além de andarem mais a pé. Enquanto isso, um *reality show* de outro canal engaiolava gordinhos com o objetivo de fazê-los perder peso. Um dia, o apresentador submeteu-os à torturante tarefa de fazer bolos e doces. Uma gordinha lambeu o dedo sujo de chocolate e gerou polêmica. Dá a impressão de que o recado passado é o de que os "normais" podem comer doces e bolos à vontade, mas os obesos estão proibidos, como se o açúcar não fosse prejudicial a todos, independentemente do peso.

Recentemente, foi exibida uma reportagem que condenava o aspartame, baseada em uma pesquisa que nem sequer havia sido publicada em revista científica, e que associava a ingestão do adoçante ao câncer. A matéria mencionou o caso de um menino que chupava bala adoçada com aspartame para evitar cáries. O jornalismo inteligente deixou a conclusão para o telespectador: "O que é pior, cárie ou câncer?". A guerra psicológica que a ditadura do açúcar move contra os adoçantes é tão terrível que é rara a pessoa que, ao ouvir a palavra "adoçante", não pense em câncer. No entanto, como vimos, com menos de 30 gramas de açúcar se *mata* um enorme rato de laboratório. Ninguém sabe disso.

Outro filão explorado pela mídia em horário nobre é o fato de, instintivamente, o ser humano preferir o sabor doce ao amargo. Por duas vezes o assunto foi ao ar, apresentado por médicos. Foi mostrado um bebê torcendo o nariz para uma papinha de jiló e feliz comendo algo doce. O narrador aproveitava para dar o recado: "açúcar é energia". Nem o médico nem o ator explicaram que o doce que, por instinto de sobrevivência, procuramos, é o doce das frutas e o do mel, e não o daquele pó branco extraído de um capim e causador de cárie e de outras doenças crônicas. O bebê, como todos aqueles que comem açúcar, estão sendo enganados.

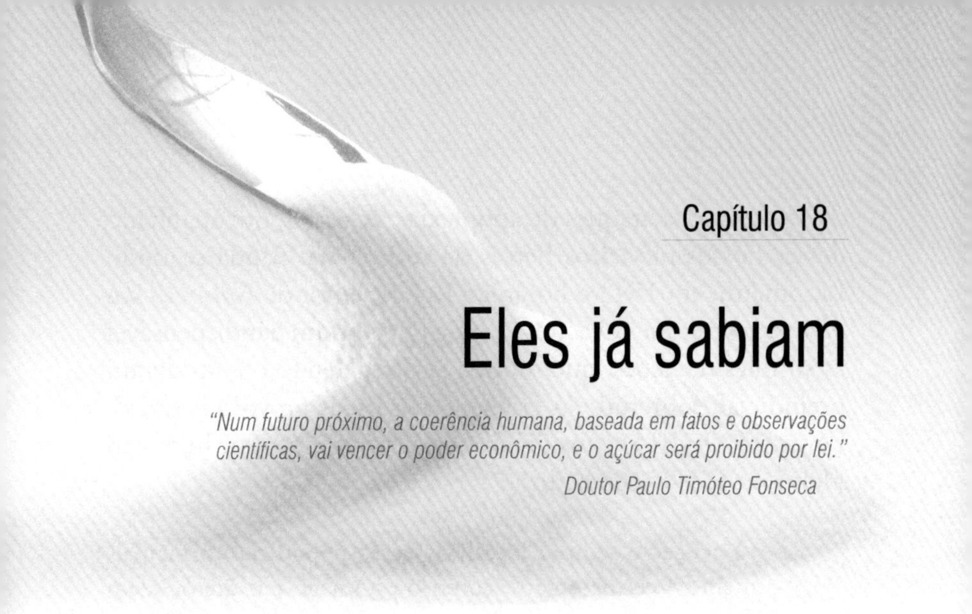

Capítulo 18

Eles já sabiam

"Num futuro próximo, a coerência humana, baseada em fatos e observações científicas, vai vencer o poder econômico, e o açúcar será proibido por lei."

Doutor Paulo Timóteo Fonseca

O açúcar não invadiu a mesa da humanidade sem resistência. Tão logo chegou e começou o seu trabalho de destruição dos dentes e alteração do metabolismo do ser humano, vozes se levantaram para denunciar. O que mais impressiona é a antiguidade de alguns depoimentos, apesar da precariedade dos conhecimentos da época. Estamos falando de boticários e alquimistas. É extraordinária a precisão de alguns diagnósticos. Não foi preciso entrar em cena o açúcar colonial nem a massificação do consumo, que só veio a acontecer em meados do século XVII. O fim da Idade Média presenciou uma queda drástica dos preços do açúcar. E o açúcar proveniente de velhos centros produtores (Chipre, Beirute, Sicília) e mais o das ilhas Canárias e da Madeira que abasteciam a Europa a partir de 1450 já foram o suficiente para dizer à humanidade a que ele veio.

O coro dos que denunciavam o estrago que o açúcar estava causando ao ser humano praticamente acompanhou o advento e a expansão de seu império. O historiador alemão Edmund von Lippmann assim se referiu a essas vozes: "Uns diziam que esquentava, outros, que atacava o peito, outros ainda, que causava ataques de apoplexia". A seguir, um apanhado desses nossos pioneiros heróis da resistência. Ainda segundo Lippmann, em 1543 o botânico Ruelle, autor de *Natureza das plantas*, escreveu: "O açúcar é hoje tão comum e indispensável às simples refeições, que muitos já o repelem e o consideram prejudicial, sobretudo às crianças, nas quais provoca vermes". Porta (1539-1615) considerava o açúcar produtor de bile. Van Helmont (1578-1644) dizia:

> O açúcar é sempre inútil, às vezes prejudicial, principalmente a certos órgãos, como o estômago e o útero. Além disso, mediante a clarificação com leite de cal e argila, absorve um sal alcalino, que decompõe os ácidos eficientes do estômago, perturba a digestão, provoca forte fermentação, aumenta a secreção de bile e, assim, deteriora o sangue.

Boyle (1626-1691) e Kunckel (1630-1703) julgavam-no nocivo por ser fermentável e agente de fermentação, e ambos concordavam que provocava a fermentação da digestão e dava lugar a numerosas doenças do estômago. Tavernier (já citado) disse em 1634: "Quem comer açúcar durante 30 anos envenena-se com certeza". E Garenzieres, em 1647: "O açúcar não é alimento, mas veneno, e o melhor seria devolvê-lo para a Índia, pois só assim seria possível vencer a tuberculose que sua ingestão demasiada traz consigo". Para Willis, o açúcar ataca os tecidos e causa feridas malignas; para Pauli, esquenta o corpo e ataca os pulmões; para Ray, provoca o apodrecimento por neutralizar os princípios amargos que sustentam e conservam o corpo, e, segundo Lémery (1697), ataca a mucosa da boca e estraga os dentes. Hoffmann (1701-1703) diz que ele, pela purificação a cal, se torna acre e quente e contém, além disso, um certo ácido combinado com um sal e um espírito combustível; Herrmann é da opinião de que ele irrita as gengivas, a abóbada palatina e os pulmões; o autor de *Institutes of health* é totalmente contrário ao açúcar. E Brun salienta a nocividade da cal.[1]

A essa lista podemos acrescentar o médico naturalista britânico James Hurt, citado no capítulo introdutório. E ainda um cronista citado por Lippmann chamado Hentzner, que, em sua *Descrição de viagem,* diz: "Seus dentes são escuros, falha de que muitos ingleses parecem sofrer, porque comem muito açúcar. E o põem em grande quantidade nas bebidas". Pela internet, tomei conhecimento da existência do livro *Secret relationship between blacks and jews* [O relacionamento secreto entre negros e judeus], de Tony Martin, que, segundo depoimentos, descreve os esforços de vários monarcas europeus para barrar o avanço do consumo de açúcar, tabaco e rum. Mas o que é um monarca europeu ante a sólida aliança de banqueiros e traficantes de açúcar e escravos?

A bandeira da resistência ao avanço da ditadura do açúcar continuou nas mãos de setores médicos não convencionais. A família desses médicos alternativos é grande e conta com representantes em diversos países. Luis Kuhne e Ludwig Walb, na Alemanha; Herbert Shelton e seu seguidor, o doutor Hay, nos Estados Unidos; Are Waerland, na Suécia; Luciano Pecchiai, na Itália; Desiré Merién, na França; Georges Ohsawa, do Japão, etc. Depois que os males do açúcar passaram a dar na vista, médicos convencionais entraram na luta: Yudkin, Cleaver, Atkins, McCully, Appleton são exemplos. É impressionante também o fato de que a maioria desses médicos alternativos condenava o consumo de açúcar quando ele ainda era considerado um tempero. Hoje, o aditivo químico foi guindado ao patamar de produto de consumo de massas, talvez o primeiro da lista. A seguir descrevo essa luta que, no Brasil, conta com um mártir recente. Falaremos dele. A ditadura de pacote tecnológico do açúcar e a indústria da doença são colunas de sustentação do regime capitalista. Acontece que chegamos àque-

1 LIPPMANN, E. Op. cit., p. 187.

la famosa situação na qual a legião de desdentados, obesos, diabéticos, hipertensos, cardíacos, etc. representa gastos com saúde pública maiores que os ganhos com os lucros obtidos pela produção de açúcar.

William Dufty

Não poderia deixar de destacar aqui o livro *Sugar blues,* um ícone da resistência à ditadura do açúcar. Nele se fala em indústria da doença pela primeira vez, e fabricante de açúcar é tratado como traficante de açúcar. Seu autor, William Dufty, jornalista e biógrafo de Billie Holiday, era um americano típico, isto é, um *sampaku.* Seus olhos, segundo ele mesmo, pareciam dois ovos fritos. Quem abriu seus olhos quanto ao açúcar foi Glória Swanson, estrela de Hollywood dos anos 1920, com quem ele veio a se casar. Glória dizia que a porcaria do açúcar não entrava nem em sua casa, quanto mais em seu corpo. Gostaria de ler uma biografia dessa mulher para saber como ela tomou consciência do que é o açúcar.

O casamento dos dois foi feliz enquanto durou. O fim do idílio terminou em processo, e Glória colocou William temporariamente na cadeia, certamente por causa de atraso no pagamento de pensão. Preso, Dufty conseguiu com a direção do presídio permissão para receber bolinhos de arroz integral, e com isso ficou livre da dieta açucarada servida aos presidiários, a qual engorda o ser humano, deixa-o flácido e com pensamentos homicidas ou suicidas. William Dufty contribuiu para divulgar a macrobiótica no Ocidente traduzindo os livros de Georges Ohsawa para o inglês. A obra principal de Dufty, *Sugar blues*, deve ter sido traduzida para muitas línguas e deve ter feito muita gente parar de comer açúcar. Se bem que conheci um sujeito que me disse que parou de ler *Sugar blues* na metade porque, quando lia, sentia vontade de comer doce. E Sônia Hirsch menciona outro que evitou ler para não ficar com a consciência pesada ao comer doces. É um livro, como dizer... seminal. Anda meio esquecido, e agentes da ditadura do açúcar já o consideravam um cachorro morto quando, quase 30 anos depois, ele inspirou este livro, que dá continuidade à sua luta.

Kilmer McCully

A alimentação do ser humano tornou-se fonte de doenças desde que foi tomada de assalto pelo açúcar. Antes dele, os alimentos eram fonte de saúde. Esse fato tem de ser ocultado. Da ocultação dessa verdade depende a manutenção de um sistema terrível *que se sustenta mutuamente de alimentos e medicamentos,* como disse o doutor Atkins. É a indústria da doença, que movimenta bilhões de dólares. E essa tal indústria tem realizado os mais ingentes esforços com esse objetivo. Seu feito de maior sucesso foi quando elegeram a gordura e o colesterol como bodes expiatórios da dieta moderna. Combinado com o uso da teoria das calorias e a prática de acusar inocentes vítimas da dieta açucarada de maus hábitos alimentares e estilo de vida pouco saudável. Com esse pacote teórico e prático, a indústria da doença conseguiu atravessar todo o século XX.

> Pela altura de 1930, os médicos, desprezando as teorias metabólicas, fixavam-se nos hábitos alimentares defeituosos. E aqui entraram em cena as calorias. Recebesse o corpo mais calorias, acreditavam esses médicos, e as calorias extras se converteriam em gordura. Muitos ainda se apegam a essa crença. Teorias médicas enraizadas, ainda que errôneas, tardam muito a desaparecer.

Com essas palavras, o doutor Herman Taller, autor do livro *Calorias não engordam*, descreveu esse momento crítico de inflexão no discurso da indústria da doença. Mas a marcha da indústria da doença encontrou alguns obstáculos pela frente. Um deles, talvez o principal, foi o doutor Kilmer McCully, autor do livro *O fator homocisteína*. Ele descobriu que o colesterol não é causador de doenças cardiovasculares e que fazer dietas pobres em colesterol é perda de tempo, já que ele é um nutriente fundamental, e o organismo humano, na ausência de colesterol na dieta, produz ele mesmo o colesterol que é necessário na produção de células novas. E que o causador de doenças do coração chama-se homocisteína. A homocisteína, como explica o doutor Sérgio Puppin, é um produto intermediário do metabolismo da metionina, um aminoácido essencial.[2] Segundo o doutor McCully, o aumento de homocisteína é consequência do baixo consumo de vitaminas do complexo B e ácido fólico em razão da dieta rica em carboidratos refinados.

Tudo o que a indústria da doença não precisa é de um médico que diga que as pessoas estão doentes por causa do que comem (a dieta açucarada moderna) e que a cura é uma alimentação rica em vegetais integrais, carnes frescas e a supressão de carboidratos refinados, dentre eles o mais refinado e puro, o açúcar. Por causa de suas ideias. o doutor McCully foi perseguido, perdeu emprego e verbas para pesquisas, e até recebeu trotes venenosos ao telefone. Ele se viu obrigado a contratar um bom advogado para defender seus direitos. Apesar disso, o *lobby* do colesterol, ou melhor, do açúcar, continua no poder. Vide a guerra que eles travaram com o doutor Atkins, a outra pedra no mocassim da indústria da doença do qual falaremos a seguir.

---

2 PUPPIN, Sérgio. *Doenças cardiovasculares: verdades e mitos*. Rio de Janeiro: Ed. Rio, 2003, p. 97.

Are Waerland

Na segunda metade do século XIX, os médicos alternativos já ministravam tratamentos eficazes contra o diabetes. O ponto de partida era a eliminação do açúcar da dieta, isso combinado com o uso de produtos naturais, cereais integrais e frutas frescas. O sistema nutricional de Are Waerland, que depois da sua morte foi continuado por sua mulher, Ebba, teve origem no final do século XIX e baseia-se no uso de alimentos crus (crudivorismo). Utiliza o jejum, recomenda o uso de chá de vagem no lugar da insulina e, o mais importante, coloca os alimentos que contenham açúcar no rol dos alimentos proibidos.

A terapêutica Waerland lograva eliminar o problema das altas taxas de glicose no sangue. Os médicos a serviço da indústria da doença argumentavam que isso não significava a cura da doença. Segundo eles, bastava que o paciente voltasse à "alimentação comum" (leia-se dieta açucarada) para que os níveis de açúcar voltassem a subir. Dona Ebba retorquia que

> se um diabético consegue, com uma alimentação de valor integral, que o açúcar lhe desapareça do sangue e da urina, e seu estado geral melhore cada vez mais, não parecerá absurdo continuar a considerá-lo doente? [...] E não se poderá dizer, com todo o direito, que a doença foi curada? É natural que as glândulas produtoras de insulina acusem, ainda por algum tempo, certa fraqueza orgânica. Finalmente, não me parece sinal de doença que não suportem uma alimentação artificial nociva à saúde.[3]

Desde o século XIX, os médicos naturalistas perceberam a brincadeira: submete-se toda a população a uma dieta açucarada e os mais fracos caem diabéticos. A cura, segundo eles, é simples: basta retirar o açúcar da dieta. E se essa medida fosse

3 WAERLAND, E. *Terapêutica de Waerland.* Rio de Janeiro: Germinal, 1968, p. 76.

adotada como prática preventiva extensiva a toda a população, em breve não haveria mais diabéticos na face da Terra. A ditadura do açúcar conseguiu concretizar o sonho de Joseph Goebels: a dieta adulterada pelo açúcar passa como alimentação *normal,* exige-se das pessoas tolerância ao veneno de rato (leia-se açúcar) e quem não aguenta a dieta açucarada é porque é doente (diabético).

Herbert M. Shelton

De acordo com o higienista norte-americano Herbert M. Shelton, autor de *Food combining made easy* [Combinação fácil de alimentos], o açúcar não combina com nenhum alimento. O açúcar, segundo ele, inibe a secreção do suco gástrico e a própria motilidade do estômago. O alimento proteico associado ao açúcar tende à putrefação, com a formação de ácido sulfídrico, ptomaínas, leucomaínas, fenóis, escatol, indol, etc. – "terríveis venenos", nas palavras do ilustre higienista. Com o amido, a mesma coisa: como o açúcar tende rapidamente à fermentação nas condições de calor e umidade existentes no estômago, a combinação de amido e açúcar produz fermentação, formando ácido acético, álcool e gás carbônico. O tema do livro do doutor Shelton é combinação de *alimentos,* de modo que falar em açúcar, um *aditivo químico*, combinado com carboidratos, gorduras ou proteínas, não é de bom alvitre. Trata-se do comportamento de alimentos na presença de um aditivo químico.

Henry Ford

O legendário Henry Ford, da indústria automobilística americana, fundou em 1928 uma escola vocacional para ensinar meninos carentes "a trabalhar com as mãos e a pensar", certamente com a cabeça. Em turno integral, meninos de 12 a 17 anos eram matriculados da 9ª à 12ª séries. A escola Wayside Inn, além do currículo normal, ministrava ensino profissionalizante em agricultura, engenharia elétrica e mecânica, encanamento, carpintaria, etc. Ford aproveitou para pôr em prática na escola sua filosofia nutricional baseada na combinação de alimentos, em que amidos e proteínas nunca eram servidos juntos porque eram considerados quimicamente incompatíveis. Já saladas de verduras eram servidas duas vezes ao dia. Agora, o mais importante: "Proibiam-se açúcar, balas, bolos, tortas, pudins e outros tipos de sobremesas doces". Proibiam-se também os transportadores de açúcar: chás, chocolates e até o sal.[4]

Howard Hay

Um outro exemplo de resistência ao avanço da ditadura do açúcar é o movimento inaugurado pelo doutor W. Howard Hay, autor do livro *A new health era* [Uma nova era da saúde]. Seu regime alimentar era chamado de *alimentação dissociada.* O livro do doutor Hay, em 1939, impressionou vivamente o médico alemão Ludwig Walb: ele e sua esposa, Ilse Walb, divulgaram com muito sucesso na Alemanha a dieta do médico americano. Fundamentalmente, a alimentação dissociada propõe a separação em uma mesma refeição entre alimentos proteicos (carnes) e carboidratos (cereais refinados). Essas ca-

4 História originalmente contada em artigo da revista *Early American Life*, citado em *Dieta sem fome do casal Diamond*. Rio de Janeiro: Record, 1999, p. 66.

tegorias de alimentos devem ser consumidas uma de cada vez, juntamente com verduras, legumes e frutas, de preferência crus. O regime é prevalentemente vegetariano e propõe 90 por cento de cereais, verduras, legumes e frutas e 10 por cento apenas para carnes. O doutor Hay levava em consideração os conhecimentos da ciência química da época. Havia uma preocupação com o equilíbrio ácido-base do organismo. Sua dieta também tinha suas idiossincrasias e recomendava que se comesse só um tipo de amido ou só um tipo de proteína – nunca misturar dois em uma mesma refeição. O doutor Howard Hay era um sábio: ele dizia que o único tratamento verdadeiro de todas as doenças é evitar suas causas. O açúcar era considerado por ele um alimento desnaturado, assim como pão branco, macarrão de farinha branca e arroz branco. Esses alimentos

> são acidificantes no mais alto grau porque sua combustão deposita ácido carbônico no sangue, seu perigo essencial resulta do fato de que eles não depositam suficientemente elementos alcalinos no corpo humano, ocasionando, assim, o estado acídico.[5]

Os Adventistas do Sétimo Dia

Desde o século XIX, a Igreja dos Adventistas do Sétimo Dia, nos Estados Unidos, preocupa-se com a saúde dos seus fiéis e faz-lhes recomendações quanto ao estilo de vida e nutrição. Os adventistas têm um programa completo de saúde, com instruções quanto ao que comer, como preparar os alimentos, vida ao ar livre, exercícios, etc. Como não podia deixar de ser, a universidade americana já pesquisou e comparou o grupo dos adventistas com a população em geral. Por exemplo, para cada cem americanos

5 HAY, W. H.; WALB, L. *A alimentação dissociada*. Heidelberg: Karl F. Verlag, 1983, p. 28.

comedores de açúcar, que morrem de diabetes, o mesmo só acontece com 55 dos adventistas. O programa dos adventistas inclui advertências quanto a álcool, café, fumo e drogas. Eles são também contra a carne, estão mais para vegetarianos. Fumo, álcool e drogas são rigorosamente proibidos pelos adventistas.

Quanto ao que interessa aqui, o açúcar, é de 1870 a seguinte recomendação adventista: "O açúcar abarrota o organismo. Entrava o trabalho da máquina viva".[6] Isso quando o consumo de açúcar, por lá, era de 15 quilos por pessoa a cada ano. Hoje, cada americano consome, por ano, mais de 80 quilos de açúcar. Ainda hoje os adventistas recomendam diminuir o uso do açúcar para o mínimo possível. Embora eles admitam que:

> algum açúcar é útil no preparo de enlatados e na preservação de alimentos, bem como para tornar certos pratos apetitosos. Nem se condena o açúcar em uma sobremesa ocasional, desde que ingerida em quantidade moderada. Mas, como regra geral, o adventista que se preocupa seriamente com a reforma da saúde esforçar-se-á para remover tanto quanto possível o açúcar da dieta.

É isso aí: a fé remove a montanha de açúcar.

Os naturalistas

Naturalismo é um conceito um tanto vago. Naturalista, em princípio, seria aquela pessoa que procura viver em harmonia com a natureza e evita alimentos industrializados, cheios de produtos químicos. Naturalistas são os macrobióticos, os vegetarianos, os esotéricos... Não existe uma doutrina naturalista; eles se baseiam mais na intuição. Diante do açúcar, os naturalistas se dividem: a maioria é simpatizante do açúcar

6 WALTON, Lewis et al. *Seis anos a mais*. São Paulo: IAES/IASD, 1988, p. 14.

mascavo e do melaço, produtos não refinados industrialmente. Mas tem gente que não vê grande problema em ingerir açúcar branco, desde que seja "com equilíbrio". Ora, qualquer colher de chá de açúcar provoca dano; logo, a única filosofia equilibrista em relação ao açúcar é tolerância zero.

Um médico do século XIX estava mais bem informado que seus colegas de hoje em dia. O doutor Amílcar de Souza, em seu livro *A saúde pelo naturismo*, já dizia:

> Açúcar é um alimento morto. É um corpo químico perigoso. Não passa de um traiçoeiro pó branqueado. O açúcar é causa de perturbações digestivas variadas, de doenças da nutrição como o diabetes, do nervosismo e, além disso, formador não de bons ossos, mas de péssimos dentes.

No geral, a filosofia naturalista é louvável; o único defeito dela é que não enxerga que o açúcar nada tem de natural. A prova de que a maioria dos naturalistas contemporâneos não tem problemas com o açúcar é o fato de toda loja de venda de produtos naturais ter balcão de lanches no qual se pode beber guaraná natural, mate natural, acerola com laranja, tudo devidamente adoçado com açúcar refinado.

A postura que se espera de quem pretende ser naturalista, em relação ao açúcar, repito, é tolerância zero, posto que não estamos diante de um produto natural, e sim de um agente adoçante e conservante químico. O açúcar que está nadando no caldo de cana é um produto natural, mas deixa de ser quando isolado por processos químicos e físicos. Para mim, a complacência dos naturalistas para com o açúcar deve-se à sua origem vegetal. Se em vez de açúcar de cana fosse a lactose (açúcar do leite), com certeza apareceria naturalista reclamando do produto por causa de sua "origem animal".

Para finalizar o capítulo dos naturalistas, o besteirol mais recente é o tal do "açúcar orgânico". O açúcar só pode ser *orgânico* até o meio do caminho de seu processo de fabricação. É possível a existência de um canavial orgânico, no qual não se use agrotóxico. Mas e no momento de separar a sacarose do resto da cana? Não vão usar dióxido de enxofre, nem cal, nem produtos químicos branqueadores? E o açúcar final, que grau de pureza terá? E o que não é sacarose é o quê? Não há resíduos químicos? Nem metais pesados? E a sacarose orgânica, que diabo é isso? Ela por acaso não é cariogênica como a refinada? Nem induz o pâncreas a produzir excesso de insulina? Essas considerações todas valem também para o açúcar mascavo e suas sujidades, o xodó dos naturalistas. Açúcar orgânico é mais um caso de falsidade ideológica, com a agravante de tentar enganar um povo de boa-fé que é o naturalista. Naturebas de todos os países, abram vossos olhos!

Os macrobióticos

Os seguidores de Georges Ohsawa ou Sakurozawa Nyoiti parecem saber o real significado do açúcar. Mas, na verdade, os macrobióticos padecem do mesmo mal que os naturalistas: iludem-se quanto ao açúcar mascavo. Não enxergam que o mascavo é tão cariogênico e hiperinsulinogênico quanto o refinado, com a desvantagem de conter sujidades. Os macrobióticos colocam o açúcar do açucareiro no mesmo saco do mel e das frutas. Essa filosofia nutricional endeusa o arroz integral e faz restrições às frutas, ao mel e até à água e ao leite. Para eles, o açúcar é tão ruim quanto o mel, ou melhor, pelo menos um expoente dessa doutrina é até mais simpático ao açúcar: "Nada consta a favor do açúcar, exceto o fato de ele ser muito doce e gostoso". Enquanto o mel "é um ótimo alimento... para as abelhas [...] mas quanto aos efeitos no corpo humano podemos compará-los aos do açúcar".[7]

7 KUSHI, Michio et al. Medicina, filosofia e cultura oriental, seminário de 21 a 27 de novembro de 1977, p. 27.

Os macrobióticos costumam dizer que o açúcar, para ser metabolizado, vai roubar cálcio do nosso organismo, cálcio este que fará falta aos nossos dentes e ossos. Sabem também que o açúcar faz mal ao fígado, cuja capacidade é limitada, e que a dieta açucarada provoca uma expansão hepática, deixando o fígado dolorido. A macrobiótica é originária do Japão, país de clima temperado, onde no inverno cai neve. Nesse país, as frutas e a água talvez não tenham a importância que têm em países tropicais. A macrobiótica precisa se aclimatar aos trópicos, onde a água e as frutas são de importância vital. Finalmente, os macrobióticos, assim como seus colegas naturalistas, precisam abrir os olhos e fazer a distinção entre um produto extraído de um capim por meio de processos industriais, nocivo à saúde, e os açúcares naturais das frutas e do mel, que só fazem bem. Os macrobióticos foram aqui alinhados nas fileiras da resistência à ditadura do açúcar como guerreiros aloprados, desses que atiram no que veem e acertam aquilo que não veem.

Os gaúchos vencem uma batalha

Durante a Guerra Fria, era muito comum a preocupação com a expansão do comunismo. Era preciso conter seu avanço no mundo. Pois bem, com força maior que a do comunismo, o açúcar tem-se expandido no sentido de impregnar totalmente tudo que entra pela boca da raça humana. O avanço da ditadura do açúcar não respeita nada: o pão nosso de cada dia, o vinho, a cerveja. Uma das últimas cidadelas assediadas foi um reduto sagrado do homem gaúcho, o chimarrão. O assalto começou no último quarto do século XX, fora das fronteiras do Rio Grande do Sul. A Ervateria Escoteiro, de Santa Catarina, ganhou autorização para produzir erva-mate misturada com açúcar. Na época, não houve reação significativa. Bastou a quinta-colunista Ervateria Rei Verde, de Santa Rosa, no Rio Grande do Sul, também assegurar o registro no Ministério da Saúde e passar a comercializar um produto com 3 por cento de açúcar (a portaria ministerial autorizava a adição de até 5 por cento) em 1995 para que a concorrência fosse atiçada. E a corrida ao açúcar ganhou novos adeptos, quer dizer, traidores.

Claro que os gaúchos legítimos, de boa cepa, não ficaram de braços cruzados diante dessa ignomínia. "Isso é fraude contra uma tradição e pode trazer prejuízo à saúde da população", reagiu indignado o diretor do Sindicato das Indústrias de Mate e um dos líderes do movimento contra o açúcar, Lúcio Flávio Metsclerf. Ao que acrescenta o gaudério missionário fundamentalista Dorival Berkai, vulgo Estampa de Gaúcho: "O gaúcho que tomar mate doce não leva muito tempo para apanhar de tamanca da mulher".[8]

Essa batalha os gaúchos venceram. O chimarrão não foi conspurcado com a adição de açúcar. Quem quiser pode misturar erva-mate com açúcar, mas não pode chamar *isso* de chimarrão. Essa derrota histórica que a vanguarda do povo gaúcho infligiu à ditadura do açúcar foi consagrada em resolução da Anvisa, a RDC número 302, de 7 de novembro de 2002. Segundo esse documento, chimarrão e tererê por definição legal não contêm açúcar.

E, para reforçar a tese de que os gaúchos são a vanguarda do povo brasileiro na luta contra a ditadura do açúcar, em 2003, o Conselho Regional de Odontologia (CRO-RS) realizou o I Fórum Estadual Açúcar x Saúde, no Teatro Dante Berone, na Assembleia Legislativa. O fórum teve por finalidade alertar, conscientizar e informar a população sobre os efeitos do consumo de açúcar na saúde. O presidente de honra do fórum foi o deputado Adroaldo Loureiro, do PDT, que é cirurgião-dentista e autor de um projeto de lei que limi-

8 Página do jornal gaúcho *Zero Hora* na internet.

ta a quantidade de açúcar na merenda escolar das escolas da rede pública. As conclusões do evento foram encaminhadas ao governo do estado, especialmente às Secretarias de Saúde e Educação. Chama atenção o fato de um fórum intitulado Açúcar x Saúde ter sido iniciativa do pessoal da odonto e não da ciência da nutrição, da diabetologia, da endocrinologia e outros. É que o calcanhar de aquiles da ditadura do açúcar é a cárie dentária. A culpa do açúcar em relação ao diabetes, à obesidade e outras doenças crônicas ainda está envolta em uma cortina de fumaça. Mas, à semelhança do gângster Al Capone, que foi preso não por contrabando, mas por não pagar imposto de renda, podemos atacar a ditadura do açúcar por conta da epidemia de cárie.

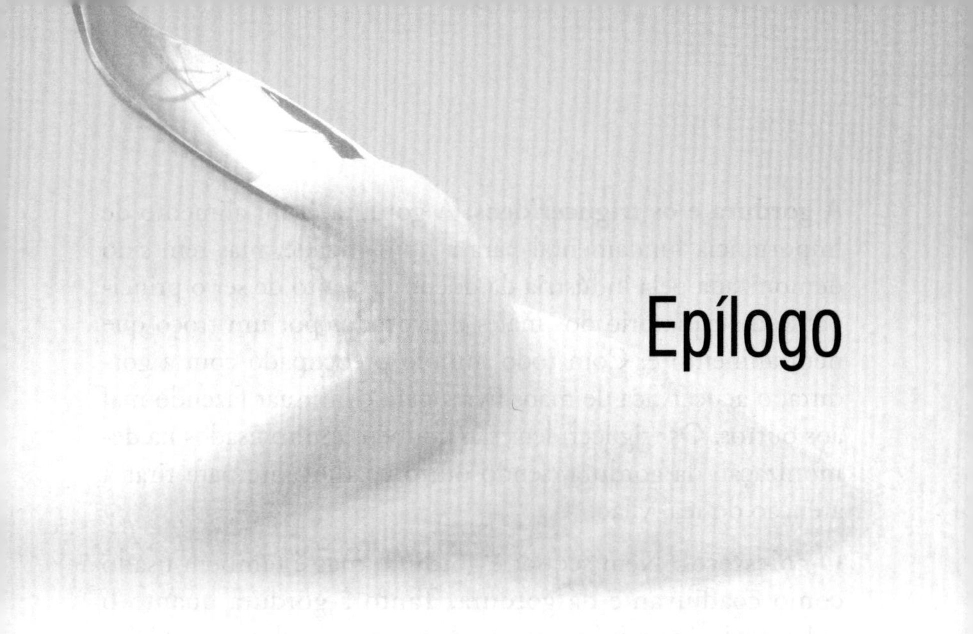

Epílogo

Depois de todo o exposto, é possível tirar algumas conclusões. Relaciono a seguir, praticamente recapitulando, os escudos, os disfarces, as artimanhas e os bodes expiatórios que permitem que o açúcar continue em sua trajetória malfazeja. Esses expedientes todos formam a cortina de açúcar. Ela é mais sólida que a velha Cortina de Ferro do tempo da Guerra Fria. A cortina de açúcar encontra-se enraizada na sociedade, legitimada pelo folclore e pela literatura, inclusive a científica, e impregna o coração e a mente de donas de casa, médicos e nutricionistas.

O paladar e o instinto. Infelizmente, a ditadura do açúcar conta com essa importante ajuda da própria fisiologia humana. As pessoas, naturalmente, acham mais agradável o sabor doce em comparação ao ácido, ao salgado e ao amargo. O sabor doce é também tão mais agradável quanto mais doce for (até o limite do enjoativo). Já os outros sabores tendem a ser agradáveis em baixas concentrações e muito desagradáveis em concentrações altas, especialmente o amargo, que é o gosto da maioria dos alcaloides venenosos. Aqui é o instinto de sobrevivência em ação.

A gordura e os triglicerídeos. A gordura é um alimento de importância fundamental para a humanidade, mas tem sido demonizada pela indústria da doença a ponto de ser o principal bode expiatório dos males provocados por um troço que nem alimento é. Com todo mundo preocupado com a gordura, o açúcar fica de mãos livres para continuar fazendo mal aos outros. Os triglicerídeos são também muito usados na demonização da gordura, sendo outro coadjuvante para tirar a atenção do real vilão.

O colesterol. Nem sequer é gordura, mas é também usado como coadjuvante da gordura. Tanto a gordura quanto o colesterol ainda hoje são usados como bodes expiatórios pela indústria da doença. Nos Estados Unidos, dois médicos feriram mortalmente esse estratagema, os doutores Robert Atkins e Kilmer McCully. Sobre a farsa montada em torno do colesterol, recomendo a leitura dos livros desses dois autores e mais o de Thomas J. Moore. Essas obras estão incluídas na bibliografia, no final deste livro. O médico brasileiro Sérgio Puppin tem também seu livro – *Ovo: o mito do colesterol.*

As frituras. Outra paranoia criada pela indústria da doença, batata frita é a bola da vez. Fritura em si não tem problema. Agora pegue qualquer alimento (carboidrato, gordura ou proteína), acrescente açúcar e aqueça (cozimento, assadura ou fritura). O resultado será o surgimento de substâncias cancerígenas provocadas pela reação de Maillard, que ainda não foi completamente mapeada pela bioquímica.

A predisposição genética. Se dez pessoas levarem uma paulada na cabeça e três morrerem, pode-se dizer que essas três tinham predisposição genética a morrer de paulada na cabeça? Sendo o açúcar um agressor do organismo, suas vítimas não podem ser acusadas de portadoras dessa predisposição. Essa é outra explicação muito apreciada pelos cientistas a serviço da ditadura do açúcar. É pau para toda obra: como não acham um gene, apelam para a predisposição genética. Seu avô e seu pai ficaram diabéticos porque comeram açúcar cada um em seu turno. Segundo os médicos, o diabetes só ocorre em quem tem essa predisposição. Fica implícito que pessoas normais estão liberadas para comer açúcar.

Os maus hábitos alimentares. Esse foi um achado e tanto da indústria da doença, botando a culpa das mazelas da humanidade, cuja causa principal é a dieta açucarada, nos maus hábitos alimentares. Com isso, a ditadura açucareira atingiu dois objetivos: eliminou o pressuposto perigoso, que era o de considerar patogênica a dieta (moderna ou ocidental – algum chato poderia querer saber o porquê disso), e botou a culpa na própria vítima da dieta. Maus hábitos alimentares significa "comer açúcares e gorduras em excesso". Enquanto isso, as pessoas de bons hábitos alimentares podem comer açúcar normalmente.

O estilo de vida sedentário. Esse é o irmão gêmeo dos maus hábitos alimentares: são apresentados sempre juntos como responsáveis pela obesidade e seus corolários. O sujeito come açúcar, fica doente, e a culpa é dele mesmo por ser guloso (mau hábito alimentar) ou preguiçoso (estilo sedentário). Fica subentendido que pessoas bacanas e dinâmicas podem comer açúcar normalmente.

A abundância e a constância da oferta de comida. Essa é uma desculpa nova usada pela indústria da doença. As pessoas ficam doentes porque comem demais; refrigerantes, pipocas e batatas são oferecidos em baldes a toda hora, a todo mundo, em todo lugar. O açúcar, nesse esquema, fica como um sujeito oculto. Nesse caso, a vítima não possui maus hábitos, é um idiota completo, pois se lhe forem oferecidos um balde de refrigerante e um hambúrguer de um palmo de altura, ele come tudo. O recado é o seguinte: desde que não sejam servidos em baldes, refrigerantes, tortas de maçã e *milk-shakes* são bem-vindos.

O excesso de açúcar. Esse é o artifício ideológico mais perigoso e largamente utilizado pelos médicos para proteger o açúcar. O conceito de excesso de açúcar ilude a todos (inclusive médicos) quanto à possibilidade de um consumo "normal" de açúcar.

A teoria dos açúcares. A floresta de "açúcares": o açúcar do leite, o do malte, o do amido, a glicose, a frutose, a xilose, a ribose e a arabinose ajudam a confundir e a camuflar o açúcar do açucareiro, o único que faz mal ao ser humano.

Os fatores ambientais. Os médicos da tendência da ecologia clínica, em virtude do ponto de vista holístico, deixaram de lado o conceito de dieta patogênica. Para eles, a causa das doenças é o ambiente pan-patogênico do mundo de hoje, pós-industrial. O açúcar é um fator de doença no meio de um mar de outros fatores, como micro-ondas, raios X, aditivos químicos, ar poluído, ruídos, fumaça, etc. O açúcar é apenas um figurante anônimo nessa superprodução. Portanto, pode continuar fazendo mal sem levantar suspeita.

O açúcar mascavo. O açúcar mascavo, por incrível que pareça, ajuda o açúcar a continuar fazendo mal à humanidade. O açúcar refinado aparece como um açúcar que não deve ser consumido por algumas pessoas em virtude de razões de saúde (os diabéticos) ou de estética (os vaidosos). Ou seja, pessoas que gozam de boa saúde e sem frescuras com estética tudo bem, podem comer açúcar à vontade. Para as outras resta o consolo de um açúcar saudável, o açúcar mascavo, xodó dos naturalistas.

As frases feitas. Elas também ajudam a facilitar a vida do habitante do açucareiro. Outro dia ofereci a uma amiga uma xícara de café com leite sem açúcar. Ela provou, torceu o nariz e recusou dizendo que "de amarga já basta a vida". Pensei: coitada, mal sabe ela que é justamente o doce do açúcar que torna sua vida amarga no mau sentido. A central de boatos da indústria da doença está tentando popularizar a expressão "doce sem açúcar" para designar algo sem graça pela falta de um ingrediente indispensável, espécie de substituto de expressões como "forró sem mulher" ou "gato sem unha". Mas os homens da ditadura se deram mal porque já existe um movimento em torno da ideia de doce sem açúcar, ou seja, doces saudáveis feitos com mel, frutas ou adoçantes, livres do agente adoçante patogênico do açucareiro. Há páginas na internet que oferecem receitas e cursos de doces sem açúcar.

Os adoçantes. Ajudam a dar vida longa ao rei açúcar mesmo sem querer. Ficaram associados ao câncer – a acusação é falsa, mas ainda flutua no inconsciente coletivo –, o que faz com que as pessoas prefiram o açúcar "natural da cana". Para evitar o câncer fictício dos adoçantes, as pessoas encaram a realidade das cáries, da obesidade mórbida, etc.

O sal. Ajuda o açúcar como um inocente útil, conferindo-lhe legitimidade: ambos são pós brancos com sabores antípodas. Ultimamente, o sal tem ajudado o açúcar como um covilão. O açúcar provoca doenças? O sal também. Isso serve para atenuar os crimes do açúcar. Na verdade, o sal é necessário ao organismo em pequena quantidade e em excesso faz mal. O açúcar é absolutamente desnecessário e patogênico em qualquer quantidade.

O mel. Uma propaganda recente do Ministério da Saúde mostra um coraçãozinho vermelho animado pedindo aos diabéticos moderação no consumo de açúcar... e de mel. A ditadura do açúcar não permite que se aponte para o agente responsável pelo caráter patogênico da dieta humana. Para esvaziar a denúncia, o meliante é sempre apresentado ao lado de inocentes alimentos que sempre fizeram parte da mesa da humanidade: o sal, a gordura e até o mel.

Os inimigos brancos. Há um folclore no ar que diz que certos sujeitos brancos são vilões para a saúde: o sal, o leite, o pão e o açúcar brancos. Pois bem, desses branquelos todos, só um é um produto químico nocivo à saúde. Os demais são alimentícios, uns mais, outros menos. Uma variante diz que os três malfeitores são açúcar, sal e cocaína. Dos dois venenos dessa lista, acho que o pior é o açúcar, pois, pelo menos, ninguém coloca cocaína na mamadeira dos bebês.

O maquiavelismo dietético. É o uso dos sabores fortes, ácidos, amargos, salgados e até apimentados para abafar o dulçor com o objetivo de empurrar mais açúcar pela goela da humanidade. Exemplos: para adoçar o arroz do português, acrescente açúcar. Para adoçar o arroz do japonês, acrescente mais açúcar e, para abafar, vinagre, sal e pimenta. O café bem forte e amargo é um ótimo pretexto para o uso de maior quantidade de açúcar. Em receitas domésticas usam-se raspas de casca de limão e gengibre.

A cortina de fumaça. De vez em quando, a gente lê em jornais e revistas reportagens sobre pesquisas alopradas que falam sobre o mal que ora o pão, ora o leite, ora a carne ou a gordura fazem. Já vi gente fazer restrição a tudo o que é tipo de alimento – ovo, tomate, amendoim, abacate. Tais pesquisas lançam dúvidas sobre alimentos básicos da humanidade. Em minha opinião, trata-se da criação de uma cortina de fumaça; de criar um clima de insegurança, de incerteza e de confusão com o objetivo de deixar livre o agente patogênico da dieta. Trata-se de esvaziar as denúncias sobre o açúcar, que fica como algo que até pode fazer mal, "mas o que não faz mal nessa vida?"

A cultura da morte. É uma ideologia, um conjunto de valores que tem a ver com o comportamento ultraindividualista, autodestrutivo, altrudestrutivo (destruição do outro) e ecodestrutivo (destruição da natureza); a banalização e o paroxismo da violência. É a cultura típica da atual fase do capitalismo, na qual a podridão das elites contamina todo o organismo social. A cultura da morte leva as pessoas às drogas legais e ilegais: cigarro, álcool e, a pior de todas, porque é dada até aos bebês, o açúcar. Essa cultura é responsável pela banalização da morte, que se torna uma presença constante no cotidiano das pessoas. Com as pessoas convivendo com a ideia da morte instantânea, dizer que o açúcar mata lentamente faz rir.

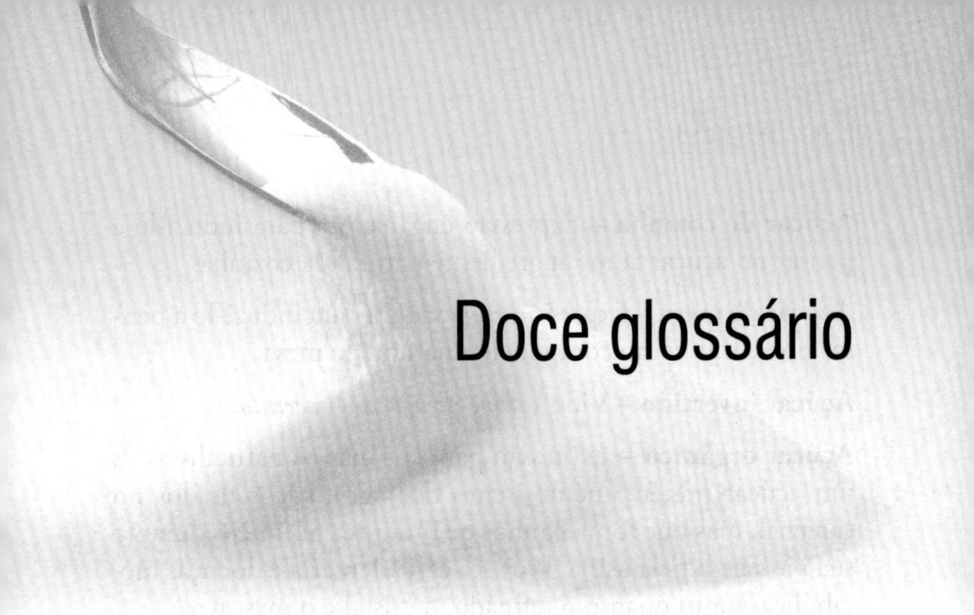

Doce glossário

Açúcar – Nome vulgar da sacarose refinada. Produto químico barato, extraído de um capim que, travestido de alimento, impregna a dieta do homem contemporâneo transformando-a na ração patogênica que empurrou a humanidade para a era das doenças crônicas, metabólicas e degenerativas.

Açúcar a gosto – Quantidade de açúcar que você mesmo se serve baseado no paladar adulterado pelo açúcar de uma vida inteira.

Açúcar comum – Termo enganador para induzi-lo a pensar no açúcar como alimento comum em sua dieta.

Açúcar de beterraba – Expressão enganadora para induzi-lo a pensar que o açúcar do açucareiro tem a ver com a beterraba. Açúcar é sacarose *menos* a beterraba.

Açúcar de cana – Expressão enganadora para induzi-lo a pensar que o açúcar do açucareiro tem a ver com a cana do canavial. Açúcar é sacarose *menos* a cana.

Açúcar de confeiteiro – Expressão enganadora para induzi-lo a pensar no açúcar como ingrediente natural na culinária de doçaria.

Açúcar de cozinha – Expressão enganadora para induzi-lo a pensar no açúcar como ingrediente natural da cozinha.

Açúcar de mesa – Expressão enganadora para induzi-lo a pensar no açúcar como componente natural da mesa.

Açúcar invertido – Vide *xarope de açúcar invertido.*

Açúcar orgânico – Expressão para enganar os naturalistas. É um açúcar pretensamente isento dos agrotóxicos usados no canavial, mas que toma banhos de produtos químicos durante sua passagem pela usina. Provoca cárie dentária e doenças metabólicas tanto quanto o refinado, o cristal e o mascavo.

Açúcar Zero – Movimento político-nutricional que defende a retirada do açúcar da mesa da humanidade visando a acabar com seu caráter patogênico e com isso pôr fim à era das doenças crônicas, metabólicas e degenerativas.

Achocolatado – É o cúmulo em matéria de porcaria açucarada, com aproximadamente 60 por cento de açúcar. É perigoso porque suas vítimas são principalmente crianças e adolescentes.

AGEs – Sigla em inglês para *advanced glycation end products* (produtos finais de glicação avançada). Espécie de lixo atômico que o metabolismo do açúcar deixa no corpo das pessoas.

Água com açúcar – Falso calmante que, na verdade, provoca o maior estresse no organismo. Ele engana o pâncreas, induzindo-o a produzir insulina, que, por sua vez, engana o cérebro, que produz neurotransmissores que irão enganá-lo com uma sensação de saciedade e prazer provisória.

Boneco de açúcar – É o cidadão da civilização do açúcar que se alimenta da dieta açucarada moderna.

Cacau – É como a ditadura do açúcar chama o verdadeiro chocolate (sem a manteiga). Encontra-se à venda em lojas de produtos naturais.

Cafezinho – Em si não é uma porcaria açucarada, e sim uma bebida estimulante. Mas forte como é costume no Brasil e tomado a toda hora é também um grande transportador de açúcar para a barriga do brasileiro.

Caldo de cana – É a seiva de um capim duro, ou, se quiser, de uma gramínea; não deve ser confundido com o suco de uma fruta. Geralmente, é oferecido em condições de higiene duvidosas.

Caloria – Quantidade de energia térmica necessária para elevar em 1 grau centígrado 1 grama de água sob pressão atmosférica igual a 1 atm. Uma pessoa *normal* necessitaria de 2 milhões dessas calorias durante um dia para viver. Para melhorar esse cálculo, usam-se os conceitos de *quilocaloria* (kcal) ou *grande caloria*, que equivale a mil daquelas pequenas calorias; logo, a dieta recomendada é de 2.000 calorias.

Calorias inúteis – São as calorias do açúcar, que não acrescentam nada de bom ao organismo.

Calorias negativas – São as calorias dos alimentos açucarados da dieta moderna, que gerarão gorduras brancas, típicas da obesidade mórbida.

Calorias nocivas – São as calorias do açúcar; servem apenas para provocar cárie, obesidade, diabetes e outras doenças.

Calorias nuas – São as calorias do açúcar, *despidas* que são de qualquer nutriente.

Calorias vazias – São as calorias do açúcar, por serem calorias puras, destituídas de nutrientes.

Cana-de-açúcar – Expressão enganadora para induzi-lo a pensar que a cana do canavial tem algum parentesco com o açúcar do açucareiro. O buriti tem infinitamente mais sacarose que a cana e nem por isso é chamado de buriti-de-açúcar.

Carboidrato assassino – É como o doutor Atkins chamava o açúcar.

Carboidrato desnutritivo e patogênico – É o açúcar.

Carboidratos nutritivos – São os que vêm de cereais, verduras, legumes e frutas.

Chocolate – Isso que se vende sob esse nome não devia se chamar de chocolate, pois não passa de uma porcaria adulterada com 50 por cento de açúcar. É outro grande condutor de açúcar para o organismo humano.

Chocólatra – Sujeito viciado em açúcar que pensa que a causa de seu vício é o chocolate.

Civilização do açúcar – É o doce mundo em que vivemos, no qual imperam a dieta açucarada moderna, as cáries e outras doenças crônicas.

Cortina de açúcar – Conjunto de ideias, conceitos, preconceitos, imagens e sentimentos sobre o açúcar. Funciona como um aparato ideológico para obnubilar a inteligência e impedir o conhecimento sobre o que é de fato o açúcar.

Dextrina – Produto intermediário na desintegração do amido. Adoça mas não nutre.

Diabete – O mesmo que *diabetes.*

Diabetes – Doença aguda ou crônica caracterizada pela presença excessiva ou insuficiente de glicose no sangue, por causa do mau funcionamento do pâncreas, o qual produz pouca ou nenhuma insulina, ou insulina em excesso; ou produz boa insulina que não surte efeito porque os músculos a rejeitam; ou produz má insulina, que não funciona. É a doença mais "ou isso ou aquilo" que existe.

Diabetes sacarino, ou açucarado – É como antigamente se chamava o diabetes e deveria ser assim até hoje. Tal designação já fornece uma pista sobre a etiologia da doença.

Diabetes melito – Em latim, *Diabetes mellitus.* É como a indústria da doença chama o diabetes. Melito vem do mel das abelhas, que nada tem a ver com essa história.

Dieta açucarada moderna – É a dieta do homem contemporâneo, impregnada de açúcar. A presença do açúcar lhe confere um caráter patogênico. Médicos a conhecem por termos que não a definem bem como "dieta moderna", "dieta do homem civilizado". Tal dieta conduziu a humanidade para a era das doenças crônicas não transmissíveis.

Ditadura do açúcar – É o meio pelo qual é imposta a dieta açucarada moderna. Trata-se de uma ditadura de pacote tecnológico.

Doenças do açúcar – Doenças crônicas, metabólicas e degenerativas surgidas em consequência do açucaramento da dieta humana. As mais destacadas são as epidemias de cárie, obesidade e diabetes.

Era das doenças crônicas, metabólicas e degenerativas – Período da história da humanidade que se iniciou com a introdução do açúcar na mesa, durante o século XVI, e que se encontra hoje em seu apogeu.

Estelionato nutricional – Crime do qual são vítimas os consumidores da dieta açucarada moderna.

Estilo de vida sedentário – Expressão enganadora e perversa criada pela indústria da doença para tratar como culpado quem na verdade é vítima da dieta patogênica açucarada.

Etiologia – Investigação das causas de uma doença. O diabetes, por exemplo, é de etiologia desconhecida pela medicina, apesar de a população estar se alimentando de uma estranha dieta açucarada e de o diabetes se caracterizar pela presença de açúcar no sangue.

Euiatrogenia – Neologismo para designar a cura de doenças não previstas pelo tratamento médico. Espécie de iatrogenia do bem; é quando um médico, por exemplo, proíbe o consumo de açúcar por causa da obesidade e o paciente fica curado de hipertensão, diabetes, etc.

Frutose – Irmã gêmea (isômera) da glicose. Ambas são os verdadeiros açúcares que a natureza nos oferece no mel e nas frutas docinhas. A frutose, no fígado, transforma-se em glicose.

Glicação degenerativa – É o que o açúcar faz com as proteínas do seu corpo: reage com elas na presença de oxigênio e sem necessidade de enzimas ou insulina, alterando suas estrutura e funções. Em português claro: a proteína fica aleijada com uma molécula de açúcar agarrada a ela. A glicação degenerativa explica todo um leque de doenças crônicas. As cataratas senis, por exemplo, são precedidas da lenta glicação do cristalino. O diabetes tipo 2 surge depois que a lenta glicação atinge as células beta do pâncreas. E a resistência insulínica resulta da glicação da própria insulina e de seus receptores.

Glicogenólise – Desdobramento do glicogênio em glicose.

Gliconeogênese – Conversão dos aminoácidos (constituintes das proteínas) em glicose.

Glicose – Substância doce que, metabolizada pelo organismo vegetal ou animal, fornece a energia química necessária à vida. Tal substância, juntamente com a frutose, encontrada nas frutas e no mel, é o verdadeiro açúcar que a natureza preparou para consumo próprio e da humanidade. É obtida industrialmente pela hidrólise completa do amido. É também chamada de glucose.

GNP – Sigla de "glicação não enzimática de proteínas", ou reação de Maillard. O mesmo que glicação degenerativa de proteínas.

Gordura – É um alimento fundamental que tem sido utilizado como bode expiatório pela ditadura da dieta açucarada moderna.

Hidrólise – Decomposição de uma substância por meio de enzimas ou ácidos, com a ajuda de água. A hidrólise do açúcar, por exemplo, usa água e nutrientes do organismo, desidratando e enfraquecendo o corpo. O que não acontece com os açúcares naturais (glicose e frutose) das frutas e do mel, que não demandam hidrólise e vêm acompanhados de água e nutrientes.

Holocausto sacarino – Somatório de todas as pessoas que morreram de doenças decorrentes da introdução do açúcar na dieta humana. Tanto a ONU quanto o IBGE teriam dificuldade para fazer esse levantamento.

Iatrogenia – Parte da medicina que estuda as doenças que ocorrem como consequência do tratamento médico de outra doença. Espécie de efeito colateral do tratamento médico. Etimologicamente, o termo remete à ideia de origem ou gênese médica.

Indústria da doença – Conceito de William Dufty, autor de *Sugar blues.* Para ele, é a parte do *establishment* que lucra direta ou indiretamente, legal ou ilegalmente, com a miséria e o sofrimento humano. Prefiro entender por esse conceito a relação comensalista estabelecida entre as indústrias de açúcar, alimentos, bebidas, farmacêutica, os médicos e todo o pessoal direta e indiretamente envolvido inclusive na propaganda e na institucionalização da dieta açucarada.

Isômeros – Substâncias com propriedades diferentes, porém com a mesma fórmula química, caso da glicose e da frutose.

Lei áurea nutricional – Será a lei que proibirá definitivamente a adição de açúcar aos alimentos.

Lei Cleaver – Segundo o médico militar americano T. L. Cleaver, entre a chegada da dieta açucarada do homem branco e os primeiros casos de doenças crônicas entre os povos aborígines passa-se um período de 20 anos. Esse tempo tende a diminuir proporcionalmente ao aumento do teor de açúcar da dieta.

Maçã do amor – Devia se chamar de maçã cariogênica.

Mãe com açúcar – Só pode ser uma velha obesa, desdentada, hipertensa, diabética, cardíaca, com enxaqueca e enfezada.

Mãe com mel – É a avó da gente, doce como mel, mãe em dobro, nossa segunda mãe.

Maltodextrina – Mistura de maltose com dextrina, produtos intermediários da decomposição do amido. Adoça e acrescenta calorias, mas não nutre.

Maltose – Um açúcar que não é encontrado livre na natureza; obtém-se por hidrólise incompleta do amido. Adoça mas não nutre.

Maus hábitos alimentares – Expressão enganadora e perversa criada pela indústria da doença e usada para tratar como culpado quem, na verdade, é vítima da dieta patogênica açucarada.

McDonald's – Lugar onde rapidamente se comem porcarias açucaradas.

Nutriente essencial – É o nutriente indispensável às funções plástica e energética, mas que o organismo é incapaz de sintetizar em quantidade suficiente, devendo consequentemente fazer parte da dieta. Carboidrato, por exemplo, não é um nutriente essencial, mas algumas gorduras, sim.

Obesidade mórbida – É a obesidade que resulta do consumo cotidiano da dieta açucarada moderna por parte das pessoas que gostam de comer. É uma doença caracterizada por gorduras flácidas e cheia de comorbidades.

Obesidade saudável – É a obesidade característica da pessoa saudável, que gosta de comer, mas se alimenta de comida natural (sem açúcar).

Pão de mel – Outro caso de falsidade ideológica. Em muitos produtos com esse nome, o mel de abelha não aparece nem de longe. Devia se chamar pão de açúcar.

Polvilhador de açúcar – Durante o século XVII, na Europa, o açúcar era uma especiaria rara e cara. O açucareiro da época era fechado e dotado de tampa com furinhos por meio dos quais era possível polvilhar os alimentos.

Porcaria açucarada – Minha tradução do inglês *junk food.*

Reeducação alimentar – Conceito refinado utilizado recentemente pela indústria da doença para substituir o de "maus hábitos alimentares". Por esse novo conceito, a culpa é transferida da vítima da dieta açucarada para seus pais e educadores.

Refrigerante – Uma importante porcaria açucarada. Apesar de conter "apenas" 10 por cento de açúcar, por causa do grande consumo é, entre os produtos industrializados, o principal transportador do veneno para a barriga da raça humana.

Revolução açucareira – O mesmo que revolução do açúcar.

Revolução do açúcar – Processo histórico que teve início com a substituição do mel pelo açúcar na mesa por volta do século XVI, evoluiu para o açucaramento de tudo o que entra pela boca da humanidade, até fumaça de cigarro, e avança com a sucroquímica, para onde for possível ao açúcar colocar o pé. Trata-se de uma revolução permanente do pacote tecnológico da sacarose refinada.

Sacarase – Enzima que hidrolisa a sacarose.

Sacarefidrose – Presença de açúcar no suor.

Sacarificador – Aparelho utilizado para transformar, por meio de hidrólise, o amido em glicose. Usado para adulterar com açúcar bebidas em destilarias e cervejarias.

Sacarímetro – Instrumento destinado a medir o teor de sacarose em uma solução.

Sacarino – Relativo ao açúcar; em que há açúcar; tal qual açúcar.

Sacarismo – Conjunto de fenômenos mórbidos, agudos ou crônicos, que resultam da ingestão exagerada de açúcar. Os fenômenos constatados assemelham-se aos do alcoolismo, mas o mecanismo de sua produção é ainda mal conhecido, ou mal estudado.

Sacarívoro – Que se alimenta de açúcar.

Sacarocoria – Aversão ao açúcar e aos alimentos açucarados.

Sacarogalactorreia – Secreção de leite com açúcar.

Sacaróleo – Mistura de açúcar com óleo volátil, os sacaróleos líquidos são os xaropes, os moles são as pastas e os sólidos são as pastilhas.

Sacarorreia – Corrimento açucarado.

Sacarose – Substância de reserva de açúcar que circula pelas plantas. A sacarose hidrolisada fornece os açúcares (glicose e frutose) que, metabolizados, proporcionam energia. Na natureza, ela é dieteticamente aceitável pelo organismo humano; a sacarose refinada, vulgo açúcar, é uma substância nociva.

Sacarosúria – Presença de açúcar na urina.

Sal – O sal é alimento. O corpo tem uma necessidade bem pequena dele, uns poucos gramas por dia, mas tem. Tem sido utilizado como um covilão pela ditadura do açúcar.

Sampaku – É a pessoa que, olhando diretamente para a frente, deixa aparecer o branco do olho entre a pupila e a pálpebra inferior. Segundo a medicina oriental, esse detalhe reflete um grave desequilíbrio físico e espiritual.

Sonho – Porcaria açucarada que leva tanto açúcar que deveria se chamar pesadelo.

Tagatose – Um novo tipo de açúcar obtido do soro do leite. É parecidíssimo com o famigerado do açucareiro, foi descoberto nos anos 1980, e em 2002 foi aprovado pela FDA. Possui apenas um terço das calorias da sacarose e não é cariogênico.

Traficante de açúcar – Quem é traficante de drogas? O plantador de coca é? Traficante de açúcar é todo mundo envolvido na produção, distribuição, propaganda e venda de açúcar.

Vinho *demi-sec* – Termo sofisticado e enganador para o vinho meio doce, isto é, adulterado com um pouco de açúcar.

Vinho licoroso – Vinho com muito açúcar; uma verdadeira aberração.

Vinho seco – Termo enganador para designar o vinho sem açúcar. Basta dizer vinho tinto ou branco. "Seco", "suave" e "*demi-sec*" é coisa de quem adultera vinho com açúcar.

Vinho suave – Termo enganador; trata-se de vinho com açúcar. Se honestidade houvesse, ele se chamaria vinho doce e se informaria o teor de açúcar; e, se verdade houvesse, isso não existiria. Não se mistura vinho com açúcar.

Xarope de açúcar – É simplesmente uma concentração de açúcar e água.

Xarope de açúcar invertido – Xarope obtido pela hidrólise da sacarose. Usado principalmente na indústria de alimentos, bebidas e confeitaria. É constituído de glicose e frutose meio a meio. Adoça mas não nutre. Em vários países, é proibido vender xarope de açúcar invertido com mais de 40 mg/kg de hidroximethylfurfural (HMF). A página Sugarindia da internet (www.sugarindia.com) oferece uma tecnologia nova de fabricação de açúcar invertido livre de produtos tóxicos como o HMF. E o açúcar invertido que nós brasileiros temos de engolir?

Xarope de milho – Produto parecido com mel, obtido da hidrólise parcial do milho. Contém uma mistura de glicose, maltose e dextrina. Aqueles à venda em supermercados contêm corantes, flavorizantes, etc. Serve apenas para adoçar, não contém vitaminas nem minerais.

Xarope de sorgo – Espécie de melaço obtido da seiva do sorgo, uma gramínea de regiões tropicais e subtropicais. Contém cerca de 36 por cento de sacarose e 27 por cento de glicose. Adoça mas não nutre.

Xícara de açúcar – Quantidade de açúcar que, de acordo com o *Merck Chemical Database,* é suficiente para matar três ratazanas de 1 quilo cada, mas que as donas de casa usam para fazer bolos e doces para seus filhos e maridos.

Referências bibliográficas

ALMEIDA, J. L. C. *A dieta do Yin e do Yang*. Rio de Janeiro: Achiamé, 1998.

ANDRADE, G. de. *Diabetando*. Rio de Janeiro: Edição do autor, s/d.

ANGELIS, R. C. de. *Fisiologia da nutrição*. São Paulo: Edart, 1977.

ARDUÍNO, F. *Conheça seu diabetes*. Porto Alegre: Globo, 1965.

ATKINS, R. C. *A dieta da superenergia do doutor Atkins*. Rio de Janeiro: Artenova, 1978.

________. *A dieta revolucionária do doutor Atkins*. Rio de Janeiro: Artenova, 1977.

________. *A nova dieta revolucionária do doutor Atkins*. Rio de Janeiro: Record, 2001.

AVANCINI, E. G. *Doce inferno*. São Paulo: Atual, 1991.

BALBACH, A. *As hortaliças na medicina doméstica*. São Paulo: Missionária, s/d.

BARBOSA, A. *Regimes e doenças*. Rio de Janeiro: Leite Ribeiro, 1923.

BONTEMPO, Marcio. *Relatório orion*. Porto Alegre: L&PM, 1985.

BRAND-MILLER, J. et al. *A nova revolução da glicose*. Rio de Janeiro: Campus/Elsevier, 2003.

CARUSO, L.; MENEZES, E. W. "Índice glicêmico dos alimentos". In: *Nutrire*. São Paulo, v. 19/20, 2000.

COUTINHO, R. *Noções de fisiologia da nutrição*. Rio de Janeiro: Cultura Médica, 1981.

CURVO, J. *Magros yin e yang*. Rio de Janeiro: Rocco, 1990.

DALLA VIA, G. *Las combinaciones alimenticias*. México: Ibis, 1989.

DUARTE, Rui. *Diabetologia clínica*. Lisboa: Lidel, 1997.

DUFTY, W. *Sugar blues*. Rio de Janeiro: Ground, 1978.

FONSECA, P. T. *Saúde e alimentação natural*. Petrópolis: Vozes, 1987.

FREYRE, Gilberto. *Açúcar*. Rio de Janeiro: IAA, 1975.

________. "Civilização do açúcar". In: *Enciclopédia Barsa*. Rio de Janeiro: Enciclopédia Britânica, 1967.

________. *Açúcar*. Coleção Canavieira. v. 2. Rio de Janeiro: IAA, 19697.

________. *A presença do açúcar na formação brasileira*. Rio de Janeiro: IAA, 1975.

________. *Nordeste*. Rio de Janeiro: José Olimpyo, 1937.

FUKUDA, Y. *Açúcar: amigo ou vilão*. São Paulo, Manole, 2004.

GOLDBERGER, E. *Alterações do equilíbrio hídrico, eletrolítico e ácido-base*. Rio de Janeiro: Guanabara, 1978.

GUYTON, A. *Tratado de fisiologia médica*. Rio de Janeiro: Guanabara/Koogan, 1989.

HALPERN, A. *Guia de apoio nutricional para diabéticos*. Rio de Janeiro: Lemos, s/d.

HALPERN, S. L. *A nutrição na prática médica*. Clínicas Médicas da América do Norte. Rio de Janeiro: Guanabara, 1970.

HAUSER, G. *Pareça mais jovem, viva mais tempo*. Rio de Janeiro: José Olympio, 1975.

HAY & WALB, L. *A alimentação dissociada*. São Paulo: OGP, 1983.

HIRSCH, Sônia. *Sem açúcar, com afeto*. Rio de Janeiro: Correcotia, 1984.

HORTA, L. *Alimentação no desporto*. Lisboa: Viseu, 1988.

IRIBARREM, L. *Gordo nunca mais*. Rio de Janeiro: Razão Cultural, 2000.

KINGSDON, Alan. *Alegria de viver*. São Paulo: Círculo do Livro, s/d.

KRALL, Léo P. *Manual do diabete de Joslin*. São Paulo: Rocca, 1983.

KRAUSE, M. M. *Alimentos, nutrição & dietoterapia*. São Paulo: Roca, 2002.

KUSHI, M. *et al.* Seminário: medicina, filosofia e cultura oriental, 21 a 27 de novembro de 1977. São Paulo: IPU, 1978.

LAMARE, R. de. *A vida do bebê*. 32 ed. Rio de Janeiro: Bloch, s/d.

LEHNINGER, A. *Bioquímica.* São Paulo: Edgard Blucher, 1976.

LIPPMANN, E. von. *História do açúcar.* t. II, Rio de Janeiro: IAA, 1942.

LOBO, L. *A arte do rabo de galo.* Rio de Janeiro: Civilização Brasileira, 1966.

MAFFEI, Walter. *Os fundamentos da medicina.* São Paulo: Procienx, 1967.

MASSON, R. *Regenerando sua saúde pela alimentação.* São Paulo: Ágora, 1987.

MAZEL, J. *A dieta de Beverly Hills.* Rio de Janeiro: Record, 1983.

McCULLY, K. *O fator homocisteína.* Rio de Janeiro: Objetiva, 2000.

McGEE, C. T. *Como sobreviver à tecnologia.* Porto Alegre: L&PM, 1986.

MELLO, A. da S. *Alimentação instinto e cultura*, Rio de Janeiro: José Olympio, 1956.

________. *O que devemos comer.* Rio de Janeiro: Civilização Brasileira, 1964.

MOORE, T. J. *A saúde do seu coração.* Rio de Janeiro: Record, 1994.

NOBRE, F. Ribeiro. *Tratado de química elementar.* Porto: Lelo, 1933.

NOVAIS, V. L. D. de. *Química orgânica.* São Paulo: Atual, 1985.

OLIVEIRA, Nilton M. B. de. *Dietoterapia na prática médica.* Rio de Janeiro: Cultura Médica, 1975.

ORNISH, D. *Salvando o seu coração*. Rio de Janeiro: Relume-Dumará, 1993.

ORWELL, George. *1984*. São Paulo: CEN, 1957.

PACHECO, Andrew. *A saúde passa pela boca II*. Disponível em www.tudoperto.com.br.

PAMPIGLIONE, S. *Compêndio de formação de base para agentes sanitários em África*. Roma: Instituto Italo-Africano, 1984.

PELICO, S. *Brasil açúcar*. Rio de Janeiro: IAA, 1972.

PERNETTA, C. *Alimentação da criança*. São Paulo: BYK-Procienx, 1979.

PODOLSKY, S. *Diabetes mellitus*. Clínicas médicas da América do Norte. Rio de Janeiro: Interamericana, 1978.

PÓVOA, Helion. *A chave da longevidade*. Rio de Janeiro: Objetiva, 2000.

PUPPIN, Sérgio. *Doenças cardiovasculares: verdades e mitos*. Rio de Janeiro: Ed. Rio, 2003.

QUEIROZ JUNIOR. *Vocábulos no banco dos réus*. Rio de Janeiro: Copac, s/d.

RATHERY, F. *O diabetes sacarino*. Rio de Janeiro: Minerva, 1937.

RIBEIRO, S. (org.). *Ações preventivas na saúde familiar*. Prevenção na Odontologia. OAB, Rio de Janeiro: OAB/CAARJ, 2002.

ROTMAN, F. *A prevenção do infarto para jovens*. Rio de Janeiro: Record, 1984.

ROUSSOS, D.; SKAWINSKA, V. *Questão de peso*. Paris, 1982.

RULL et al. *Diabetes mellitus, complicaciones crónicas*. México:

Interamericana-McGraw-Hill, 1992.

SABRÁ, A. *Diarreia na infância*. Rio de Janeiro: Cultura Médica, 1982.

SANTOS, Bayard F. *A medida do homem*. Porto Alegre: Imprensa Livre, 2000.

SEARS, B.; LAWREN, B. *O Ponto Z, a dieta*. Rio de Janeiro: Campus, 1997.

SCHESINGER, Hugo. *Pequeno vocabulário do judaísmo*. São Paulo: Edições Paulinas, 1987.

SHELTON, H. M. *Alimentação correta*. Excertos do livro *Food combining made easy* traduzidos por Jayme Jakubovicz. Rio de Janeiro: Cooperativa, s/d.

SIGULEM, D. M. et al. *Obesidade na infância e na adolescência*. Disponível em www.pnut.epm.br

SODRÉ, N. W. *Formação da sociedade brasileira*. Rio de Janeiro: José Olimpyo, 1937.

STARE, F. J. *Gordo ou magro?* Rio de Janeiro: CM/LTC, 1989.

TALLER, H. *Calorias não engordam*. Rio de Janeiro: O Cruzeiro, s/d.

TERRA, B. *Chimica orgânica*. Rio de Janeiro: Casa Leuzinger. 1936.

UCHÔA JR., J. *Só é gordo quem quer*. Rio de Janeiro: Guanabara, 1986.

VASCONCELLOS, J. L. F.; GEWANDSZNAJDER, F. *Programas de saúde*. São Paulo: Ática, 1986.

VELOSO, Cleto S. *Trinta regimes alimentares*. Rio de Janeiro: Leitura, 1968.

VIOTTI, Eduardo. *Guia dos vinhos brasileiros 2003*. São Paulo: Market Press, 2002.

WAERLAND, E. *Terapêutica de Waerland*. Rio de Janeiro: Germinal, 1968.

WALTON, L. J. D. *et al. Seis anos a mais*. São Paulo: IASD, 1988.

WITTLESEY, Marietta. *Sal assassino*. São Paulo: Ground, 1983.

WOLKE, R. L. *O que Einstein disse a seu cozinheiro*. Rio de Janeiro: Jorge Zahar, 2002.

WORTHINGTON-ROBERTS, B. S. *et al. Nutrição na gravidez e na lactação*. Rio de Janeiro: Guanabara, 1988.

ZAGURY, Leão et al. *Diabetes sem medo*. Rio de Janeiro: Rocco, 1985, p. 34.

ZANG, X. M. *Carcinogenesis*. 14(4), abril de 1993.

ZIMMERMAN, B. R.; WALKER, E. A. *Guia completo sobre diabetes da American Diabetes Association*. Rio de Janeiro: Anima, 2002.